C.Bertelsmann

SUZANN KIRSCHNER-BROUNS

DIE KRAFT DER WECHSELJAHRE

WIE WIR DIE MENOPAUSE NUTZEN, UM UNS NEU ZU (ER)FINDEN

C.Bertelsmann

Alle Angaben in diesem Buch wurden sorgfältig geprüft. Dennoch können Verlag und Autorin keine Gewähr für deren Richtigkeit übernehmen. Dieses Buch ist kein Ersatz für einen Arztbesuch. Die Empfehlungen, Gedanken und Methoden basieren auf der Erfahrung der Autorin und sind nach bestem Wissen erstellt und mit größtmöglicher Sorgfalt geprüft. Jede Leserin und jeder Leser ist für seine Handlung und Unterlassung nach Lektüre dieses Buches selbstverantwortlich. Verlag und Autorin übernehmen für eventuelle Nachteile oder Schäden, die aus den im Buch gegebenen Empfehlungen resultieren, keine Haftung.

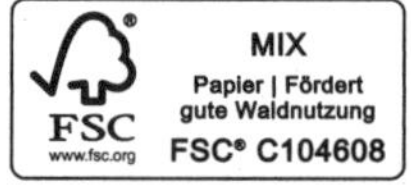

Penguin Random House Verlagsgruppe FSC® N001967

1. Auflage

in der Penguin Random House Verlagsgruppe GmbH,
Neumarkter Str. 28, 81673 München
Lektorat: Silke Panten, Berlin
Illustrationen: Aalto University and Turku PET (S. 159),
Sabine Timmann (S. 27, 42, 54, 59, 82, 128)
Grafiken: satz-bau Leingärtner, Nabburg (S. 43, 45, 49, 50, 121)
Umschlaggestaltung: Favoritbuero, München
Umschlagabbildung: © Puria Ravahi
Satz: satz-bau Leingärtner, Nabburg
Druck und Bindung: Nørhaven A/S, Viborg
Printed in Denmark
ISBN 978-3-570-10566-5

www.cbertelsmann.de

INHALT

EIN PAAR WORTE VORAB 9

1 SO EINZIGARTIG CHANCENREICH IST DIE MENOPAUSE 15

5 große Chancen der Wechseljahre 17
Die Big Player der weiblichen Hormone 24
Hormonveränderungen in der Lebensmitte 31
Warum gibt es die Wechseljahre (fast) nur beim Menschen? 35

2 SO INDIVIDUELL VERLAUFEN DIE WECHSELJAHRE 39

Das Auf und Ab der weiblichen Hormone 40
Körperliche Veränderungen in den Wechseljahren 50
Psychische Veränderungen in den Wechseljahren 66

3 NATÜRLICH BIN ICH SCHÖN 73

Äußere Schönheit 77
Innere Schönheit 85
Selbst- und Fremdwahrnehmung 89

4 **WEIBLICHE SEXUALITÄT UND PARTNERSCHAFT AUF DEM PRÜFSTAND** 93

Let's talk about sex 94

Beziehung und Beziehungschancen 101

Trennung und »graue Scheidung« 110

5 **SEELISCHE FRAUENGESUNDHEIT – DER UMGANG MIT BELASTENDEN GEFÜHLEN** 115

Angst und Panik 116

Trauer nach Trennung oder Verlust 123

Einsamkeit 124

Depression 127

Essstörungen und Suchterkrankungen 133

Therapieangebote, Psychopharmaka und Phytotherapeutika 145

6 **TRANSFORMATION – DER SPANNENDE ÜBERGANG ZUM NEUEN ICH** 155

Wer bin ich noch – neues Rollenverständnis 156

Loslassen, Empty-Nest-Syndrom 164

Selbstwert, Selbstmitgefühl 173

Jedem Anfang wohnt ein Zauber inne 177

7 **WENIGER STRESS, MEHR LEBENSQUALITÄT** 181

Warum wir so gestresst sind 182

Wie wir dem Stress entgegenwirken können 186

Mit Phytomedizin den Stress reduzieren 193

Entspannungstechniken, Body-Mind-Medizin 199

8 WECHSELJAHRESBESCHWERDEN LINDERN VON KOPF BIS FUSS 207

Allgemeine Maßnahmen gegen Beschwerden 208

Gezielt Beschwerden lindern 221

Hormone ausgleichen – Phytoöstrogene und Hormonersatztherapie (HET) 230

9 LEBENSTHEMEN, ERKENNTNISSE, NEUANFÄNGE 237

Vom Jungsein und Älterwerden 238

Lebensthemen anschauen, Aussöhnung mit der Vergangenheit 244

Zwischen Wut und Vergebung 247

10 VORSORGE FÜR GESUNDHEIT, SCHÖNHEIT UND GLÜCK 253

Selfcare 254

Resilienz 257

Vorsorgeangebote 261

EIN PAAR GEDANKEN ZUM SCHLUSS 269

DANK 273

ANHANG 274

Adressen 274

Zitierte Studien und Quellen 275

Abbildungsnachweis 284

Register 285

EIN PAAR WORTE VORAB

Wenn die Hormonschwankungen beginnen, stehen die meisten Frauen mitten im Leben und fühlen sich extrem verunsichert. Plötzlich stellen sie sich Fragen, die sie zuvor nie beschäftigt haben: *Was geschieht jetzt mit mir, mit meinem Körper, meinem Kopf und meinen Gefühlen?*

Als ich in die Wechseljahre kam, war ich genauso überrascht und beschämt und stand dem Thema ebenso ablehnend gegenüber wie die meisten Frauen mit Mitte 40. Mir gingen viele Gedanken und Sorgen durch den Kopf: *Das kann nicht sein, ich bin noch nicht so weit. Ich schaffe jetzt bald bestimmt meinen Alltag und meinen Beruf nicht mehr. Bin ich als Frau nun nicht mehr begehrt oder gar unsichtbar? Erwarten mich nun schwere Krankheiten, eine Depression oder Ähnliches?* Und: *Geht es mir überhaupt irgendwann wieder besser oder bleibt das jetzt für immer so?*

Vorurteile und Mythen rund um die Wechseljahre

Bis zur »Diagnose« meiner vielfältigen Beschwerden dauerte es vier Jahre. Das ist nun über zehn Jahre her, man könnte also annehmen, die Medizin sei inzwischen auf die Diagnose »Wechseljahre« eingestellt – aber immer noch stoßen Frauen auf verschlossene Ohren für ihre Symptome, denn die gängige Meinung lautet (oft auch in der Ärzteschaft): Eine Frau, die menstruiert, kann nicht im Wechsel sein. Das ist ein ebenso (ignorantes) Vorurteil wie alle anderen Mythen in Zusammenhang mit dieser biologischen, natürlichen Lebensphase der Frau.

Seit über zehn Jahren engagiere ich mich als Ärztin, Medizinjournalistin und Autorin dafür, das Thema Wechseljahre in die Öffentlichkeit zu bringen, seit 2023 zusätzlich auf Youtube und Social Media über meinen Frauengesundheitskanal. Ich kläre über die medizinischen und psychologisch-seelischen Fakten der Wechseljahre auf. Ich informiere unter anderem über die Tatsache, dass die Hormonschwankungen oft bereits fünf bis sechs Jahre vor der letzten Periode beginnen. Ich möchte, dass keine Frau durch diese Lebensphase allein durchmuss. Ich möchte Vorurteile abbauen, denn nicht jede Frau leidet unter schweren Symptomen und falls doch, sind diese weder notgedrungener Bestandteil der Wechseljahre, noch müssen sie ertragen werden. Ganz bestimmt nicht! Selbst für die Frauen, denen es wirklich schlecht geht, gibt es heutzutage vielfältige, effektive Lösungen zur Linderung der Symptome. Keine Frau muss also heutzutage still vor sich hin leiden oder sich gar aus dem Leben zurückziehen.

Warum die Wechseljahre viele Chancen bergen

Mit diesem Buch möchte ich darum sowohl mit vielen Vorurteilen über die Wechseljahre aufräumen als auch die Chancen dieser Lebensphase aufzeigen. Auch wenn sich die Fruchtbarkeit mit der Menopause verabschiedet, ist das Leben noch lange nicht zu Ende. Denn anders als noch vor 100 Jahren liegt die durchschnittliche Lebenserwartung für Frauen hierzulande bei etwa 83 Jahren. Wenn die Hormonspiegel absinken, bleiben also noch 30 bis 40 lange Jahre, die Wechseljahre selbst dauern im Schnitt fünf bis 13 Jahre.

Aktuell sind hierzulande circa neun Millionen Frauen in den Wechseljahren, das heißt, es gibt viele, viele Frauen voller Power und mit der Aussicht auf ein langes Leben. Ich denke, wir selbst, die Gesellschaft und der Arbeitsmarkt sollten uns dessen bewusst sein.

Zudem verfügen wir heute im Gegensatz zu früher über einen Strauß an Möglichkeiten, mit denen Wechseljahresbeschwerden gelindert oder sogar vermieden werden können. Es darf einem als Frau (weiterhin) gut gehen und man kann die vielen potenziellen Jahre bestenfalls bei guter Gesundheit erleben. Darüber hinaus eröffnet diese Lebensphase die Chance auf ein neues Selbstverständnis. Das betrifft Lebensbereiche wie Gesundheit, Fitness, Schönheit, Partnerschaft oder Ehe, Beruf, Persönlichkeitsentwicklung, Lebensträume und viele mehr.

Die Hormonveränderungen sind nicht ausschließlich bedauerlich und belastend. Viele Frauen berichten, dass sie erst aufgrund der Wechseljahre bei sich selbst ankommen oder gestärkt aus dieser Zeit hervorgehen. Es ist wie so oft im Leben: Wenn eine Tür zugeht, gehen viele andere auf.

Wechseljahre sind so individuell wie jede Frau

Mit diesem Buch möchte ich Ihnen alle Seiten der Wechseljahre zeigen, denn Hitzewallungen, Gewichtszunahme, Antriebslosigkeit und Falten sind nur die eine Seite der Medaille. Ja, die Hormonschwankungen können belastend sein und den Alltag torpedieren. Das möchte ich nicht kleinreden, im Gegenteil. Ich schaffte damals meinen Alltag nicht, und sicherlich trug meine Verfassung unter anderem dazu bei, dass meine Ehe scheiterte. Ich sehe heute aber einen entscheidenden Unterschied: Selbst als Medizinerin verfügte ich nicht über das nötige Wissen; es gab damals noch zu wenig Studien und Informationen. Heute sind die Wissenschaft und sicherlich auch die Gesellschaft viel weiter. Es existieren wertvolle Erkenntnisse aus der Schulmedizin, Naturheilkunde, Stressmedizin, Ernährungsmedizin, Epigenetik, Mikrobiomforschung und der positiven Psychologie für den hormonellen Wandel.

Jede Frau auf der Welt kommt in die Wechseljahre. Ebenso wie wir es schon einmal in der Pubertät erlebt haben, verändern sich die Hormonspiegel dann erneut fundamental. Das hat Folgen für den Körper – gesundheitlich, ästhetisch und psychisch-seelisch. Langjährige Beziehungen werden inniger oder gehen auseinander, Frauen geben in erotischer Hinsicht Gas oder haben keine Lust mehr auf Sex, der Job wird als anstrengender empfunden, oder aber die Karriere nimmt noch einmal Fahrt auf, der Auszug der Kinder kann freudig oder als Auslöser großer Einsamkeit empfunden werden. Zwischen diesen Extremen ist alles möglich, denn die Wechseljahre werden individuell erlebt.

Der Wandel des »weiblichen Ichs« ist für viele Frauen ein einschneidendes Erlebnis, verbunden mit Gefühlen wie Leere, Angst und Traurigkeit oder dem Verlust des Selbstbewusstseins. Nicht nur psychische Erkrankungen wie Depression, Körperwahrnehmungsstörungen oder Suchtverhalten können daraus resultieren, sondern auch Beziehungsprobleme und Vereinsamung. Aber auch kreative Wut, die Sehnsucht nach Freiheit, ein Freischwimmen, ein neues Selbstbewusstsein oder das Anknüpfen an ein vergangenes Ich sind möglich und normal. Viele Frauen berichten am Ende der Wechseljahre, dass sie sich wie ein Schmetterling aus einem Kokon herausgeschält haben und jetzt »fliegen«. Sie berichten von großer Zufriedenheit und (nie da gewesenem) innerem Frieden und Glück.

Was Sie in diesem Buch erwartet

Aus all diesen Gründen ist es mir ein großes Bedürfnis, neben den körperlichen auch die neurologisch-psychischen Herausforderungen und die wichtigen seelischen Lebensthemen in einem Buch zu behandeln. In Kapitel 1 stelle ich die weiblichen Hormone vor, und Kapitel 2 beschäftigt sich mit den Auswirkungen sich verändernder Hormonspiegel auf allen Ebenen. Wundern Sie sich nicht, wenn Sie erst in Kapitel 8 gezielte Maßnahmen zur Linderung spezifischer Wechseljahressymptome finden. Selbstverständlich können Sie sofort dort nachlesen, damit es Ihnen gleich besser geht. Trotzdem spreche ich vorher bewusst andere wichtige Themen an, denn über die Lösung dieser Themen treten manche Symptome gar nicht erst auf oder bessern sich bereits.

Meiner Erfahrung nach verunsichert die Frage nach Attraktivität, Jugendlichkeit, Schönheit, Sexualität und Beziehung zum Partner die meisten Frauen, ob sie wollen oder nicht. Das betrifft ebenso verheiratete und unverheiratete Frauen wie Singles. Das heutige Schönheitsdiktat stresst in großem Maße, eventuell auch dadurch, dass es bei den Partnern falsche Bilder erzeugt.

In langen Beziehungen liegt die Sexualität sowieso oft brach und führt zu Sprachlosigkeit und Traurigkeit. Darum möchte ich Sie in Kapitel 3 direkt mit wertvollen Gedanken zu äußerer und innerer Schönheit und in Kapitel 4 zur weiblichen Sexualität, Libido und Partnerschaft stärken.

Bezüglich der neurologisch-psychischen Symptome in den Wechseljahren haben wir die paradoxe Situation, dass diese einerseits nicht ernst genommen werden – Frauen gelten jetzt als »hysterisch« –, andererseits bleiben mögliche neurologisch-psychische Krankheitsbilder oft unbehandelt. Vor dem Hintergrund, dass mindestens jede fünfte Frau in den Wechseljahren so schwerwiegende psychische Symptome hat, dass sie behandelt werden muss, ist das natürlich fatal. Kapitel 5 behandelt deshalb den Umgang mit belastenden Gefühlen und mit dadurch möglicherweise resultierenden psychischen Krankheiten.

Die Wechseljahre sind eine Zeit, die jede Frau in einem eigenen Rhythmus erlebt, mit individuellen Themen, anderen Beschwerden und persönlichen Lösungsstrategien. Rollen wie die Mutterrolle, die der Geliebten und Ehefrau verändern sich. Zwischen Beginn und Ende der Wechseljahre liegen mitunter zehn Jahre oder mehr. Kein Wunder, dass man dann ein anderer Mensch ist mit anderen Bedürfnissen. *Wenn zukünftig ein großer Teil von mir, über den ich mich all die Jahre definiert habe, nicht mehr vorhanden ist, woher kann ich jetzt mein Selbstvertrauen gewinnen?* In Kapitel 6 gibt es auf Fragen wie diese Antworten.

Kapitel 7 und 8 unterstützen Sie im Umgang mit Wechseljahresbeschwerden. Studien zeigen, dass Frauen in den Wechseljahren stärker auf Stress reagieren, vor allem auf emotionalen Stress. Dadurch können Wechseljahresbeschwerden sogar erst ausgelöst werden oder sich verschlechtern. Das A und O, damit es einem in dieser Lebensphase gut geht, ist ein achtsamer Umgang mit sich selbst sowie die Vermeidung von übermäßigem Stress. In Kapitel 7 zeige ich Ihnen daher wichtige Techniken aus der Body-Mind-Medizin und der Stressmedizin, ehe ich in Kapitel 8 auf konkrete Wechseljahresbeschwerden eingehe und Maßnahmen vorstelle, wie diese gelindert werden können.

Bevor ich Ihnen mit dem Ausblick auf viele gesunde Jahre in Kapitel 10 unter anderem einen Überblick über die wichtigen Vorsorgeangebote in Ihrer hausärztlichen oder gynäkologischen Praxis gebe, möchte ich Sie in Kapitel 9 animieren, über wichtige Lebensthemen nachzudenken. In der Lebensmitte scheint es, als wenn wir nicht drum herumkommen, verschüttete oder bewusst ausgeblendete Themen anzuschauen. Diese können aus der Kindheit stammen und/oder sich auf Trennungen, Muster oder Situationen beziehen, die man viele Jahre mit sich trägt und bislang nicht gelöst bekommt. Oft stehen sie dem eigenen Glück im Weg, weil man sich im Kreis dreht. Das ist kein Wunder, wenn man auf die gleichen Probleme immer wieder mit den gleichen Verhaltensmustern reagiert. Viele Frauen berichten, dass die aktive Betrachtung und bestenfalls Lösung dieser Themen und Muster für den inneren Seelenfrieden entscheidend sind. Dazu gehört die Aussöhnung oder Versöhnung mit anderen und auch mit sich selbst.

Kurz gesagt möchte ich Ihnen mit meinem Buch, das sich an alle Frauen ab 40 Jahren richtet, die Angst vor den Wechseljahren nehmen, Ihnen Maßnahmen zur Beschwerdelinderung an die Hand geben und Ihnen zeigen, welche spannenden Chancen diese Lebensphase beinhaltet und wie Sie diese nutzen können.

Herzlich,
Ihre
Dr. med. Suzann Kirschner-Brouns

1

SO EINZIGARTIG CHANCENREICH IST DIE MENOPAUSE

Vorurteile über die Wechseljahre gibt es viele. Um nicht in ihnen gefangen zu sein, ist es hilfreich, die Fakten über die Auswirkungen der Hormonveränderungen sowohl auf körperlicher als auch auf psychisch-seelischer Ebene zu kennen. Denn die Wechseljahre bieten entgegen allen Vorurteilen Chancen für einen Neubeginn, für Vertrauen in den eigenen Körper und ein neues Verständnis von Schönheit, für einen gesunden Selbstwert, für Selbstbestimmung sowie eine erfüllte Sexualität.

Leben ist Wandel. Dieses Motto ist für Frauen ein Naturgesetz, denn der weibliche Körper verändert sich im Laufe des Lebens permanent. Das beginnt in der Pubertät, wenn sich Brüste und Schamhaare entwickeln und die Figur durch die Ausbildung von Hüften und Taille eine weibliche Silhouette annimmt. Im Rahmen des Zyklus steigen die Hormonspiegel an und fallen kurz vor der Regelblutung wieder ab – und zwar jeden Monat von Neuem.

Die Auswirkungen auf Körper, Psyche und Seele spürt jedes Mädchen und jede Frau in der ersten Zyklushälfte, wenn sich Flüssigkeit in den Geweben einlagert. Insbesondere während des Eisprungs fühlen sich die Brüste praller an, die Haare glänzen, die Haut strahlt. Man ist gut drauf. Wenn die Hormone vor der Periode wieder abfallen, fühlen sich viele Frauen müde, unkonzentriert, schlapp und womöglich deprimiert. Unter PMS, dem prämenstruellen Syndrom, leiden weltweit 20 bis 30 Prozent aller Mädchen und Frauen. Sie haben monatlich mit großen Schmerzen, Leistungsabfall und Stimmungsschwankungen zu kämpfen.

Nach den Tagen heißt es auf hormoneller Ebene dann: Kommando zurück, Hormonspiegel steigen lassen, alles wieder auf Anfang. Ich möchte behaupten, jede Frau ist froh über die Tage im Monat, an denen die Hormone balanciert sind und es ihr einfach gut geht.

Pubertät, Schwangerschaft, Wochenbett und Wechseljahre sind in dieser Hinsicht große Hormonwechselphasen. Wie die Auswirkungen auf der psychisch-geistig-seelischen Ebene erlebt werden, ob glücklich und freudig oder aber traurig-depressiv, ist allerdings nicht nur eine Frage der Hormone. Studien zeigen, dass Frauen, die für Veränderungen offen sind und diese eher als Chance sehen, in der Regel besser, gesünder und glücklicher durch diese Lebensphasen kommen. Das Mindset ist also entscheidend. Aus vielen Tausenden Gesprächen mit und Rückmeldungen von Frauen in den Wechseljahren weiß ich, wie unterstützend es ist, der Sorge vor dieser Lebensphase mit einer neuen Perspektive zu begegnen. Dafür ist es auch wichtig zu wissen, was im Körper geschieht.

Betrachten wir in diesem ersten Kapitel darum zunächst den Strauß an Chancen, die diese Lebensphase beinhaltet, ganz nach dem Motto des Nummer-1-Hits von Miley Cyrus »I can buy myself flowers« – ich kann mir selbst Blumen kaufen. Denn das ist möglich: Bei all den großen Herausforderungen, die mit den Hormonveränderungen einhergehen, können Sie diese Lebensphase besser meistern, wenn Sie gut informiert sind; Sie können Unterstützung erhalten, sich über die Wechseljahre mit anderen Frauen austauschen und mit vielen sinnvollen und leicht umsetzbaren Maßnahmen mögliche Symptome lindern.

Ich erkläre die wichtigsten weiblichen Hormone und welche Veränderungen das Schwanken der Blutspiegel und ihr Abfall mit sich bringen. Am Ende des Kapitels gehe ich darauf ein, warum es die Wechseljahre überhaupt gibt. Denn das ist alles andere als selbstverständlich: Nur beim Menschen, einigen Wal- und einer Schimpansenart kommen die Weibchen in die Wechseljahre.

5 GROSSE CHANCEN DER WECHSELJAHRE

Leben ist Wandel, aber das bedeutet nicht zwangsläufig, dass mit fortschreitendem Alter eine Veränderung zum Schlechten stattfinden muss. Im Gegenteil: Keine Frau muss in die Wechseljahre hineinstolpern. Sie muss sich nicht alleingelassen fühlen und verzweifelt und hoffnungslos durch diese Jahre kämpfen. Keine Frau muss über ihre Situation schweigen und mögliche Beschwerden still erdulden.

Modernes medizinisches Wissen ist heutzutage leicht und kostenlos über das Internet verfügbar. Die weiblichen Hormone sind inzwischen untersucht, die Zusammenhänge zwischen dem körperlichen und psychischen Befinden und möglichen Wechseljahressymptomen sind bekannt. Darum kann sich jede Frau, wenn sie sich dafür interessiert, frühzeitig auf die Wechseljahre vorbereiten und gut und gesund durch diese anspruchsvollen Jahre kommen. Für die meisten Beschwerden gibt es inzwischen wirkungsvolle Unterstützung, und zwar sowohl hormonell als auch hormonfrei.

Viele Frauen fürchten sich vor den Wechseljahren, weil unsere Gesellschaft über Jahrzehnte hinweg ein verkehrtes Bild geprägt hat: Darstellungen und Erzählungen über schwitzende, überforderte und hysterische alte Frauen sind nicht nur bösartig, sondern schlichtweg grob falsch. Inzwischen weiß man, dass – obwohl jede Frau auf der Welt in die Wechseljahre kommt– nicht jede Frau unter Wechseljahresbeschwerden leidet. So hat ein Drittel der Frauen trotz Hormonabfall gar keine Symptome, während ein Drittel unter leichten bis mittelschweren und ein weiteres Drittel unter schweren Symptomen leidet. Sehr viele Symptome können jedoch heute mit den modernen Wissenschaften wie unter anderem der Ernährungs- und Bewegungsmedizin, Mikrobiomforschung, Anti-Aging-Medizin, Hormontherapie, Phytohormontherapie, Psychotherapie sowie Verhaltenstherapie begleitet und behandelt werden. Es ist sogar möglich, im Vorfeld, also präventiv, gegen einige Beschwerden gewappnet zu sein.

Inklusive der Babyboomer-Generation sind aktuell etwa neun

Millionen Frauen in den Wechseljahren. Ab circa Mitte/Ende 30 verändert sich der Zyklus, es reift nicht mehr verlässlich jeden Monat eine Eizelle heran. Als Folge verändert sich ab circa Mitte 40 allmählich die Periodenblutung. Mit der Menopause, also der letzten Regelblutung, die sich etwa mit Anfang 50 einstellt, endet nach ungefähr 30 Jahren somit die fruchtbare Zeit.

Für viele Frauen ist das eine Zäsur. Einerseits ist die Freude groß: Endlich kein PMS mehr, keine Angst mehr vor einer Schwangerschaft und auch die monatlichen Ups und Downs gehören nun der Vergangenheit an. Andererseits sehen sich die Frauen mit einer unumkehrbaren Situation konfrontiert: Durch das Absinken der weiblichen Hormone verändert sich der Körper nun dauerhaft. Die Haut wird trockener, das Bindegewebe weicher, das Gesicht faltiger, die Haare dünner. *Wer bist du, fremder Körper? Wer bist du, Fremde?* Die vielen Veränderungen nicht nur auf körperlicher, sondern auch auf psychischer Ebene machen Angst. Man fühlt sich erschöpft, die Nerven liegen schneller blank, man muss mit seiner Energie haushalten. *Bin ich noch schön und sexy? Schaffe ich das alles noch? Wo geht mein Leben hin?*

Die eigenen Rollen im Leben wollen neu definiert werden, und zwar auf jeder Ebene und in jeder Hinsicht. Die Rolle innerhalb der Familie erlebt einen Wandel, wenn Töchter gleichzeitig in die Pubertät kommen oder erwachsene Kinder das Haus verlassen. Im Beruf rücken jüngere Kolleginnen mit eigenen Vorstellungen nach. Neue Strukturen werden etabliert, künstliche Intelligenz und moderne Techniken erfordern geistige Flexibilität und Energie, die doch eigentlich momentan so rar sind.

Selbstzweifel und Verzweiflung machen sich breit, und das Selbstbewusstsein sinkt. Viele Frauen versuchen darum, auf Teufel komm raus die Kontrolle zu behalten über ihren beruflichen und gesellschaftlichen Status, über die eigene Schönheit und Jugendlichkeit. Das verursacht nicht nur enormen Stress, Frustration und Traurigkeit, sondern kann zu handfesten psychischen Problemen wie Essstörungen oder *Body Dysmorphic Disorder* führen (s. Seite 89).

Von vielen Frauen höre ich oft: »Jetzt bin ich eine alte Frau, mein Leben ist nun zu Ende.« Dem möchte ich ein entschiedenes NEIN entgegensetzen, und zwar aus vielen positiven Gründen, die ich gern Chancen nenne.

Chance 1: Ein kraftvoller Neubeginn

Die durchschnittliche Lebenserwartung für Frauen in den westlichen Kulturen liegt bei circa 83 Jahren. Wenn die Hormonschwankungen mit Mitte 40 in der Perimenopause beginnen, hat man heute als Frau theoretisch noch die Hälfte des Lebens vor sich. Selbst wenn wir von der Menopause ausgehen, also der letzten Regelblutung um das 51. Lebensjahr herum, sind es immer noch 32 Jahre. Diese vielen Lebensjahre für Frauen sind in der Geschichte der Menschheit neu und absolut einmalig. Nicht nur darum spreche ich in Zusammenhang mit den Wechseljahren als Chance. Und immer mehr Frauen ergreifen sie. Das ist heute auch möglich, weil es Maßnahmen und Therapien (Hormonersatz und hormonfreie Lösungen) für die Behandlung von Wechseljahressymptomen gibt – damit man nicht ausgebremst wird und diese Jahre aktiv gestalten kann.

Viele Frauen nutzen die Wechseljahre als Neubeginn. Ob sie erstmalig oder wieder als Verkäuferinnen oder Krankenschwestern arbeiten, in die Politik einsteigen oder sich in einem Ehrenamt engagieren, ob sie aussteigen, eine Firma gründen, in ihrer Rolle als Großmütter aufgehen oder einen anderen Traum verwirklichen – diese starken Frauen machen Mut. Ich erlebe Frauen, die ganz bewusst durch die Wechseljahre gehen, und andere, die das Ende der Fruchtbarkeit als neue Freiheit feiern. Die Hormonkonstellation mit Anfang 50 begünstigt den eigenen Willen und die Durchsetzungskraft. Das ist dem Testosteron geschuldet (s. Seite 50). Viele Frauen spüren ihre Power, setzen vielleicht sogar zum ersten Mal Grenzen und lassen sich – salopp gesagt – nicht mehr die Butter vom Brot nehmen. Sie trauen sich jetzt, für ihre Bedürfnisse einzustehen und Forderungen zu stellen. Das betrifft partnerschaftliche Themen genauso wie das Gespräch mit der Vorgesetzten über eine Gehaltserhöhung oder eine neue Position.

Andere Frauen haben nun den Mut, ihre Träume zu realisieren. Geschäftsideen werden in die Tat umgesetzt, und Ich-AGs, Firmen und Vereine werden gegründet. Entscheidungen im Privatleben werden getroffen. Das Bedürfnis, sich in der Nachbarschaft, in der Kirche, in der Politik oder bei Nichtregierungsorganisationen (NGOs) für Themen zu engagieren, die einem am Herzen liegen, wird nun in die Tat umgesetzt. Viele Karrieren finden jetzt statt, weil die Früchte des langen, intensiven Arbeitslebens geerntet werden.

Warum gerade jetzt? Weil es nun an der Zeit ist, weil Frauen in den Wechseljahren in ihre Kraft kommen, weil noch so viele Jahre des eigenen Lebens vor einem liegen, weil Arbeitsmarkt und Gesellschaft auf die Hälfte der Menschheit nicht verzichten können, weil das Leben spannend bleibt, weil es Freude auch in den kleinen Dingen des Alltags zu entdecken gibt, weil … Ja, warum *nicht* gerade jetzt?

Chance 2: Neues Vertrauen in Körper und Schönheit

Mit Anfang, Mitte 40 fühlt es sich für viele Frauen so an, als würde jemand bei ihnen den Stecker ziehen. Durch die Hormonveränderungen werden die Batterien nicht mehr zuverlässig aufgefüllt – mit den entsprechenden Folgen. Doch man darf erschöpft sein, und vielleicht bietet sogar nur diese Erschöpfung die Chance, einmal innezuhalten für eine Bestandsaufnahme. Man kann auf das schauen, was bisher alles funktioniert hat, wofür man dankbar sein kann, sei es beruflich oder privat, gesundheitlich oder materiell. Vielleicht ist es der ganz gewöhnliche Alltag, an dem man sich nun erfreut, vielleicht sind es außergewöhnliche Erlebnisse, Reisen, Erfahrungen, Liebe, Freundschaften – mit Beginn der Wechseljahre befinden sich bei den meisten Frauen einige schöne Erlebnisse, Erfolge und unvergessliche Momente im Lebenskorb. Man darf die Vergangenheit also ruhig mit einem wohlwollenden Auge betrachten. Im Zweifel ging es auch bei schweren Erfahrungen wie einer Scheidung, einem Arbeitsplatz- oder

Ortswechsel und mitunter sogar bei einer Erkrankung darum, Kontrolle loslassen zu müssen und möglicherweise erst dadurch die eigene Kraft und Stärke zu spüren. Durch das Wissen über die körperlichen Vorgänge und die psychischen Zusammenhänge finden viele Frauen erst in den Wechseljahren heraus, dass Loslassen eine viel positivere Erfahrung ist, als sie sich das hätten vorstellen können.

Das Resümee vieler Frauen mit Anfang 60 rückblickend auf die Wechseljahre lautet, dass sie großes Vertrauen in ihren Körper gewonnen haben und ein neues Selbstbewusstsein hinsichtlich ihrer Schönheit entwickeln konnten. Sie haben persönliches Wachstum erlebt und sind darüber dankbar und zufrieden.

Chance 3: Selbstbestimmung und neue Erotik

Bei vielen Frauen verstärkt sich der Wunsch, jetzt selbstständig zu sein im Sinne der Autonomie. Nicht umsonst hieß es in vergangenen Generationen, dass die Menopause das »gefährliche Alter der Frau« wäre – wohlgemerkt nicht für die Frauen selbst, sondern für ihre Ehemänner und Partner. Frauen möchten nun neue Herausforderungen annehmen. Sie möchten Ideen in die Tat umsetzen. Viele interessieren sich in der Lebensmitte für eine Fortbildung oder sogar für eine neue Ausbildung mit Berufsabschluss. Es kann auch eine andere Herausforderung wie eine Traumreise sein, die sie schon immer machen wollten und nun tatsächlich angehen.

Oft sind die Wechseljahre und speziell die Jahre um die Menopause herum die Zeit, in der die Kinder aus dem Haus gehen. Abschied und Loslassen ist für viele Mütter nicht einfach, aber das Ende der Erziehungsarbeit eröffnet neue Zeitfenster und Möglichkeiten für einen selbst. Man darf nicht vergessen: Das Muttersein geht einem nicht verloren, Mutter bleibt man für immer.

Die Wechseljahre zusammen mit dieser Lebensphase eröffnen die Möglichkeit, selbstbestimmter mit seiner Zeit umzugehen. Eine andere Rolle als die bisherige kann eingenommen werden. Die Zeit der Doppel- und Dreifachbelastung, in der man gehetzt und gestresst war durch die vielen Rollen, die man ausgefüllt hat und denen man gerecht werden wollte, endet. Viele Frauen sind in ihre Rolle hineingeschlittert oder haben sie glücklich ausgefüllt, aber nun passt sie nicht mehr. Die Rolle – ob die der Mutter, der Ehefrau oder derjenigen, die zu Hause alles zusammenhält – darf nun wie ein zu eng sitzendes Kleid ausgetauscht werden durch ein weites, bequemes, vielleicht wild gemustertes Kleid. Vieles darf losgelassen und Altes endlich abgelegt werden.

Viele Frauen sind in den Wechseljahren auf der Suche nach einem neuen Ich, ihrem wahren Ich, und bringen dieses zum Ausdruck. Träume, unerfüllte Wünsche und Potenziale, die schlummern, können entdeckt werden. Die zweite Lebenshälfte kann neu gestaltet werden. Das bezieht sich auch auf Erotik und Sexualität. So berichten nicht wenige Frauen in den Wechseljahren und danach vom besten Sex ihres Lebens. Die Furcht vor einer ungewollten Schwangerschaft, die sie 30 Jahre lange begleitet hat, fällt nun weg. Sexualität wird oftmals sogar zum ersten Mal als frei und zutiefst erfüllend und befriedigend erlebt; Wünsche können jetzt besser kommuniziert werden, man traut sich was.

Chance 4: Neues Selbstbewusstsein

Mit Mitte 40 ist man kein junger Hüpfer mehr. Man steht auf einem guten Fundament, hat eine Fülle von Lebenserfahrungen gesammelt, die einem für persönliche und berufliche Entscheidungen zugutekommen. Die Hormone unterstützen jetzt Vorhaben und Durchsetzungskraft, sei es in Beziehungsfragen oder bei beruflichen Ambitionen. Vielen Frauen gelingt es, sich in der Partnerschaft auf Augenhöhe auseinanderzusetzen und ihre Wünsche und Vorstellungen zu kommunizieren. Wiedereinstiege ins Berufsleben und Karrieresprünge finden häufig in der Zeit der Wechseljahre statt. Es ist nie zu spät!

Die Zeitschrift *Wirtschaftswoche* betitelte das einmal – wie ich finde – despektierlich, also sehr vorurteilsbeladen als: »Karriere statt Kaffeefahrt«. Zum Ausdruck kommt hier die Aufbruchstimmung, die viele Frauen mit Mitte 40 antreibt. Sie sind für einen Neuanfang offen, machen noch einmal eine Ausbildung oder nehmen ihre Berufstätigkeit wieder auf, wenn sie diese ausgesetzt haben. Nur 35 Prozent der Frauen zwischen 30 und 50 Jahren gehen einer bezahlten Vollarbeitsstelle nach. Die Mehrzahl der Frauen unterbricht ihre berufliche Erwerbstätigkeit einige Jahre für Familie und Kindererziehung. Finanziell haben sie damit das Nachsehen, und viele Frauen müssen oder möchten diesen Umstand mit Mitte 40 ändern.

Langjährige Beziehungen wie Ehen und Partnerschaften kommen auf den Prüfstand, mit unterschiedlichem Ausgang. Einerseits werden Beziehungen inniger und intensiver, auch auf sexueller Ebene tut sich einiges Neues (s. Chance 3), wenn die Partner darüber reden können und offen sind. Andererseits besteht seit einigen Jahren der Trend, nicht auf Teufel komm raus zusammenzubleiben. Man spricht von grauen Scheidungen. Es sind mehrheitlich die Ehefrauen, die die Scheidung einreichen. Grund ist mangelnder Respekt und Aufmerksamkeit des Ehepartners. Das wollen sich Frauen heute nicht mehr bis an ihr Lebensende gefallen lassen.

Chance 5: Gesundheit für ein langes Leben

Nie standen die Chancen so gut für Frauen, nach der Menopause noch ein langes und gesundes Leben führen zu können. Durch den Fortschritt der Medizin, gute Vorsorgeuntersuchungen, Diagnostik und Therapiemethoden, aber auch durch den persönlichen Lebensstil mit guter Ernährung, regelmäßiger Bewegung, der Vermeidung von Noxen wie Nikotin und Alkohol, hat man eine große Chance, diese vielen Jahre in guter Gesundheit erleben zu dürfen. Die Wechseljahre sind auch deshalb nicht das Ende, sondern für viele Frauen ein kraftvoller Neubeginn.

Das sind die großartigen Chancen, die uns in der turbulenten Zeit der Wechseljahre erwarten. Schauen wir uns auf den nächsten Seiten an, wer eigentlich die Big Player der weiblichen Hormone sind, wie sie sich verändern und welche Folgen das für Sie haben kann.

DIE BIG PLAYER DER WEIBLICHEN HORMONE

»Hormone sind der Schlüssel zu unserem Verhalten und unserer Persönlichkeit« – diese Beobachtung stammt von Martin Wabitsch, dem Leiter der Pädiatrischen Endokrinologie und Diabetologie der Uniklinik Ulm. Er beobachtet in seinem Forschungslabor die Macht der Hormone auf die Entwicklung von Jugendlichen. In den letzten Jahren sind dazugekommen: Erziehung, Sozialisation, Peer Group, Social Media und vieles mehr, wodurch die Geschlechtsidentität beeinflusst wird. Was das Mann- oder Frausein ausmacht, ist Gegenstand vieler Forschungen, Ansichten und Meinungen. Die Debatten um Genderfragen sind dementsprechend erhitzt.

Biologisch-medizinisch stehen hierzulande zwei Geschlechter im Fokus: Mann und Frau. Die Sexualhormone Östrogene, Gestagene und Androgene, hier vor allem das Testosteron, bewirken die biologische Geschlechtsentwicklung. Darum benötigen Menschen, die ihre Geschlechtsidentität wechseln möchten, entsprechende Hormonbehandlungen. Erst dann sind die phänotypischen, also die körperlichen Veränderungen im Sinne des Wunschgeschlechts sichtbar. Biologisch bilden sich unter dem Einfluss der Sexualhormone »typisch« weibliche und »typisch« männliche Geschlechtsorgane aus.

Man unterscheidet des Weiteren das biologische und das soziale Geschlecht: Das biologische Geschlecht wird von den Geschlechtschromosomen bestimmt. Bei der Frau und bei weiblichen Säugetieren sind es zwei X-Chromosomen, bei dem Mann und männlichen Säugetieren ein X- und ein Y-Chromosom. Auf dem X-Chromosom liegen mehr als 1500 Gene mit den genetischen Informationen für das Immunsystem, für Organfunktionen und Sexualhormone. Auf dem Y-Chromosom liegen circa 78 Gene für die Sexualfunktion beim Mann.

Es existieren also genetische Informationen für die geschlechtsspezifischen körperlichen Merkmale. Dazu gehören unter anderem der Körperbau und Organe wie Gebärmutter, Eierstöcke oder Prostata, Hoden, Penis. Auch die Hormonproduktion ab der Pubertät, geschlechtsspezifische Ausrichtungen des Immunsystems, des Stoffwechsels, der Organe, der Knochen, des Körperbaus, der Behaarung, der Größe des Beckens, des Kiefers, des Gehirns und so weiter gehören dazu. Im Unterschied zu Männern, die täglich neue Samenzellen bilden können, werden Frauen mit ihrem gesamten Vorrat an Eizellen geboren. Dieser Umstand ist einer der Gründe, warum Frauen in die Wechseljahre kommen.

Ergänzend zum biologischen Geschlecht versteht man unter dem sozialen Geschlecht die Besonderheiten oder Unterschiede, die durch Umwelt, Erziehung, Kultur und Normen das Rollenverhalten als Frau oder Mann prägen. Das betrifft das Verhalten, den Charakter sowie das Selbstbild mit Fragen wie *Muss ich stark sein? Darf ich Gefühle zeigen?* und das Selbstverständnis mit Fragen wie *Fühle ich mich als Mann oder als Frau?*

In anderen Kulturen geht man davon aus, dass mehr als nur zwei Geschlechter existieren. So besteht seit Jahrtausenden unter anderem in indigenen Kulturen Indiens, Thailands, Nord-, Mittel- und Südamerikas sowie in einigen afrikanischen, asiatischen und europäischen Kulturen eine Geschlechtervielfalt. Dritte, vierte und alternative Geschlechter tragen dort zum Beispiel abweichende Kleidung oder gemischte Kleidung von Männern und Frauen. Oft geht die Definition mit sozialen Rollen einher, das heißt, die Person hat eine Aufgabe, die aus gleichzeitig männlichen und weiblichen Tätigkeiten für die Gemeinschaft besteht. In diesem Buch befasse ich mich ausdrücklich mit körperlich-geistig-seelischen Veränderungen in den Wechseljahren auf Grundlage der Zweigeschlechtlichkeit. Die Entscheidung basiert auf meiner vorrangig ärztlichen und medizinjournalistischen Erfahrung im Umgang mit dem biologisch weiblichen Geschlecht (Cis-Frauen).

Die weiblichen Hormone sorgen dafür, dass Mädchen und Frauen einen Zyklus haben. Im Rahmen dieses Zyklus reifen jeden Monat mehrere Eizellen heran, von denen eine oder mehrere mit dem Eisprung in den Eileiter gelangen. Dort findet unter Umständen die Befruchtung statt, und man ist schwanger. Mit Ende 30 wird der Monatszyklus bei vielen Frauen unregelmäßiger, weil der

Vorrat an fitten Eizellen, die heranreifen können, allmählich aufgebraucht ist. In der Folge sinkt die Hormonproduktion von diesen Big Playern:

Östrogene

Östrogene sind Weiblichkeit pur. Sie sind eine Gruppe von Geschlechtshormonen mit unterschiedlichen Eigenschaften und heißen unter anderem Östradiol, Östron und Östriol. Ich nenne an entsprechender Stelle ihre Namen, benutze aber der Einfachheit halber im Buch vorwiegend das übergreifende Wort »Östrogene«.

Östrogene sind die Hormone, durch die das Mädchen zur Frau wird, man spricht von »frauenspezifischen Wirkungen«. Im Gehirn beginnt eine Hormonkaskade. Die aus der Hypophyse ausgeschütteten Hormone FSH (follikelstimulierendes Hormon) und LH (luteinisierendes Hormon) regen unter anderem die Bildung von Östrogenen in den Eierstöcken an. Unter ihrem Einfluss bilden sich primäre und sekundäre Geschlechtsmerkmale. Die primären Geschlechtsorgane sind für die Fortpflanzung unabdingbar. Bei der Frau sind es Eierstöcke, Gebärmutter und Vagina. Sekundäre Merkmale sind nicht unmittelbar an der Fortpflanzung beteiligt, sind aber wesentliche Merkmale für das Geschlecht »Mann« oder »Frau«. Dazu gehören die weiblichen Brüste und figürliche Eigenschaften wie breitere Hüften oder eine schmale Taille.

Während der Pubertät entfalten die Östrogene ihre volle Wirkung: Beim Mädchen wachsen die Brüste, die Gebärmutter, Eierstöcke, Vagina, Schamhaare und Achselhaare. Von jetzt an steuern für die nächsten drei bis vier Jahrzehnte bis zur Menopause Östrogene zusammen mit den Gestagenen den monatlichen Zyklus. Ab der Pubertät gibt es hormontechnisch eine Phase vor und eine Phase nach dem Eisprung – ein Östrogen-Hoch und ein Östrogen-Tief.

In der Östrogenphase reift also in den Eierstöcken jeden Monat eine Eizelle heran. Außerdem wachsen die Brüste, die Milchdrüsen vergrößern sich, die Gebärmutter wird auf die Einnistung der befruchteten Eizelle vorbereitet, ihre Schleimhaut verdickt sich. Zudem wird der Gebärmutterhals durch Östrogene geweitet, die Vaginalschleimhaut vermehrt durchblutet und befeuchtet. Auch die Vaginalflora ist unter dem Einfluss von Östrogenen variantenreicher und damit gesünder.

Östrogene wirken aber nicht nur auf die Geschlechtsorgane, sondern auch systemisch, also im ganzen Körper. Man weiß heute, dass so gut wie alle Gewebe und Organe Östrogenrezeptoren besitzen, einschließlich des Gehirns, des Herzens und der Gefäße. Östrogene docken über das Blut an die Rezeptoren an und entfalten ihre Wirkung. Viele Mädchen und Frauen merken diesen Einfluss in der ersten Zyklushälfte sehr deutlich: Die Haut ist glatter, die Haare sitzen gut, die Laune ist fröhlich, man verfügt über viel Energie und Schwung. Östrogene wirken jedoch noch auf ganz andere Weise systemisch im Körper.

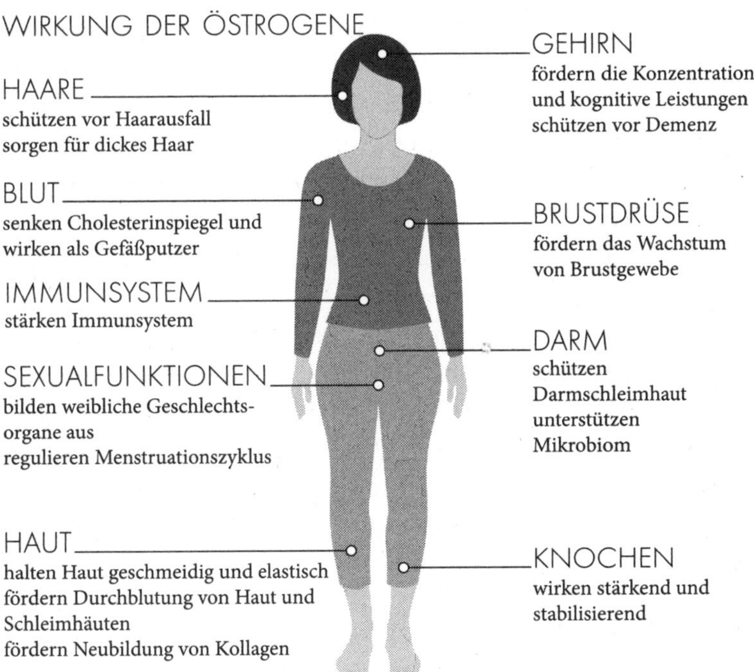

Doch auch wenn man sich als Frau wünscht, dass die Power-Wohlfühl- und Beautyhormone Östrogene doch bitte dauerhaft wirken, so ist ein zu hoher Östrogenspiegel gefährlich. Wie für die meisten Dinge im Leben, so gilt auch hier: Die Dosis macht das Gift. Zu viele Östrogene wirken negativ, und zwar auf den ganzen Körper. Zu den Auswirkungen zählen unter anderem ein erhöhtes Risiko für Flüssigkeitseinlagerungen im Gewebe, Gewichtszunahme, Thrombose, eine Schädigung der Leber sowie ein erhöhtes Risiko für einige Krebsarten wie Brust- und Eierstockkrebs.

Kommen wir zur zweiten wichtigen Gruppe der weiblichen Sexualhormone.

Gestagene

Das bekannteste und wichtigste Hormon aus dieser Gruppe ist das Progesteron. Es gilt als *das* Schwangerschaftshormon schlechthin: Nach Befruchtung der Eizelle wird Progesteron bis zur zwölften Schwangerschaftswoche im Gelbkörper gebildet – das ist das umgewandelte Follikelgewebe, aus dem die Eizelle gesprungen ist. Progesteron fördert die Umwandlung der Gebärmutterschleimhaut in ein drüsenreiches Gewebe und schützt die Entwicklung des Embryos. Später übernimmt die Plazenta die Herstellung. Progesteron sorgt außerdem dafür, dass die Gebärmuttermuskulatur entspannt ist und keine vorzeitigen Wehen auftreten. Kommt es nicht zu einer Schwangerschaft, bildet sich der Gelbkörper zurück und die Produktion von Progesteron wird heruntergefahren. Der Hormonmangel führt zur Abstoßung der aufgebauten Gebärmutterschleimhaut – die Regelblutung setzt ein.

Progesteron hat zur Zeit des Eisprungs zwei Wirkungen. Zum einen erhöht es die Körpertemperatur um etwa ein halbes Grad – hierauf basiert die Basaltemperaturmethode, eine natürliche Verhütungsmethode. Zum anderen bewirkt es die Abnahme und Spinnbarkeit des Zervixschleims. Das ist ein klebriges Sekret aus Gebärmutterhalsdrüsen. Anhand dieser beiden Wirkungen können die Tage ermittelt werden, an denen eine hohe Wahrscheinlichkeit für eine Befruchtung besteht.

Grundsätzlich werden auch in den Nebennierenrinden geringe Mengen Progesteron produziert. Progesteron wirkt wie die Östrogene auch in allen Körpergeweben. In diesem Sinne wirkt es positiv auf Immunsystem, Energieproduktion, Wärme- und Wasserhaushalt, Knochen- und Fettstoffwechsel, Schilddrüsenfunktion und Libido. Progesteron ist im Gehirn für Konzentrations- und Denkvorgänge wichtig. Es dockt dabei nicht nur an seine eigenen Rezeptoren im Gehirn an, sondern auch an sogenannte GABA-Rezeptoren. Das sind Rezeptoren für Nervenbotenstoffe. Dadurch besitzt Progesteron eine ähnlich beruhigende Wirkung wie der Wirkstoff Diazepam (Valium®). Es wird wegen dieser angstlösenden und Stress abbauenden Wirkung auch als *Chill-Hormon* bezeichnet.

Progesteron besitzt außerdem eine nervenzellschützende, neuroprotektive Wirkung. Forscher der Abteilung Zytologie der Medizinischen Fakultät der Ruhr-Universität Bochum konnten sogar in Nervenzellen des Magen-Darm-Traktes Progesteronrezeptoren nachweisen und zeigen, dass Progesteron nicht nur hier als Zellschutz wirkt, sondern auch auf Nervenzellen im Gehirn. Damit könnte es eventuell als Medikament in Frage kommen, das vor Parkinson und Alzheimer schützen kann.

Progesteron ist zudem ein Beautyhormon für Haut und Haare. Es verlängert die Lebensdauer der Hautzellen und unterstützt ihre Regeneration. Und es hat noch einen weiteren wichtigen Effekt: Es fördert den tiefen Schlaf. Weil Progesteron als erstes Hormon in der Perimenopause absinkt, sind Schlafstörungen darum oft die ersten Wechseljahressymptome.

Androgene

Androgene sind die männlichen Geschlechtshormone, von denen auch wir Frauen geringe Mengen besitzen. Sie heißen Androstendion, Dehydroepiandrosteron (DHEA) und Testosteron. Androgene werden bei Frauen in den Eierstöcken und in der Nebennierenrinde gebildet. Sie wirken zum Teil direkt, zum Teil werden sie in Östrogene umgewandelt. Sie beeinflussen unter anderem Libido, Muskelmasse, Hautstruktur und Durchsetzungsvermögen.

Androgene sind die Hormone, die in den Wechseljahren als Letztes abfallen. Stehen viele Jahre lang die Symptome eines Östrogen- und Progesteronmangels im Vordergrund, so melden sich später die Androgene. Über die körperlichen Auswirkungen wie eine stärkere Gesichtsbehaarung, also Haare am Kinn, die täglich neu sprießen, oder schütteres Kopfhaar sind viele Frauen nicht glücklich. Andererseits fördert ein höherer Androgenspiegel Willensstärke und Durchsetzungskraft, sorgt also auch für einige begrüßenswerte Effekte.

Zwei weitere Hormone möchte ich aufnehmen, weil auch ihre Spiegel sich in den Wechseljahren verändern: Oxytocin und Melatonin.

Oxytocin

Das angstlösende und stressabbauende Bindungshormon Oxytocin wird in der Hypophyse gebildet, einer Drüse im Gehirn. Bei Hautkontakt wird es vermehrt produziert, darum nennt man es auch »Kuschelhormon«. Ein Handschlag zwischen Fremden reicht allerdings nicht aus, um das Hormon auszuschütten. Die Berührung muss mindestens zwanzig Sekunden lang dauern und bestenfalls regelmäßig stattfinden. Dann fördert es in Beziehungen Treue, Vertrauen und emotionale Kompetenz. Der Treue-Effekt wurde in einem Experiment untersucht: Verabreichte man monogamen Präriemäusen ein Oxytocin-Gegenmittel, sodass seine Wirkung aussetzte, gingen die Mäuse fremd.

Oxytocin löst bei Schwangeren die Wehen aus und im Wochenbett bei der Mutter den Milcheinschuss in die Brüste. Die Oxytocinspiegel sind während des Stillens hoch, daher stammt auch sein anderer Name: Stillhormon.

Oxytocin fördert also Beziehungen. Wenn man sich in einer Partnerschaft, in der Familie oder bei Freunden gut aufgehoben fühlt, ist man weniger gestresst. Das ist möglicherweise auch Oxytocin zu verdanken, denn Untersuchungen zeigen, dass bei hohen Oxytocinspiegeln das Stresshormon Cortisol im Blut absinkt oder erniedrigt ist.

Melatonin

Melatonin ist unser Schlafhormon. Es wird ebenfalls in der Hypophyse sowie in der Netzhaut des Auges und im Darm hergestellt. Die Produktion ist abhängig von Licht. Bei Dunkelheit wird vermehrt Melatonin ausgeschüttet, und wir werden müde. Bei Helligkeit wird die Melatoninproduktion heruntergefahren, wir schlafen weniger tief und werden wach.

Die Melatoninproduktion lässt natürlicherweise circa ab dem 35. Lebensjahr nach. Das ist ein Grund für die sogenannte Bettflucht älterer Menschen, um die sie von jüngeren Menschen nicht selten beneidet werden, weil sie gerne mehr Zeit für ihre vielen Aktivitäten hätten und Schlaf oft überflüssig finden. Man selbst ist darüber oft allerdings nicht sehr glücklich. Neben den Wechseljahren ist dies übrigens ein Thema, bei dem die Wissenschaft rätselt, was sich die Evolution dabei gedacht hat.

HORMONVERÄNDERUNGEN IN DER LEBENSMITTE

Ein Mädchen kommt wie gesagt mit allen ihr zur Verfügung stehenden Eizellen auf die Welt. Diese Eizellen befinden sich in den Eierstöcken. Die Angabe ihrer Zahl schwankt zwischen 400 000 bis zu zwei Millionen. Jedenfalls muss der weibliche Körper mit ihnen haushalten. Im Gegensatz dazu produzieren die Hoden beim Jungen zwar erst ab der Pubertät Spermien, dafür aber kontinuierlich bis zum Lebensende immer frisch.

Zyklus und Periode

Ab der Pubertät reifen in einem der Eierstöcke jeden Monat zehn bis zwölf Eizellen in einer Struktur heran, die als Follikel bezeichnet wird. Für gewöhnlich schafft es nur eine Eizelle zur vollen Reifung und bis zum Eisprung. Die anderen Eizellen verkümmern. Reifen zwei Eizellen heran und springen in die Eileiter, dann sind Zwillinge möglich, bei drei Eizellen Drillinge und so weiter. Parallel wächst unter dem Einfluss der Hormone die Gebärmutterschleimhaut als Vorbereitung für die Einnistung des befruchteten Eis. Kommt es nicht zur Befruchtung, sinken die Hormone. Als Hormonentzugsblutung wird die aufgebaute Gebärmutterschleimhaut abgestoßen. Das Mädchen oder die Frau bekommt ihre Tage.

Die erste Regelblutung wird als Menarche bezeichnet, bei Mädchen in der westlichen Welt findet sie mit circa zwölf Jahren statt. Bis zu sechs Jahre kann es allerdings dauern, bis der Menstruationszyklus stabil ist und die Blutung regelmäßig einsetzt. Ab Ende 30 reift nicht mehr so verlässlich jeden Monat eine Eizelle heran, weil der Eizellvorrat kleiner wird. Er umfasst zu diesem Zeitpunkt nur noch 30 000 bis 50 000 Eizellen. Als Folge wird der Zyklus unregelmäßiger.

Die Wechseljahre werden oft mit der Pubertät verglichen. Der große Unterschied: Mit der Pubertät beginnt die fruchtbare Phase, mit den Wechseljahren endet sie. Ich möchte daher kurz auf das Wording eingehen.

Perimenopause, Klimakterium oder Wechseljahre?

Es gibt viele Begriffe für die Zeit um die Lebensmitte der Frau. Das Wort Menopause bezeichnet nur die letzte Regelblutung rückblickend, wenn über ein Jahr die Periode ausblieb. Es ist eine Frage der persönlichen Einstellung und Vorliebe, welches Wort Frauen für sich und ihre hormonelle Lebensphase gebrauchen möchten. Hier eine kleine begriffliche Übersicht:

- **Wechseljahre:** Hormonschwankungen über fünf bis zehn Jahre
- **Klimakterium:** aus dem Griechischen für »Stufenleiter«, synonymer Gebrauch zu den Wechseljahren
- **Menopause:** letzte Regelblutung plus zwölf Monate
- **Prämenopause:** mit circa Mitte/Ende 30, Anfang 40 Jahren
- **Perimenopause:** mit Mitte/Ende 40 bis circa 55 Jahren
- **Postmenopause:** ab circa Ende 50 Jahren

Wie Sie sehen, wird mit dem Wort »Menopause« eigentlich nur die letzte Regelblutung bezeichnet. Da man als Frau nicht weiß, ob es jetzt tatsächlich die letzte Blutung für immer gewesen ist, bestimmt man diesen Moment im Nachhinein. Konkret heißt das: Wenn zwölf Monate nach der letzten Periode tatsächlich keine Regelblutung mehr stattgefunden hat, dann war diese letzte Blutung die Menopause. Diese haben die meisten Frauen circa wie erwähnt um das 51. Lebensjahr. Im allgemeinen Sprachgebrauch, vor allem im Englischen, wird aber das Wort »menopause« für die gesamte Phase der Hormonwechselzeit benutzt. Bei uns hat sich dafür in den letzten Jahren das Wort »Perimenopause« etabliert.

MEIN TIPP: PERSÖNLICHES WORDING FINDEN

Einige Frauen mögen das Wort »Klimakterium« und finden das Wort »Wechseljahre« schrecklich und umgekehrt. Schauen Sie doch einmal, welches Wort Sie für sich passend finden und für diese Lebensphase benutzen möchten.

Der letzte Eisprung

Die Menopause ist wie die Menarche wieder ein lebensverändernder Moment. Ab da findet kein Zyklus mehr statt, die Fruchtbarkeit ist zu Ende, man kann nicht mehr schwanger werden. Der Vorteil:

Man leidet auch nicht mehr an PMS. Bei PMS kommt es durch den Hormonabfall vor der Periode zu Menstruationsschmerzen, Bauchschmerzen, Kopfschmerzen, Rückenschmerzen, psychischen Belastungen wie Stimmungsschwankungen und auch oft zu einem dramatischen Leistungsabfall. Vor diesem Hintergrund ist die Menopause für viele Frauen ein lang ersehnter und willkommener Moment.

Mit dem unregelmäßigeren Eisprung und Zyklus ab circa Anfang, Mitte 40 beginnt die Hormonproduktion zu schwanken. Typischerweise sinkt zunächst der Progesteronspiegel, und erst später fallen die Östrogene ab. Das bedeutet zweierlei:

1. Zum einen können diese Hormonschwankungen schon zu einem viel früheren Zeitraum stattfinden, als man selbst (und auch viele Ärztinnen und Ärzte) es erwarten. Von den ersten Wechseljahressymptomen werden darum viele Frauen kalt erwischt.
2. Zum anderen sind es gerade am Anfang der Perimenopause nicht die typischen Wechseljahressymptome, über die man in allen Zeitschriften liest, wie zum Beispiel die Hitzewallungen, sondern oft ganz untypische Symptome wie die bereits genannten Schlafstörungen.

Aus diesem Grund ist die Information auch so wichtig, dass die Hormone schon mit Anfang, Mitte 40 schwanken können und nicht erst dann, wenn überhaupt kein Eisprung mehr stattfindet. Denn weit verbreitet ist immer noch die Ansicht, dass eine Frau erst dann in den Wechseljahren ist, wenn sie ihre Tage nicht mehr bekommt. Das stimmt in den meisten Fällen eben nicht! Entsprechend sind viele Frauen erstaunt und entsetzt, dass bei ihnen schon Wechseljahressymptome auftreten können. Die Beschwerden werden deshalb von den Frauen selbst und oft von den sie behandelnden Therapeuten und Therapeutinnen nicht mit Östrogen- und Progesteronschwankungen in Verbindung gebracht. Mit Aussagen wie »Sie sind noch nicht in den Wechseljahren, dafür sind Sie viel zu jung« oder »Nein, auf keinen Fall sind es die Hormone« werden viele Frauen aus den

Arztpraxen nach Hause geschickt und sind verzweifelt, weil entweder niemand ihre Beschwerden ernst nimmt oder sie keine Unterstützung bekommen.

Genauso weit verbreitet wie der Irrtum über den Zeitraum der Hormonschwankungen ist die Fehleinschätzung, dass die Wechseljahre nach der letzten Regelblutung in kürzester Zeit zu Ende sind. Tatsächlich aber können Beschwerden noch viele Jahre nach der Menopause andauern. Bezieht man die Jahre ab Mitte 40 mit ein, in denen die Hormone schon schwanken und Symptome auftreten können, dann sprechen wir über eine Lebensphase, die mehr als ein Jahrzehnt lang dauern kann. Es gibt sogar Frauen, die mit 70 Jahren noch unter Hitzewallungen leiden. Das soll Ihnen jedoch keine Angst machen, denn es gibt Lösungen.

Die Wechseljahre sind zweifelsohne eine Herausforderung für Körper und Seele, sie sind eine tiefgreifende, lebensverändernde Phase und anspruchsvoll, aber Sie sind damit nicht allein. Im Tierreich allerdings ist die Menopause die absolute Ausnahme.

WARUM GIBT ES DIE WECHSELJAHRE (FAST) NUR BEIM MENSCHEN?

Fast alle Säugetiere können sich bis zu ihrem Tod vermehren. Das ist evolutionsbiologisch sinnvoll, denn je mehr Nachfahren man bekommt, desto höher ist die Chance, die eigenen Gene weiterzugeben. Dass die Fruchtbarkeit in der Lebensmitte endet, macht also keinen Sinn. Tatsächlich existiert die Menopause nur beim Menschen, einigen Wal- und einer Schimpansenart. Eine unserer engsten Verwandtenart gehört allerdings erst seit Kurzem zu diesem illustren Kreis.

Eine Studie im anerkannten Fachjournal *Science* sorgte 2023 für eine entsprechend große Resonanz. Die internationale Forschergruppe um den Anthropologen Brian Wood vom Max-Planck-Institut für evolutionäre Anthropologie in Leipzig hatte neben den vier Walarten Beluga, Narwal, Schwertwal und Kurzflossen-Grindwal eine weitere Säugetierart entdeckt, bei denen die Weibchen in die Wechseljahre kommen. Es handelt sich um die Schimpansenart Ngogo aus Uganda. Die Wissenschaftler beobachteten 21 Jahre lang eine Gruppe von 66 Tieren. Bei den Weibchen ließ ab dem Alter von 30 Jahren die Fruchtbarkeit nach, ab 50 Jahren wurden sie nicht mehr trächtig. Die Affen, die älter als 50 Jahre alt wurden, zeigten Symptome der Menopause. Wie beim Menschen waren auch bei ihnen die Blutspiegel der weiblichen Hormone FSH, LH, Östrogene und Progesteron (s. Seite 41) abgesunken. Schimpansen werden bis zu 60 Jahre alt. Das bedeutet, dass die weiblichen Tiere noch viele Jahre leben, ohne Nachwuchs bekommen zu können.

Aus evolutionsbiologischer Sicht ist die Menopause eine reine »Ressourcen-Verschwendung«, etwas, das die Evolution normalerweise nicht erlaubt. Die Wissenschaft steht darum bis heute vor einem Rätsel, was der Sinn der Menopause ist. Sie ist sogar ein paradoxes Phänomen, also widersinnig, denn wenn viele Individuen in einer Gruppe am Leben bleiben, wird das Futter knapp.

Berücksichtigen muss man allerdings die Tatsache, dass noch im Jahr 1890 Frauen im Durchschnitt lediglich 44 Jahre alt wurden. Das heißt, die meisten Frauen wurden gar nicht so alt, dass sie die Wechseljahre überhaupt erlebten. Heute werden Menschen in den Industrieländern – im Unterschied zu den Narwalen und Ngogos – aufgrund der besseren Hygiene, des medizinischen Fortschritts und der guten Ernährungssituation fast doppelt so alt wie vor hundert Jahren. Das ist evolutionsbiologisch in der Menschheitsgeschichte natürlich nur ein Wimpernschlag. Wissenschaftliche Theorien und Hypothesen über die Menopause beim Menschen basieren darum vorwiegend auf Beobachtungen über das Paarungs- und Sozialverhalten von Menschenaffen. Diese haben zu folgenden drei Erklärungsversuchen für die Menopause geführt.

Die Mate-Choice-Hypothesis oder Partnerwahlhypothese

Man spricht von einer Änderung des Paarungsverhaltens. Nur noch junge Weibchen pflanzen sich fort, um später auftretende Mutationen im Erbgut, die die Fruchtbarkeit vermindern würden, praktisch auszuschalten. Spannend ist in diesem Zusammenhang, welches Alter der Mann oder das Männchen bei seiner Geschlechtspartnerin bevorzugt. Bei uns Menschen entscheiden sich die meisten Männer für eine Frau, die (viel) jünger ist, aber in sehr seltenen Fällen älter. Diese »Vorliebe« ist bei den Menschenaffen umgekehrt; sie wählen für die Zeugung und Aufzucht ihrer Nachfahren ältere Weibchen. Der Vorteil liegt auf der Hand: Auf erfahrenere Weibchen können sich die Männchen besser verlassen. Das betrifft zunächst die Sexualität, weil sich ein erfahrenes Weibchen »empfangender« verhält und damit eine Schwangerschaft wahrscheinlicher wird. Ist der Nachwuchs geboren, dann sind ältere Weibchen eigenständiger und körperlich oft stärker und klüger. Aufzuchtfehler sind seltener, und die Weibchen haben gelernt, gemeinsam in einer Gruppe den Nachwuchs zu schützen.

Die *Lifespan Artifact Hypothesis* oder Lebensspannen-Artefakt-Hypothese

Sie besagt, dass sich durch die höhere Lebenserwartung beim Menschen der Phänotyp der Menopause entwickelt hat. Der Phänotyp ist in der Genetik die Menge aller Merkmale. Wahrscheinlich besaßen Frauen, die über Gene für ein längeres Leben verfügten, eine Mutation für nachlassende Fruchtbarkeit. Das würde bedeuten, dass die Wechseljahre der Preis für unsere Langlebigkeit sind. Aber wer weiß, vielleicht passt sich die fruchtbare Phase irgendwann unserer langen Lebenserwartung an, sodass Frauen dann auch noch mit 60 oder 70 Jahren schwanger werden können. Allerdings müssen wir davon ausgehen, dass eine solch körperlich tiefgreifende Anpassung möglicherweise viele Jahrtausende braucht.

Die Großmutter-Hypothese oder der Oma-Effekt

Bei der Großmutter-Hypothese spricht man auch salopp vom Oma-Effekt. Im Gegensatz zu den meisten Tierbabys, die direkt nach der Geburt auf ihren eigenen Beinen stehen, benötigt das neugeborene Menschenbaby Hilfe. Fällt die Mutter aus, sprang früher die Großmutter ein, und hier kommt die Großmutter-Hypothese ins Spiel. Als Frau, die nicht mehr fruchtbar ist, kümmerte sich die Großmutter um die Enkel. Das war vor allem dann klug, wenn die Mutter zeitnah erneut schwanger wurde, denn durch diesen Trick der Natur erhöhte die Anwesenheit einer Großmutter die Überlebenschance für den Nachwuchs und sicherte – wieder im evolutionsbiologischen Sinne – die Art.

Ich möchte betonen, dass diese drei Hypothesen wissenschaftliche Erklärungsversuche sind. Eine Hypothese ist eine Vermutung, die zwar auf wissenschaftlichen Füßen steht, aber noch nicht endgültig bewiesen ist. Darum dürfen wir auf zukünftige neue Erkenntnisse zum Thema Menopause gespannt sein. Aber was passiert in den Wechseljahren auf körperlicher, psychischer und emotionaler Ebene? Im folgenden Kapitel betrachten wir zunächst die Auswirkungen der Hormonschwankungen auf den Körper.

2

SO INDIVIDUELL VERLAUFEN DIE WECHSELJAHRE

Die Wechseljahre sind so individuell wie jede Frau. Das bedeutet, dass sowohl mögliche Symptome als auch Beginn und Dauer der Wechseljahre variieren. Trotzdem gibt es eine Einteilung in drei Phasen, in denen die Hormone nach einem bestimmten Muster schwanken und sowohl körperliche Beschwerden an Organen und Geweben als auch psychische Symptome hervorrufen können. Darum können neben dem Temperaturzentrum im Gehirn (mit der Folge der berühmten Hitzewallungen) auch Selbstwert und inneres Gleichgewicht durcheinandergeraten.

In den Wechseljahren verabschieden sich die Hormone, die seit der Pubertät die »biologische Weiblichkeit« über viele Jahrzehnte stark beeinflusst haben, sei es in figürlicher Hinsicht oder auch bewusst oder unbewusst in Bezug auf bestimmte Verhaltensmuster. In jedem Fall gehörte der monatliche Zyklus mit der regelmäßigen Periode und der Möglichkeit, schwanger zu werden, über 30 Jahre zur eigenen Identität. Diese Ära endet nun.

Wie wir bereits in Kapitel 1 gesehen haben, ist es auch ein Abschied, der als Synonym für viele tiefgreifende Veränderungen in der Lebensmitte steht: den Abschied von der eigenen Jugendlichkeit, vom Familienleben mit Kindern, wenn diese flügge werden und ausziehen, eventuell von langjährigen Partnerschaften und Ehen oder auch von einer beruflichen Tätigkeit, weil man sich noch einmal einer neuen Herausforderung stellen möchte. Doch auch wenn ein Abschied oft mit ängstlichen und traurigen Gefühlen verbunden ist, so möchte ich die Worte von Hermann Hesse diesem und den folgenden Kapiteln voranstellen: »Und jedem Anfang wohnt ein Zauber inne.«

Am Ende dieses Buches werden Sie hoffentlich viel Zuversicht gewonnen haben, um die Wechseljahre weniger als eine verlustreiche Zeit zu sehen, sondern als eine Zeit der Selbstermächtigung, die mit einer neuen Schönheit und der Chance auf große Zufriedenheit und Glück einhergeht. In diesem Kapitel geht es um die körperlichen und psychischen Auswirkungen der sich verändernden Hormonspiegel. Sie erfahren, wann Östrogene und Progesteron absinken und welche Folgen das hat.

MEIN TIPP: MIT ANGEHÖRIGEN SPRECHEN

Es gibt eine genetische Komponente in der weiblichen Linie. Das betrifft sowohl den Zeitpunkt, also wann die Wechseljahre beginnen, als auch die möglichen Symptome. Sprechen Sie daher, wenn es möglich ist, Ihre Mutter oder eine andere weibliche Angehörige auf das Thema Wechseljahre an. Wie war das bei ihr? In welchem Alter kam Ihre Mutter in die Wechseljahre? Was waren die ersten Beschwerden? Was machte ihr am meisten zu schaffen? Und was hat ihr geholfen?

DAS AUF UND AB DER WEIBLICHEN HORMONE

Die Wechseljahre sind eine natürliche Lebensphase, die jede Frau auf der ganzen Welt durchlebt – teils symptomfrei, teils mit starken Beschwerden – und die bei fast allen Frauen zwischen dem 45. und dem 55. Lebensjahr beginnt, also schon oft vor der letzten Regelblutung, die im Schnitt mit 51 Jahren stattfindet. Schauen wir uns die drei großen Phasen der Wechseljahre einmal genauer an.

Perimenopause

Schon ab circa dem 35. Lebensjahr kann der Zyklus unregelmäßiger werden, er kann kürzer oder länger sein und zwischendurch auch mal ausbleiben. Weil die Blutungen abgeschwächt sein können, bemerkt man diese Zyklusunregelmäßigkeiten eventuell nicht. Auch einer ausbleibenden Blutung schenken viele Frauen oft keine große Aufmerksamkeit, vor allem dann nicht, wenn die Regel im folgenden Monat wieder »normal« ist.

Man spricht bei den unregelmäßiger werdenden Zyklen von anovulatorischen Zyklen. Der Eisprung kann stattfinden, nur unvollständig oder aber gar nicht. Dadurch entsteht ein Hormonungleichgewicht zwischen den beiden Geschlechtshormonen Östrogen und Progesteron zugunsten der Östrogene. Denn ein Follikel, in dem keine Eizelle bis zur Reife heranwächst und in dem kein »normaler« Eisprung stattfindet, produziert weniger oder kein Progesteron. Man spricht von Progesteronmangel bei gleichzeitiger Östrogendominanz. Symptome, die jetzt auftreten, sind fast immer auf diesen Hormonzustand zurückzuführen. Erst später sinken auch die Östrogene und führen zu Östrogenmangel.

Ab dem Zeitpunkt, an dem die Hormone im Blut stark schwanken, ist eine Frau in der Perimenopause. Wie gesagt, der Zyklus kann noch stattfinden, aber eventuell eben nicht mehr regelmäßig. Darum sind – je nach Zeitpunkt der Blutabnahme – unterschiedliche Hormonspiegel messbar.

Man unterscheidet drei wichtige Östrogene im Körper: Östradiol (E1), Östron (E2) und Östriol (E3). Jede Östrogenform hat eine andere chemische Struktur und wirkt unterschiedlich. Östradiol ist das am stärksten wirksame Östrogen im Körper. Es kommt auch am häufigsten vor. Wenn man über Östrogene hinsichtlich körperlicher und psychischer Wirkungen spricht, ist meistens das Östradiol gemeint. Östron wird hauptsächlich in den Eierstöcken nach den Wechseljahren gebildet, Östriol vor allem während einer Schwangerschaft.

Die Östrogenspiegel schwanken im Körper natürlicherweise in der reproduktiven, also der fruchtbaren Phase während des Menstruationszyklus (s. Seite 43). Sie schwanken also über drei Jahrzehnte lang jeden Monat.

Der weibliche Zyklus beginnt mit dem ersten Tag der Periode und endet mit dem letzten Tag vor der nächsten Menstruationsblutung. Die Länge des Zyklus ist individuell, bei manchen Frauen und Mädchen dauert der Zyklus 25 Tage, bei anderen 31. Zur Beschreibung bezieht man sich auf eine mittlere Länge von 28 Tagen. In dieser Zeit treten jeden Monat nacheinander in derselben Reihenfolge vier Phasen auf: Am ersten bis vierten Tag wird die Gebärmutterschleimhaut abgebaut und als Blutung abgestoßen (Menstruation), am fünften bis 14. Zyklustag bewirkt FSH, das follikelstimulierende Hormon, die Follikelreifung, das heißt, die Eizelle wächst im Eierstock heran (Follikelphase). Zwischen dem zwölften und dem 14. Tag findet durch einen Anstieg von FSH und LH, dem luteinisierenden Hormon, der Eisprung statt (Ovulation). Am 15. bis 25. Tag bewirkt LH, dass der Gelbkörper, eine aus der ehemaligen Eizellenhülle entstandene Struktur, Progesteron produziert (Lutealphase).

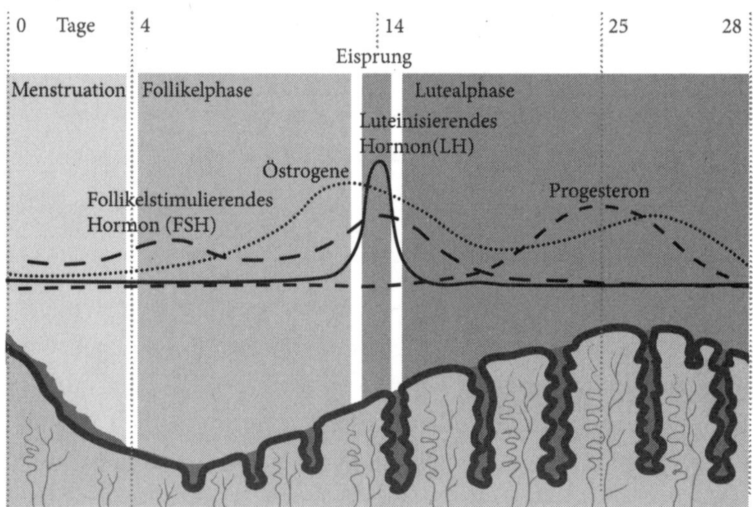

Der Normalbereich des Östrogenspiegels wird von drei Faktoren bestimmt: vom Geschlecht (Männer produzieren auch geringe Mengen

Östrogene), davon, ob eine Schwangerschaft besteht oder nicht, und vom Alter. In der Perimenopause kann der Wert in Abhängigkeit der Follikelphase stark schwanken; er kann im Normwert sein, erhöht, vorübergehend niedrig oder dauerhaft niedrig. Es ist also nicht übertrieben, während der Perimenopause von einem hormonellen Chaos mit entsprechenden Folgen für Körper, Geist und Psyche zu sprechen. Grafisch könnte das ungefähr so aussehen, wenn man die Hormonspiegel über mehrere Monate aufzeichnet:

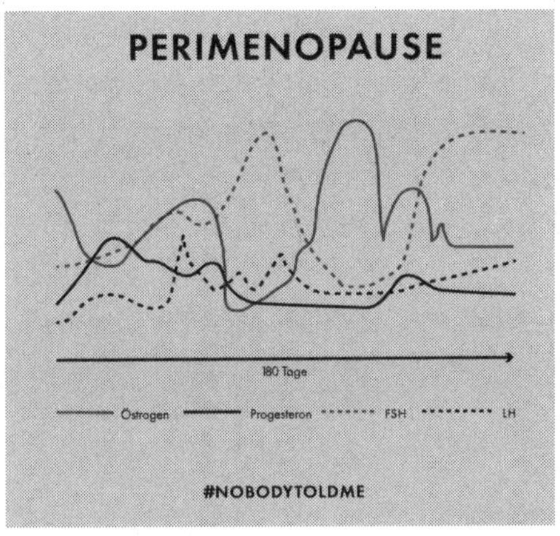

Diese Darstellung ist zwar nicht streng evidenzbasiert, verbildlicht aber sehr schön das Chaos. Es kann sinnvoll sein, den Östrogenwert messen zu lassen, etwa wenn man eine Hormonersatztherapie in Erwägung zieht (s. dazu ab Seite 233). Die Messung im Speichel ist umstritten, erst recht, wenn man dies in Eigenregie mit einem im Internet bestellten Testkit macht. Die Kosten für Östradiolmessungen durch eine Blutabnahme in der Arztpraxis betragen je nach Praxis und Labor 100 bis 200 Euro und müssen selbst getragen werden. Die gemessenen Hormonwerte können je nach Testmethode und Labor unterschiedlich sein und müssen immer im Zusammenhang mit dem individuellen Zustand und möglichen Beschwerden besprochen werden. Übliche Östradiol- und FSH-Werte für die Frau können wie folgt aussehen.

- in der fruchtbaren Zeit (je nach Zyklusphase):
  - Östradiol-Serumkonzentration (17-beta-Östradiol):27–161 pg/ml
  - follikelstimulierendes Hormon (FSH): 2–20 IU/ml
- in der Menopause:
  - Östradiol-Serumkonzentration (17-beta-Östradiol): unter 30 pg/ml
  - follikelstimulierendes Hormon (FSH): 20–100 IU/ml

Nach der Menopause wird der Östronspiegel im Blutserum für die Einschätzung der Knochengesundheit gemessen, also zur Risikobewertung für eine Osteoporose. Er kann folgende Normwerte aufweisen:

- in der fruchtbaren Zeit: 37,2–229,2 ng/l (je nach Zyklusphase)
- nach der Menopause: 14,1–102,6 ng/l

Trotz des Hormonchaos kann man über die vielen Jahre der Perimenopause bei den meisten Frauen drei Phasen unterscheiden, die zeitlich versetzt auftreten.

Schauen wir uns die drei Phasen im Einzelnen an:

Phase 1: Progesteronmangel und Östrogendominanz

Weil zu Beginn der Wechseljahre zunächst Progesteron fehlt und nicht die Östrogene, treten bei vielen Frauen Beschwerden auf, die durch den Progesteronmangel bedingt sind. Dazu gehören:

- verstärktes PMS
- Blutungsbeschwerden (Zwischenblutungen, stärkere Menstruation mit längerer Blutungsdauer)
- verstärktes Wachstum der Gebärmutterschleimhaut
- Wachsen von Myomen, also gutartigen Tumoren in der Gebärmutter
- Schlafstörungen

- Müdigkeit, Energielosigkeit, Leistungsabfall
- Stimmungsschwankungen
- Kopfschmerzen, Migräne
- Kurzatmigkeit, besonders bei Belastung
- Gewichtszunahme
- Wassereinlagerung
- erhöhte Reizbarkeit
- nachlassende Stresstoleranz
- depressive Verstimmung
- erhöhtes Risiko für gewisse Tumorerkrankungen (Brustkrebs, Eierstockkrebs)
- erhöhtes Risiko für Autoimmunerkrankungen (Hashimoto-Thyreoiditis)

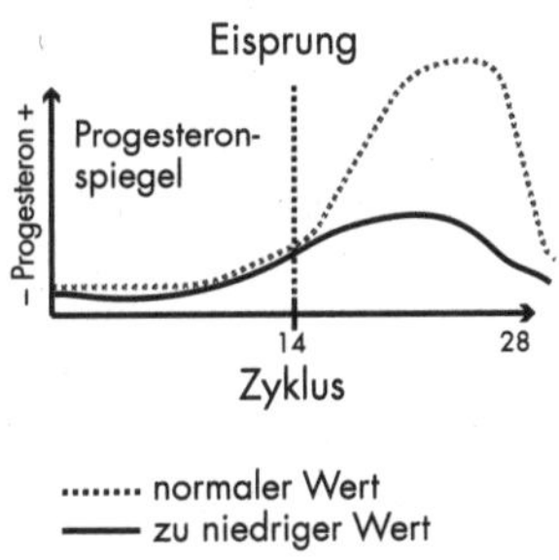

Phase 1 der Hormonveränderung: Absinken des Progesteronspiegels

---

MEIN TIPP: ASTHMA- UND MIGRÄNEANFÄLLEN VORBEUGEN

Bei Asthmatikerinnen kann eine Östrogendominanz Anfälle verstärken. Man spricht von »Perimenstruellem Asthma«. Sind Sie Asthmatikerin, sprechen Sie mit Ihrem behandelnden Arzt oder Ihrer Ärztin über die beginnenden Wechseljahre. Sollten Sie sich für eine Hormonersatztherapie entscheiden, kann es sinnvoll sein, einmal den Hormonspiegel kontrollieren zu lassen.

Leiden Sie unter Migräne, dann können Anfälle durch Hormonschwankungen und insbesondere durch eine Östrogendominanz ausgelöst werden. Ereignisse können sich auch intensivieren. In schweren Fällen kann die Einnahme eines Progesteronpräparates helfen; besprechen Sie diese Option mit Ihrem behandelnden Arzt oder Ihrer Ärztin. Zusätzlich oder alleinig kann Magnesium helfen, denn es entspannt die Gefäßmuskulatur im Gehirn. Randomisierte kontrollierte Doppelblindstudien zeigen, dass die Einnahme von Magnesium-Citrat und Magnesium-Oxid über einen Zeitraum von bis zu drei Monaten vor Migräne schützt. Die US-amerikanische National Headache Foundation empfiehlt zur Migräne-Prophylaxe täglich 400 bis 600 Milligramm Magnesium. Nebenwirkungen sind Durchfall, Muskelschwäche und Müdigkeit. Ich empfehle die Einnahme von Magnesiumpräparaten abends.

Phase 2: Progesteron- und Östrogenmangel

Wenn in der Perimenopause neben dem Progesteron auch die Östrogene absinken, dann treten andere Beschwerden auf, eventuell zusätzlich. Ein Östrogenmangel kann unmittelbare Beschwerden auslösen, hat aber vor allem langfristige Folgen. Das bekannteste, häufigste und schwerste Symptom eines Östrogenmangels sind die berühmten Hitzewallungen. Unter ihnen leiden fast alle Frauen mit Wechseljahresbeschwerden. Hitzewallungen sind Veränderungen an den Blutgefäßen, die von Gefäßnerven gesteuert werden. Man spricht von vasomotorischen Beschwerden. Die absinkenden Östrogene betreffen den ganzen Körper, auch das Temperaturregulationszentrum im Gehirn. Es sitzt im Hypothalamus, dem Steuerungszentrum für das vegetative Nervensystem. Weil die Informationsübertragung von Nervenzelle zu Nervenzelle bei Östrogenmangel nicht mehr so reibungslos funktioniert, können jetzt hier Fehlregulationen im Sinne einer Überhitzung ausgelöst werden. Eine natürliche Gegenreaktion kennen wir alle aus dem Sommer oder von Saunagängen: Die peripheren Gefäße unter anderem in der Haut werden weit gestellt, und wir schwitzen. Dadurch kühlt sich der Körper ab. Auch wer schon einmal bei Fieber Schüttelfrost hatte, kennt diesen Vorgang. Die Schweißausbrüche können von einer Sekunde auf die nächste als »fliegende Hitze« auftreten. Sie dauern für gewöhnlich einige Sekunden bis wenige Minuten. Bei manchen Frauen können die »hot flashes« aber auch bis zu einer halben Stunde lang andauern. In Amerika spricht man dann von »embers«, was übersetzt »Glut« bedeutet.

Oft verschwinden Hitzewallungen genauso plötzlich wieder, wie sie aufgetreten sind. Manche Frauen schwitzen intensiv, andere nur wenig, bei einigen treten Schweißausbrüche an Brust, Kopf oder dem ganzen Körper auf. Viele Frauen leiden unter Hitzewallungen am Tag, andere unter nächtlichen Schweißausbrüchen, wieder andere Frauen unter beidem. Nächtliche Schwitzattacken unterbrechen den Schlaf, weil der verschwitzte Körper sich abgekühlt hat und kalter Schweiß einen frierend aufwachen lässt. Nachthemd oder Schlafanzug und Bettwäsche müssen dann mitunter mehrmals in der Nacht gewechselt werden. Das ist sehr belastend, denn natürlich leiden darunter Schlaf und Nerven. Hitzewallungen können sogar so massive Schlafstörungen verursachen, dass Frauen durch den monate- oder jahrelangen Schlafentzug depressiv werden.

Aber auch Hitzewallungen am Tag können extrem belastend sein, das Selbstwertgefühl beeinträchtigen oder sogar zerstören. Die Frauen müssen ständig befürchten, im nächsten Moment, zum Beispiel in einer Konferenz oder vor der Schulklasse, einen Schweißausbruch zu bekommen und plötzlich mit schwitzendem, hochrotem Kopf oder nasser Bluse dazustehen.

Hitzewallungen können zudem mit weiteren Beschwerden einhergehen:

- Herzrasen
- Druckgefühl in der Brust
- Kopfschmerzen
- Kurzatmigkeit

- starke Unruhe, Nervosität
- Erschöpfung
- Verunsicherung
- Unausgeglichenheit und Gereiztheit
- Konzentrationsschwierigkeiten

Unter all diesen Symptomen können die Leistung und oft auch die Beziehung leiden. Bei jeder fünften Frau sind Hitzewallungen und die damit einhergehenden Belastungen so stark, dass sie ärztliche Hilfe benötigt. Die Deutsche Gesellschaft für Gynäkologie und Geburtshilfe (DGGG) stuft darum Hitzewallungen in den Wechseljahren in ihren Leitlinien als ernst zu nehmendes Krankheitsbild ein.

Hitzewallungen treten circa ein bis zwei Jahre vor und bis circa fünf Jahre nach der Menopause auf – oder länger, denn auch hier gilt: Es ist ganz individuell. Jede zehnte Frau leidet zehn Jahre nach ihrer letzten Regelblutung noch unter Hitzewallungen. Ein Minitrost: Sie treten dann meistens nicht mehr so oft und auch nicht mehr so intensiv auf. (Tipps gegen Hitzewallungen finden Sie auf Seite 230.)

Weitere mögliche, durch einen Östrogenmangel ausgelöste Symptome sind:

- Stimmungsschwankungen, Gereiztheit, Unruhe
- Schlafstörungen
- Konzentrationsstörungen, Vergesslichkeit, Wortfindungsstörungen
- trockene Haut und Schleimhäute
- trockene Augen
- dünner werdende Haut, Faltenbildung
- Haarausfall
- Harnwegsinfektionen, Harndrang, Stressinkontinenz
- veränderte Vaginalflora, verminderte Durchblutung der Vagina, erhöhtes Risiko für vaginale Infektionen
- schlafferes oder kleineres Brustgewebe
- Angst, depressive Verstimmung
- verstärkter Appetit, Gewichtszunahme

- erhöhtes Risiko für Osteoporose
- erhöhtes Risiko für Herz-Kreislauf-Erkrankungen
- erhöhtes Risiko für Tumorerkrankungen (etwa Darmkrebs)
- erhöhtes Risiko für Demenzerkrankungen

Viele Symptome werden ab Seite 50 detailliert beschrieben.

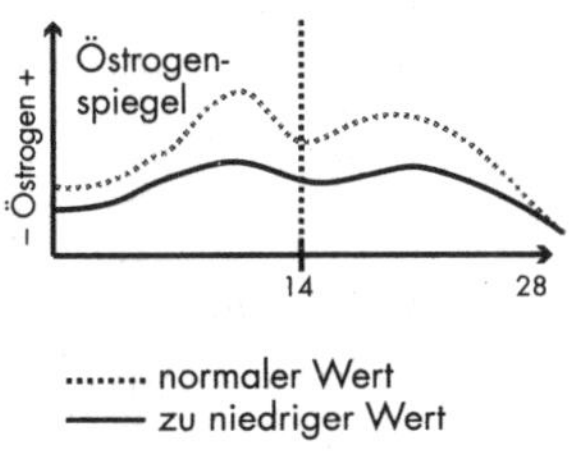

Phase 2 der Hormonveränderung: Absinken des Östrogenspiegels

Phase 3: Basis-Hormonspiegel

Nachdem die letzte Regelblutung stattgefunden hat (also nach der Menopause), wird die Produktion der weiblichen Hormone in den Eierstöcken eingestellt. Im Fettgewebe und in den Nebennieren werden weiterhin Östrogene gebildet, wenn auch in sehr geringer Menge.

Erst ab der Menopause ist sicher keine Schwangerschaft mehr möglich, das heißt, es muss nicht mehr verhütet werden.

MEIN TIPP: SICH NICHT ABWIMMELN LASSEN

Oft nehmen Ärzte (häufiger als Ärztinnen) erst jetzt mögliche durch Hormonschwankungen bedingte Beschwerden ihrer Patientinnen ernst. Viele Patientinnen sprechen also jahrelang das Thema immer wieder an und leiden unter ihren Symptomen. Falls Sie eine ähnliche Erfahrung machen: Lassen Sie sich nicht abwimmeln und suchen Sie sich eine Arztpraxis, die mit dem Thema Perimenopause vertraut ist.

Da die Androgene, also die männlichen Hormone, langsamer abfallen und nicht mehr durch die weiblichen Hormone ausbalanciert werden, kommt es bei vielen Frauen nach der Menopause zu einem Androgenaüberschuss. In der Folge kann sich die Haut verschlechtern, man spricht von hormoneller Akne (s. Seite 61). Haarwuchs im Gesicht und Haarausfall am Kopf sind ebenfalls typisch für einen Androgenüberschuss. Emotionale Auswirkungen sind innere Unruhe und eventuell ein aggressiveres Verhalten. Man bringt Wut und Ärger unvermittelter zum Ausdruck. Das klingt vielleicht negativ, bedeutet aber auch, dass man im positiven Sinne durchsetzungsstärker wird. Wenn man das Testosteron für sich gut nutzen kann, ist das durchaus eine Chance (s. Seite 19).

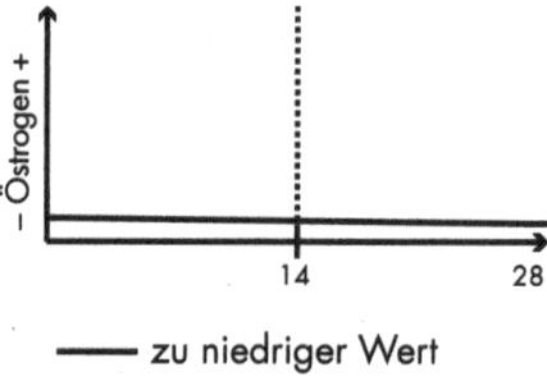

Phase 3 der Hormonveränderung: Dauerhaft niedriger Östrogen- und Progesteronspiegel

Postmenopause

Die gesamte Zeit nach der letzten Regelblutung wird als Postmenopause bezeichnet; insofern entspricht Phase 3 der Perimenopause also der Postmenopause. Aufgrund des Östrogenmangels steigt jetzt das Krankheitsrisiko unter anderem für Diabetes Typ 2, Arteriosklerose, Bluthochdruck und Fettstoffwechselstörungen.

KÖRPERLICHE VERÄNDERUNGEN IN DEN WECHSELJAHREN

Wie bereits in Kapitel 1 erwähnt, hat ein Drittel der Frauen in den Wechseljahren keinerlei Symptome, während zwei Drittel unter leichten bis schweren Symptomen leiden. Es kann also sein, dass Sie in dieser Lebensphase beschwerdefrei sind oder nur leichte körperliche Beschwerden bemerken. Die Wechseljahre und mögliche Beschwerdebilder sind in jedem Fall individuell und darum von Frau zu Frau unterschiedlich. Es gibt auch keine strenge zeitliche Reihenfolge, in der mögliche Beschwerden auftreten können. In diesem Abschnitt stelle ich häufige Symptome vor. Lassen Sie sich aber bitte von den Beschreibungen nicht abschrecken, denn: Für alle Symptome gibt es Lösungen! Es ist wichtig, dass Sie eventuelle Beschwerden einordnen und den Wechseljahren zuordnen können, um gezielte Unterstützung und Hilfe zu erhalten. Vereinzelt finden Sie in diesem Kapitel Tipps und Maßnahmen zur Linderung der jeweiligen Beschwerden. Ausführliche Tipps, Maßnahmen und Lösungen zu jedem Symptomenkomplex finden Sie in Kapitel 8.

Schlaf

Ich beginne mit dem Schlaf, weil sich bei vielen Frauen der Schlaf als eines der ersten Symptome in den Wechseljahren verändert. Grund für unruhige Nächte und Schlaflosigkeit ist zunächst der absinkende Progesteronspiegel zu Beginn der Perimenopause. Das bringt Unruhe in den Tag-Nacht-Rhythmus und beeinträchtigt darum den Schlaf. Später können auch die absinkenden und nach der Menopause fehlenden Östrogene Schlafstörungen begünstigen. Und es gibt noch eine dritte Ursache: ein niedrigerer Melatoninspiegel. Unser Schlafhormon sinkt ab circa 50 Jahren bei allen Menschen physiologischerweise ab.

Auch Stress ist als Störfaktor für ruhige Nächte nicht zu unterschätzen. So hängt das zusammen: Jedes Lebewesen auf der Welt besitzt eine angeborene innere Uhr, man spricht vom natürlichen Schlaf-Wach-Rhythmus oder vom sogenannten zirkadianen Rhythmus. Dieser wird von einem kleinen Zentrum im Gehirn, dem Nucleus suprachiasmaticus, gesteuert und unter anderem von Hell-Dunkel-Phasen und Essenszeiten beeinflusst. Sobald es dämmert und dunkel wird, schüttet die Zirbeldrüse im Gehirn das Schlafhormon Melatonin aus, und wir werden müde.

Der Spiegel eines anderen Hormons sorgt am Morgen dafür, dass wir wach werden und in die Gänge kommen: Es ist das Stresshormon Cortisol. Normalerweise ist der Cortisolspiegel am späten Abend, ein bis zwei Stunden vor dem Schlafengehen, auf seinem niedrigsten Niveau und unterstützt das Müdewerden. In stressigen Zeiten bleiben die Cortisolspiegel hoch und erschweren das Ein- und Durchschlafen. Stress ist darum gerade jetzt in den Wechseljahren ein Schlafkiller.

Schlafstörungen in der Perimenopause werden bei vielen Frauen noch zusätzlich von nächtlichen Schweißausbrüchen gefördert. Wer in klitschnasser Bettwäsche frierend aufwacht, und das mehrfach, leidet unter Schlafentzug. Das ist keine Frage.

Der Schlaf kann also auf vielfältige Weise gestört sein: Man schläft nicht ein, nicht durch, schläft unruhig, hat Albträume, wacht nachts typischerweise um drei oder vier Uhr auf und kann nicht mehr einschlafen. Chronische Schlaflosigkeit macht mürbe und krank: Man fühlt sich am nächsten Morgen wie gerädert, kann sich schlechter konzentrieren, ist tagsüber permanent müde, die Nerven liegen blank. Das Risiko für Übergewicht, Schlaganfall, Demenz und Herz-Kreislauf-Erkrankungen steigt.

Kopf und Gehirn

»No brain – no pain« heißt ein Spruch auf Postkarten und Kissen: »Kein Gehirn – keine Schmerzen«. Kopfschmerzen, Migräne, Brainfog – das Gehirn will jetzt nicht mehr so wie Sie? Willkommen im Club. Die Neurowissenschaft spricht von »Brainfog«, wenn das Gehirn nicht mehr klar denken kann. Die Übersetzung lautet Gehirnnebel. Typisch für Brainfog sind Konzentrationsprobleme, Wortfindungsstörungen, Vergesslichkeit und Orientierungsschwierigkeiten. Ich möchte aber erst einmal Entwarnung geben, denn auch wenn es sich so anfühlt: Brainfog hat in den allermeisten Fällen nichts mit einem frühen Beginn einer Demenzerkrankung zu tun. Die Ursachen für diese Beschwerden bei Frauen zwischen 45 und 60 Jahren sind in den meisten

Fällen auf die Hormonschwankungen in den Wechseljahren zurückzuführen, vor allem auf die schwankenden Östrogenspiegel.

Seien es Östrogene, Progesteron oder Testosteron, alle Geschlechtshormone beeinflussen die Gehirnfunktionen. Aus der Gehirnforschung kennt man heute vor allem die wichtige Rolle von Östrogenen. Unter Östrogeneinfluss werden im Gehirn mehr Synapsen gebildet – das sind die Verknüpfungen zwischen den Nervenzellen. Diese befinden sich unter Östrogeneinfluss dichter beieinander, dadurch können Informationen schneller weitergeleitet werden. Östrogenmangel hat darum einen direkten Einfluss auf neurophysiologische Vorgänge: Einerseits verringert sich die Anzahl der Synapsen, andererseits nimmt auch die Geschwindigkeit der Informationsübertragung von Nervenzelle zu Nervenzelle ab.

Vor allem zu Beginn der Wechseljahre leiden viele Frauen unter Kopfschmerzen und/oder Migräne. Die Östrogendominanz kann diese Schmerzen auslösen oder verstärken. Patientinnen, die schon vorher unter Migräne gelitten haben, können also jetzt verstärkt unter den Hormonschwankungen leiden; Migräneanfälle können häufiger auftreten. Die kurzfristige Einnahme eines Progesteronpräparates kann in schweren Fällen Linderung bringen.

Am Computer zu arbeiten, kann in den Wechseljahren zu einer Herausforderung werden. Das lange Schauen auf den Bildschirm ist für die Augen Hochleistungssport und besonders anstrengend, weil die Augen trockener werden. Sitzt man den ganzen Tag vor einem Bildschirm, blinzelt man physiologischerweise seltener. Dadurch wird weniger Tränenflüssigkeit über die Augen verteilt, um sie feucht zu halten. Als Folge fokussiert man stärker, das heißt, um scharf zu sehen, muss man sich mehr anstrengen und kneift für gewöhnlich Augen und Stirnmuskeln stärker zusammen. Das fördert Kopfschmerzen zusätzlich. Gegen trockene Augen (und in der Folge Kopfschmerzen) vor dem PC helfen Augenübungen, etwa die Augen für 20 bis 30 Sekunden mit angewärmten Händen zu palmieren, also abzudecken, zu gähnen und zu blinzeln, für ein paar Sekunden einen fixen Punkt wie ein Fensterkreuz anzuvisieren oder etwa 20-mal mit den Augen eine liegende Acht nachzuzeichnen.

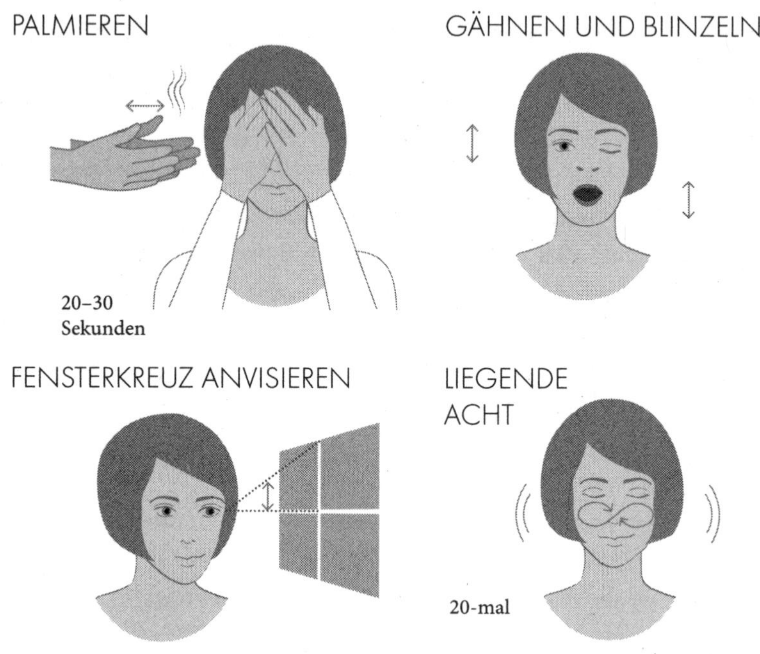

Auch isotonische Augentropfen und eine spezielle Bildschirmbrille helfen. Lassen Sie Ihre Augen beim Optiker oder in der augenärztlichen Praxis einmal überprüfen, vor allem wenn Sie schon eine Lesebrille benötigen. Eine Computerbrille kann Kopfschmerzen verhindern.

Die regelmäßige Einnahme von Magnesium – bei Anfällen oder starken Kopfschmerzen morgens und abends je 500 Milligramm – entkrampft die Gefäßmuskulatur. Wenn der Stuhl weicher wird oder Durchfall auftritt, ist das eine Nebenwirkung des Magnesiums; dann sollte die Dosis auf einmal täglich oder dreimal wöchentlich 500 Milligramm reduziert werden.

Figur und Gewicht

In den Wechseljahren merken viele Frauen, dass sich ihre Figur verändert. Das Gewicht kann nicht mehr so leicht gehalten werden, und die zusätzlichen Kilos, seien es ein bis zwei oder sehr viele mehr im Laufe der Wechseljahre, lagern sich vermehrt am Bauch an. Ob das gesellschaftlich immer noch favorisierte Schönheitsideal eines schlanken Körpers auch dem eigenen entspricht, möchte ich hier nicht beurteilen. Jede Frau kennt ihr Wohlfühlgewicht, und es ist ihre Entscheidung, mit wie vielen Kilos sie sich attraktiv findet. Hier möchte ich über den gesundheitlichen Aspekt von (großem) Übergewicht reden, also über mindestens fünf bis zehn Kilos oder mehr. Denn Übergewicht erhöht nicht nur das Risiko für Diabetes Typ 2 und Herz-Kreislauf-Erkrankungen, sondern auch das Risiko für Tumorerkrankungen sowie das generelle Sterberisiko.

Tatsächlich sind diese Erkrankungen eine Erscheinung der Neuzeit, denn in der Menschheitsgeschichte waren über fünf Millionen Jahre lang mehrgewichtige Menschen im Vorteil. Sie speicherten Energie für schlechte Zeiten als Fett an Hüften, Oberschenkeln und Bauch. Diese Menschen überlebten karge Ernten, konnten sich fortpflanzen und ihre Gene weitergeben. Man spricht von »guten Futterverwertern«, das heißt, der Körper von mehrgewichtigen Personen legte für schlechte Zeiten Reserven an. Im Gegensatz dazu verbrauchen »schlechte Futterverwerter« die Kalorien sofort. Heute sind die »schlechten Futterverwerter« im Vorteil, denn zumindest in den Industrienationen steht Essen rund um die Uhr zur Verfügung. Diese Menschen, die früher nicht überlebt hätten, werden heute oft als die »glücklichen Schlanken« bezeichnet. Denn etwa jeder zweite Deutsche – Männer und Frauen – ist übergewichtig, und die Mehrzahl ist damit nicht zufrieden. Vor allem in den Wechseljahren sind viele Frauen unglücklich über ungewolltes Übergewicht. Der Prozess hin zum Übergewicht passiert schleichend, es ist circa ein Kilo pro Jahr. Nach durchschnittlich sieben Jahren Wechseljahre zeigt die Waage da also leicht sieben Kilos mehr an – mindestens.

Frauen sagen immer wieder: »Aber ich habe doch gar nichts verändert, ich esse nicht mehr, ich mache genauso oft Sport und nehme trotzdem zu. Wie kann das sein?« Die Gründe sind vielfältig:

- Progesteron kurbelt den Stoffwechsel an; mit sinkenden Progesteronspiegeln wird der Stoffwechsel langsamer.
- Der weibliche Zyklus verbraucht in der fruchtbaren Phase circa 300 Kilokalorien pro Tag. Darum sinkt spätestens nach der Menopause, wenn kein Zyklus mehr stattfindet, dieser Kalorienverbrauch.
- Muskeln sind gute Kalorienverbrenner. Die Muskelmasse nimmt physiologischerweise ab dem 40. Lebensjahr ab. Bei geringerer Muskelmasse werden weniger Kalorien verbraucht.
- Die Schilddrüsenfunktion kann in den Wechseljahren herabgesetzt sein, eine Hypothyreose, also eine Schilddrüsenunterfunktion verlangsamt ebenfalls den Stoffwechsel.
- Die Fettverteilung verändert sich. Östrogene sorgen für Fetteinlagerung an Oberschenkeln und Hüften, Testosteron sorgt für vermehrte Fetteinlagerung am Bauch.

Zusammengenommen heißt das: Selbst wenn man ab 40 Jahren die gleiche Kalorienmenge am Tag zu sich nimmt und sich genauso viel bewegt wie all die Jahre zuvor, kann man leider, leider trotzdem zunehmen. Die Gewichtszunahme am Bauch ist weniger ein ästhetisches Thema als vielmehr ein gesundheitliches Risiko. Vor allem wenn es über die lange Zeit der Wechseljahre viele Kilos sind. Das Bauchfett wird heute als eigenständiges endokrines Organ gesehen. Bauchfett wirkt wie eine gigantische Hormondrüse; es produziert Botenstoffe und Entzündungsstoffe wie Adipokine und Leptin, das Hungerhormon. Darum ist die Gewichtszunahme in den Wechseljahren am Bauch so gefährlich. Je mehr Bauchfett sich einlagert, desto mehr steigt das Risiko für Arteriosklerose, Herzinfarkt, Schlaganfall und Stoffwechselerkrankungen wie Diabetes Typ 2.

Aber auch die »glücklichen Schlanken« sollten sich mit diesem Thema auseinandersetzen, denn auch Personen mit einem normalen Body-Mass-Index (BMI) können inneres Bauchfett besitzen. Die Veranlagung dafür ist meist genetisch bedingt. Man spricht von TOFI: »thin outside, fat inside«, auf Deutsch etwa: »außen schlank, innen dick«.

MEIN TIPP: BAUCHUMFANG MESSEN

Messen Sie Ihren Bauchumfang mit einem Maßband im Stehen in Bauchnabelhöhe. Führen Sie die Messung morgens nüchtern durch, weil der Bauch sich durch die Nahrungsaufnahme über den Tag weitet. Messen Sie am nackten Körper und beim Ausatmen. Es reicht, alle 14 Tage einmal zu messen.

Ist der Bauchumfang größer als 80 bis 88 Zentimeter, dann sollten Sie abnehmen, um entsprechenden Krankheiten vorzubeugen. Als Faustregel dabei gilt: 1 Zentimeter Bauchumfang entspricht etwa 1 Kilo. 5 Kilos weniger am Bauch senken das Risiko für Diabetes Typ 2 um 58 Prozent und für Herz-Kreislauf-Erkrankungen um 30 Prozent. Das Abnehmen lohnt sich also für Ihre Gesundheit!

Bei Frauen sollte der Bauchumfang also unter 80 Zentimetern liegen, darüber steigt das Risiko für die oben erwähnten Erkrankungen. Ab 88 Zentimetern sollte man laut Weltgesundheitsorganisation (WHO) ernsthaft abnehmen. Wie Sie Ihr Gewicht gesund reduzieren oder mit welchen Nahrungsmitteln Sie Ihr Gewicht in den Wechseljahren stabilisieren, lesen Sie ab Seite 225.

Vulva und Vagina

Zellen von Vulva und Vagina besitzen besonders viele Östrogenrezeptoren. Östrogenmangel macht sich daher hier besonders intensiv bemerkbar, zum Beispiel werden Haut und Schleimhäute zarter. Bei 70 Prozent aller Frauen nach der Menopause bilden sich Vulva- und Vaginalzellen sogar zurück. Umgangssprachlich spricht man von Scheidentrockenheit, medizinisch von vulvovaginaler Atrophie oder urogenitalem Menopausensyndrom.

Die vulvovaginale Atrophie ist ein schleichender Prozess, der sich über Jahre entwickelt. Frauen merken die Veränderungen, weil die

Vagina sich trocken anfühlt, juckt oder brennt. Die Intimzone wird sensibler, Berührungen werden als unangenehm empfunden oder sogar als schmerzhaft. Das betrifft nicht nur das Thema Sex, sondern auch Tätigkeiten wie Fahrradfahren oder Reiten.

Gynäkologen und Gynäkologinnen beobachten bei Frauen, die lange keinen Sex mehr hatten, dass der Zugang zur Vagina sich verengt hat (zu Sexualität und Libido s. Seite 98). Die Vagina ist grundsätzlich weniger elastisch, die dünner gewordene Haut ist empfindlicher, sie kann bei der Penetration, wie durch Penis oder Vibrator einreißen.

MEIN TIPP: ANSPRECHEN

Gegen die vulvovaginale Atrophie helfen zum Beispiel Vaginalsalben als hormonfreie oder östriolhaltige Präparate. Besprechen Sie bitte Ihre individuelle Situation mit Ihrem Gynäkologen oder Ihrer Gynäkologin.

Ursache für vaginale Infektionen und Blasenentzündungen in den Wechseljahren sind seltener Pilzinfektionen, sondern Darmbakterien. Sie werden – wie auch schon vor den Wechseljahren – durch Sex oder aus hygienischen Gründen eingeschleppt, weil Anus und Vaginaleingang eng beieinander liegen. Allerdings hat sich nun die Vaginalflora verändert; durch den Östrogenmangel wird ihr pH-Wert basischer. Darum treten Vaginalinfektionen in den Wechseljahren auch (wieder) häufiger auf.

Beckenboden

Wenn Sie Kinder geboren haben, sind die Wörter Beckenboden und Beckenbodenschwäche Ihnen sicherlich geläufig. Denn in der Rückbildungsgymnastik nach einer Geburt wird genau dieser Beckenboden trainiert. Der Beckenboden besteht aus verschiedenen Muskelschichten, die sich im unteren Teil des Beckens befinden. Diese Muskelschichten bilden quasi eine Hängematte, die den Organen und Strukturen im kleinen Becken (Harnblase, Rektum, Gebärmutter, Eierstöcke, Vagina) einen guten Halt bietet.

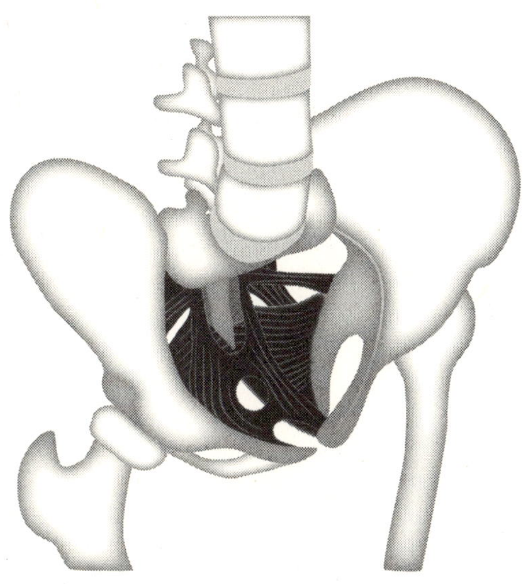

Alle Muskeln im Körper, also auch die im Beckenboden, sind von Bindegewebe umgeben. Dieses Bindegewebe wird von dicken Kollagenfasern durchzogen, die für seine Festigkeit sorgen. Östrogene unterstützen die Kollagenbildung. Durch verschiedene Ursachen kann der Beckenboden beschädigt oder auch überdehnt worden sein. Dazu gehören Schwangerschaften und Geburten, starkes Übergewicht, jahrelanges schweres Tragen oder Heben, der natürliche Abbau der Muskeln ab circa dem 40. Lebensjahr und die sinkenden Östrogenspiegel. Wenn das Bindegewebe generell nicht mehr so straff ist, wirkt sich das natürlicherweise auch auf die Beckenbodenmuskulatur aus.

Bei einer Beckenbodenschwäche kann die Harnblase runtersacken, mitunter in die Vagina hinein. Tatsächlich kennen fast 50 Prozent aller Frauen in der Menopause den Verlust von Urintropfen durch Husten, Lachen, Niesen, beim Hüpfen oder auch beim Sex. Man spricht hier von Belastungs- oder Stressinkontinenz – im Gegensatz zur Dranginkontinenz, bei der die Ursache eine undichte Harnblase ist. Inkontinenz heißt, die Harnblase ist nicht mehr ganz so dicht. Vielleicht hatten Sie schon einmal oder öfter eine Blasenentzündung und kennen das unangenehme Symptom, wenn man den Urin kaum zurückhalten kann und bereits ein paar Tropfen abgegangen sind, noch ehe man die Toilette erreicht hat.

Nach der Menopause ist die Stressinkontinenz bei Frauen am häufigsten und macht am meisten Probleme. Die Ursachen sind neben der Beckenbodenschwäche eine durch den Hormonmangel bedingte Schwäche des Harnröhrenverschlusses. Der Muskelring, der die Harnröhre gut abschließt und sich nur entspannt, wenn wir Urin lassen müssen, wird »porös«. Dann kann es vorkommen, dass man bei voller Blase beim Husten oder Niesen Urintropfen verliert.

Haut und Haare

Die Haut ist unser größtes Sinnesorgan. Sie ist zugleich eine natürliche Schutzbarriere nach außen und der Spiegel unserer Seele. Man sagt nicht umsonst »sich in seiner Haut wohlfühlen«, »jemand ist dünnhäutig« (also empfindlich) oder »etwas geht einem unter die Haut«. Wir grenzen uns mit der Haut ab gegen schädliche Umwelteinflüsse, Bakterien oder Viren oder nehmen über sie Kontakt mit der Umwelt auf. Wir berühren unser Gegenüber, umarmen und streicheln unser Kind oder ein Haustier. Wir tauschen Zärtlichkeiten aus und spüren beim Sex den Partner oder die Partnerin am ganzen Körper.

Die Haut wird in den Wechseljahren empfindlicher, und das nicht nur im körperlichen Sinne. Viele Frauen werden auch im übertragenen Sinne dünnhäutiger. Generell wird die Haut in den Wechseljahren durch den Östrogenmangel trockener, dünner und leider auch schlaffer. Hautirritationen und Allergien können ebenfalls zunehmen; außerdem leidet unter dem Östrogenmangel die Kollagenneubildung. Das bedeutet, Falten, Schlupflider und nachlassendes Bindegewebe an den Oberschenkeln werden zu »Problemzonen«. Zudem speichert die

Haut gerade im Gesicht nun weniger Fett: Die Lippen verlieren dadurch an Volumen und werden schmaler, fehlende Fettpolster an den Wangen lassen sie einfallen. Für die meisten Frauen steht bei alldem der ästhetische Aspekt im Vordergrund. Aber ist eine faltenfreie, glatte Haut tatsächlich das Nonplusultra? Oder sind es nicht gerade die Lachfältchen, die uns sympathisch machen?

Die Haut kann in anderer Hinsicht übrigens nun wieder an die eigene Jugend erinnern: Pickel und Akne können wiederkommen oder erstmalig auftreten. Studien belegen, dass durch den Androgenüberschuss nach der Menopause die Talgdrüsen übermäßig Sekret produzieren können. Reinigt man diese nicht regelmäßig, können sich dort Bakterien ansammeln. Diese unglückliche Kombination führt zu Entzündungen, das heißt zu den mit Eiter gefüllten Aknepickeln. Sie sind unangenehm, können schmerzen und heilen oft nur mühsam ab. Hormonelle Akne kann auch unter einer Hormonersatztherapie auftreten. Haarfollikel und Talgdrüsen enthalten ein Enzym, das Östrogene in Testosteron umwandeln kann. Bei einigen Frauen bilden sich darum auch unter Östrogenersatz diese Pickel.

Kommen wir zum Kopfhaar. Massiver Haarverlust ist in jedem Alter für Frauen psychisch belastend. Dichte, schöne Haare gelten als ein wichtiges Attribut für Weiblichkeit und Identität. Der typische Haarverlust in den Wechseljahren findet am Haarscheitel statt. Ursache ist der Mangel an Östradiol. Östradiol wirkt direkt am Haarschaft und aktiviert Haarwachstumsfaktoren. Bei Androgenüberschuss nach der Menopause kann der Haarverlust auch männlich geprägt sein in Form von Geheimratsecken und lichten Stellen am Hinterkopf.

MEIN TIPP: AUSGEFALLENE HAARE ZÄHLEN

Ein Haarausfall von etwa 100 Haaren pro Tag ist normal. Vor allem in »Fellwechselzeiten«, also im Herbst und im Frühjahr, kann der Haarausfall kurzfristig verstärkt sein. Machen Sie sich dann keine Sorgen. Hält ein Haarausfall allerdings an, dann ist es ratsam, möglichst zeitnah eine dermatologische Praxis (Hautarztpraxis) aufzusuchen. Wie stellen Sie das fest? Zählen Sie die ausgefallenen Haare in der Bürste, auf der Kleidung und auf dem Kopfkissen. In der Hautarztpraxis werden Tests durchgeführt und Laborwerte gemessen, unter anderem der Eisenspiegel im Blut, Schilddrüsenhormone und der Vitaminspiegel, denn auch Nährstoffmangel kann einen Haarausfall bedingen.

Für Haarausfall und andere gesundheitliche Haarprobleme stehen verschiedene Therapieformen zur Verfügung, etwa Tinkturen zum Auftragen, die Einnahme von Supplements oder die Behandlung mit Eigenserum (zu Haut und Haaren s. auch Seite 84).

Gelenke und Muskeln

Bei Gelenk- und Muskelschmerzen denken viele Frauen sowie die behandelnden Ärzte und Ärztinnen oft nicht an eine hormonelle Ursache. Aber circa die Hälfte der Frauen in den Wechseljahren leidet unter Muskel- und Gelenkbeschwerden. Man spricht von *Menopause-assoziierter Arthralgie.*

Östrogene sind essenziell für feste Knochen, Muskelmasse sowie Bindegewebe- und Kollagenproduktion. Knorpel und Gelenke sind unter Östrogeneinfluss belastbarer. Hinzu kommt die antientzündliche Wirkung der Östrogene und ihr positiver Einfluss auf das Immunsystem. Das Risiko für Autoimmunerkrankungen steigt bei Frauen in Hormonwechselphasen, dazu gehören Erkrankungen des rheumatischen Formenkreises wie die Polyarthritis. Das ist eine entzündliche Gelenkerkrankung, die bei Frauen häufiger auftritt als bei Männern, wahrscheinlich aufgrund einer genetischen Komponente.

Arthrose ist die andere chronische Gelenkerkrankung, bei der nicht die Entzündung ursächlich ist, sondern ein Verschleiß. Der die Gelenke schützende Knorpel nutzt sich ab, darum reiben die Gelenkflächen schmerzhaft aufeinander. Östrogene schützen den Knorpel, jedoch nur bis zur Menopause. Danach verlieren Frauen viermal so schnell Knorpelmasse wie gleichaltrige Männer. Arthrose ist generell die häufigste Form der Gelenkerkrankung, das Risiko für Arthrose bei Frauen beträgt 25 bis 49 Prozent. Arthrose kann alle Gelenke betreffen, häufig treten die Beschwerden in den Schulter-, Knie-, Hand- und Hüftgelenken auf.

Auch diffuse Muskelschmerzen sind in den Wechseljahren häufig. Ein Krankheitsbild ist die Fibromyalgie. Zwar ist sie bislang keine durch Messmethoden und -verfahren gesicherte Diagnose, kann jedoch gestellt werden, wenn Muskelschmerzen in der Nacken-, Schulter-, Rücken- und Beckenregion oft zusammen mit Migräne auftreten.

Knochen

Von der Pubertät bis zur Menopause unterscheidet sich ein Frauenskelett von einem Männerskelett auf den ersten Blick. Bei Mädchen und Jungen hingegen und auch bei sehr alten Menschen ähneln sich die Beckenknochen jedoch. In der fruchtbaren Phase ist der Beckenknochen bei der Frau breiter und der Beckenring kreisförmig. Das hat den Sinn, dass das Becken beim Geburtsvorgang Platz für den Kopf des Neugeborenen bietet. Natürlich sind es die Östrogene, die auf den weiblichen Beckenknochen einwirken. Dementsprechend verengt sich mit den Wechseljahren das weibliche Becken wieder.

Die Wissenschaft vermutet, dass die Verengung des Beckenskeletts jetzt den Beckenboden stabilisiert und dadurch der Druck auf die Organe im Becken aufgefangen werden soll, ganz im Sinne eines natürlichen Beckenbodentrainings. Der Druck erhöht sich durch das aufrechte Gehen, die Lockerung des Bindegewebes und durch das Gewicht der Organe im Becken.

Frauen haben generell ein Drittel weniger Knochenfläche als Männer aufgrund der durchschnittlich geringeren Körpergröße. Auch die Knochenmasse ist geringer, das heißt, die weiblichen Knochen sind leichter. Der Knochenstoffwechsel ist dynamisch, man könnte sagen: sehr rege. Knochenmasse wird permanent auf- und wieder abgebaut. Der Stoffwechsel und damit auch die Knochenstabilität werden unter anderem beeinflusst von Hormonen (Parathormon, Calcitonin, Leptin, Östrogen und Somatotropin), Vitamin D und Kalzium, dem Zustand der Muskeln und ihrem Zug an den Knochen, von Nährstoffen und dem Körpergewicht.

Weibliche Knochen sind in den Hormonwechselphasen anfälliger. Östrogene verbessern die Aufnahme für aktiviertes Vitamin D im Darm und fördern dadurch die Kalziumaufnahme. Wenn in den Wechseljahren Östrogene fehlen, vermindert sich die Knochendichte, vor allem weil weniger Kalzium aus der Nahrung resorbiert wird. Hormonschwankungen beeinflussen folglich die Knochendichte, ob während des Zyklus oder in den Wechseljahren. Mädchen und Frauen mit Zyklusstörungen, zum Beispiel im Rahmen einer Anorexie (Magersucht), haben ein erhöhtes Risiko für Knochenbrüche.

Durch Östrogenmangel nach der Menopause steigt die Gefahr für Osteoporose, dem Knochenschwund. Bei dieser Erkrankung nimmt die Knochendichte ab, der Knochen wird poröser, ist weniger stabil und kann leichter brechen. Aktuell ist eine von vier Frauen über 50 Jahren in Deutschland an Osteoporose erkrankt, das sind circa 5,2 Millionen Frauen. Es wird erwartet, dass die Neuerkrankungsrate in den nächsten Jahren noch steigt, da die Babyboomer-Generation jetzt in den Wechseljahren ist. Obwohl Osteoporose zu 80 Prozent Frauen betrifft, kann diese Erkrankung auch bei Männern auftreten.

MEIN TIPP: KÖRPERGRÖSSE BEOBACHTEN

Symptome einer Osteoporose können unter anderem Schmerzen, zum Beispiel im Rücken, oder Knochenbrüche aus nichtigem Anlass sein. Aber gerade Wirbelkörper können brechen, ohne dass sie Schmerzen auslösen. Sie werden daher oft übersehen und erst durch eine auffällig geringere Körpergröße bemerkt. Wenn einer oder mehrere Wirbelkörper in sich zusammensacken, sind 4 Zentimeter veränderte Körpergröße ein Maß, bei dem man aufmerksam werden sollte.

Die Diagnose der Osteoporose wird mittels Knochendichtemessung (Dual-Röntgen-Absorptiometrie, kurz DXA) an Lendenwirbelsäule und Oberschenkelknochen gestellt. Die Untersuchung findet in einem offenen Röntgengerät statt und ist strahlenärmer als eine Röntgenuntersuchung zum Beispiel des Thorax. Die Untersuchung ist schmerzlos und wird von den Krankenkassen übernommen, wenn offiziell die Verdachtsdiagnose Osteoporose gestellt wurde. Ist der Wert bei der Knochendichtemessung am Oberschenkel oder am Wirbelkörper im gelb-roten Bereich, dann ist der Knochen nicht mehr so dicht und es besteht eine Osteoporose. Die Therapie ist vom Grad der Erkrankung abhängig. In leichtem Stadium und um ein Fortschreiten aufzuhalten, sind Bewegung und eine kalziumreiche Ernährung sowie die Einnahme von Vitamin-D-Präparaten sinnvoll, für Betroffene in fortgeschrittenen Stadien gibt es Medikamente.

Herz und Gefäße

Östrogene wirken wie ein Gefäßputzer, die Arterien bleiben darum bei den meisten Frauen bis zur Menopause geschmeidig. Sie halten den Blutdruck im gesunden Messbereich (kleiner als 140/90 mmHg), verhindern Umbauprozesse und Entzündungen an den Gefäßen und schützen vor Herz-Kreislauf-Erkrankungen. Östrogene schützen Frauen bis zur Menopause daher stärker als Männer vor Herz-Kreislauf-Erkrankungen. Man spricht hierbei von einem weiblichen Geschlechtsvorteil. Mit der Menopause fällt dieser natürliche Schutz aber leider weg; 77 Prozent der Frauen, die an einem Bluthochdruck leiden, befinden sich laut der BEFRI-Studie (Berliner Frauen Risikoevaluation) in der Postmenopause.

Doch das ist kein Schicksal: Bluthochdruck (Hypertonie) mit chronischen Werten über 140/90 mmHg muss nicht zwangsläufig ab Mitte 50 dazugehören. Hypertonie ist eine schleichende, stille Erkrankung, die oft schon Jahre vorher beginnt. Aus diesem Grund kann man auch frühzeitig gegensteuern. Vorbeugend gegen Bluthochdruck sind regelmäßige Ausdauerbewegung – die berühmten

10 000 Schritte am Tag –, eine mediterrane Ernährung mit viel pflanzlichen Ölen und Gemüse sowie Stressreduktion (s. Kapitel 7 und 8).

MEIN TIPP: BLUTHOCHDRUCK ERNST NEHMEN

Man weiß zwar nicht, warum, doch insbesondere Frauen sind oft nachlässig mit der Einnahme ihrer Blutdruckmedikamente. Wenn Sie also eine Bluthochdruckdiagnose erhalten und Medikamente verschrieben bekommen, nehmen Sie diese ein, denn ein unbehandelter oder schlecht eingestellter Bluthochdruck erhöht das Risiko für lebensbedrohliche Erkrankungen wie Schlaganfall und Herzinfarkt.

PSYCHISCHE VERÄNDERUNGEN IN DEN WECHSELJAHREN

Gerade zu Beginn der Wechseljahre fehlt Progesteron, das Chill-Hormon, allerorten. Mit ausgeglichener Stimmung und Nerven wie Drahtseilen wird es dann schwierig. Die Folgen: Launenhaftigkeit, Traurigkeit, depressive Verstimmung. Später fehlen zudem die Östrogene, auch das macht die Sache nicht besser. Für viele Frauen ist es aber sehr erleichternd zu wissen, dass es nicht an ihrem Wesen liegt. Sie verändern sich nicht charakterlich; vielmehr gibt es für ihr Verhalten eine hormonelle Ursache.

Und es gibt noch einen Trost: Es ist vor allem das Auf und Ab der Hormone, das über Jahre psychisch belastend ist. Nach der Menopause, also dann, wenn die Hormone auf ihr Basisniveau absinken, sind zumindest die Schwankungen vorbei. Dadurch geht es den meisten Frauen stimmungsmäßig wieder besser. Aber natürlich sollen Sie nicht so lange warten müssen, wenn Sie sich am Anfang der Perimenopause befinden oder mittendrin. Darum finden Sie Unterstützung und Lösungen für diese Thematik in den Kapiteln 6, 7 und 9. Auch psychische Krankheitsbilder können sich in den Wechseljahren neu entwickeln oder verstärken. Dazu gehören Depressionen, Psychosen und Süchte, die ärztlich behandelt werden müssen (s. Kapitel 5).

Inneres Gleichgewicht

Das innere Gleichgewicht kann durch die Hormonschwankungen von einer Sekunde zur nächsten wie ein Kartenhaus in sich zusammenbrechen. Im einen Moment ist man gut gelaunt und fröhlich, und wenig später ist man tieftraurig oder plötzlich wütend. Die Nerven liegen schnell blank, man wird von den eigenen Gefühlen überwältigt. Oft weiß man nicht einmal, warum, denn das geschieht auch ohne äußeren Anlass, also intrinsisch.

Launenhaftigkeit oder Stimmungsschwankungen können – gerade wenn sie zum ersten Mal auftreten – ein Hinweis auf die beginnende Perimenopause sein. Der Eisprung ist unregelmäßiger geworden, und der Progesteronspiegel sinkt. Dieser Zusammenhang ist nicht nur für die betroffenen Frauen selbst wichtig, sondern auch für ihr Umfeld. Darum rate ich dazu, den Partner oder die Partnerin, die Familie, Kinder und auch enge Freundinnen über den Hintergrund der eigenen Verfassung zu informieren. Das kann im Zweifel die Ehe, die Partnerschaft und Freundschaften retten. Ob man das Kollegium darüber informieren möchte, dass die Stimmungsschwankungen wahrscheinlich auf die Hormonveränderungen zurückzuführen sind, ist abhängig von der Unternehmenskultur.

Im Vordergrund steht natürlich, dass es einem besser geht und man mit den eigenen Gefühlen klarkommt. Wenn Sie schon vor den Wechseljahren unter Stimmungsschwankungen im Rahmen des prämenstruellen Syndroms (PMS) litten, dann haben Sie eventuell über die Jahre Ihre persönliche Strategie entwickelt. Das kann ein konsequenter Rückzug in dieser Zeit sein, einige Stunden Me-Time, handyfreie Stunden, ein Bad mit Ihrem Lieblingsduft oder Ähnliches. Wenden Sie diese Strategie auch auf die jetzigen Stimmungsschwankungen an. Das gilt auch für diejenigen unter Ihnen, die kein

PMS kennen. Es ist erwiesen, dass sich unter Stress und bei Schlafstörungen Gefühlsschwankungen und -ausbrüche intensivieren. Kraftvolle Ansätze zur Stimmungsbalance sind darum: Grenzen setzen, Achtsamkeit und Meditation. Konkrete Maßnahmen hierzu finden Sie in Kapitel 7.

Es macht darüber hinaus großen Sinn, die eigenen Emotionen anzuschauen. Hinterfragen Sie, was in Ihrem Leben außer den Hormonen jetzt noch aus dem Gleichgewicht geraten ist oder angeschaut werden möchte. Vielleicht hatten Sie eine schwere Schwangerschaft oder Geburt, Probleme im Wochenbett, in der Beziehung oder im Job. Eventuell haben Sie eine Situation akzeptiert und nach außen hin wunderbar gemeistert oder mussten emotionale Probleme erst einmal beiseiteschieben. Das können auch Themen aus der Kindheit sein. In der Lebensmitte scheinen unverarbeitete Themen oft mit großer Vehemenz an die Oberfläche zu drängen wie das Magma bei einem Vulkanausbruch. Emotionen wollen immer angeschaut, betrauert und verarbeitet werden.

Gefühle

Viele Frauen überfällt in ihrer Lebensmitte ein diffuses Gefühl der Traurigkeit. Dieses kann sich einschleichen und von Woche zu Woche intensiver anklopfen oder plötzlich von einem Tag auf den anderen vorhanden sein. Es braucht keinen konkreten Anlass. Man steht morgens auf und freut sich auf gar nichts mehr. Alles fühlt sich schwer an. Aktuelle Studien zeigen, dass Nervenzellverschaltungen im weiblichen Gehirn von Hormonschwankungen beeinflusst werden und dementsprechend Gefühle durcheinanderbringen. Das ist eine mögliche Ursache, warum Frauen doppelt so häufig an Depressionen erkranken wie Männer, und es erklärt auch, warum die weibliche Psyche und das Wohlbefinden bei Frauen vom Hormonspiegel abhängig sind. Fast jede Frau kennt das: Typischerweise fühlt man sich an zwei bis drei Tagen vor der Periode stimmungsmäßig »labiler«, leistungsschwächer und erschöpfter.

Am Max-Planck-Institut für Kognitions- und Neurowissenschaften wurde die Wirkung von Östrogenen und Progesteron auf das weibliche Gehirn in den unterschiedlichen Zyklusphasen untersucht. Die Datenauswertung zeigt, dass es in den verschiedenen Zyklusphasen zu Veränderungen in der Gehirnfunktion sowie der grauen und weißen Hirnstruktur kommt. Die Höhe des Progesteronspiegels hat Einfluss auf die Gehirnregion für Gedächtnis, Emotionen und Stimmung. Diese Gehirnregion, der Hippocampus, vergrößert sich sogar anatomisch. Die Intensität von Emotionen und Schmerz sind wahrscheinlich von der Höhe des Progesteronspiegels abhängig. Gerade zu Beginn der Perimenopause kann eine Ernährungsumstellung helfen, ein Hormonungleichgewicht auszubalancieren. Kohlgemüse wie Brokkoli und Blumenkohl sind reich an Diindolylmethan (DIM, s. Seite 238) und können den Progesteronmangel und Östrogenüberschuss regulieren.

Ich möchte noch ein Thema ansprechen, das bei vielen Frauen Traurigkeit und depressive Verstimmungen triggert: In vielen Familien überschneiden sich die Wechseljahre bei der Mutter mit der Pubertät der Tochter. Die zur Frau werdende Tochter weckt Erinnerungen an eine lange zurückliegende Lebensphase mit allen Träumen, Hoffnungen und Wünschen, die man selbst damals hatte. Unwillkürlich vergleicht man oder macht eine Bestandsaufnahme. Das kann Frauen verunsichern und emotional schwächen. Gespräche und Mitgefühl für die Situation der anderen ist auf beiden Seiten wünschenswert, aber nicht immer einfach. Als Mutter muss man sich seiner Rolle für die Tochter bewusst sein, umgekehrt wird kein Schuh draus. Es ist nicht Aufgabe der Tochter oder der Kinder generell, die Verantwortung für die Eltern zu übernehmen. Denn dann findet eine Rollenumkehr statt, die in der Psychologie als *Parenting* bezeichnet wird und als emotionaler Missbrauch gilt.

MEIN TIPP: SICH HILFE HOLEN

Wenn Sie bewusst oder unbewusst negative Gefühle gegenüber Ihrem Kind entwickeln, dann ist es wichtig, sich Hilfe zu suchen, sich mit Freundinnen auszutauschen, mit dem Partner oder der Partnerin, mit der Gynäkologin oder einer Therapeutin. Es ist nicht wünschenswert, die eigenen Gefühle auf die Kinder zu übertragen oder bei ihnen emotional aktiv Hilfe zu suchen.

Es gibt noch eine weitere Lebenssituation, die oft in diese Zeit fällt: Das letzte oder einzige Kind zieht von zu Hause aus. Auch das kann emotional aufwühlend sein. Man muss sich emotional trennen, fällt als Mutter (oder Vater) in ein Loch. Gefühle wie Traurigkeit, Einsamkeit und eine Sonderform von »Liebeskummer« sind normale Reaktionen auf dieses Lebensereignis. Wenn die Traurigkeit extrem stark ist und/oder über Monate oder gar Jahre anhält im Sinne einer depressiven Verstimmung oder Depression – dem sogenannten *Empty-Nest-Syndrom* –, ist es ratsam, sich professionelle Hilfe zu holen.

Generell können Gefühle wie Angst und Panik durch den wegfallenden Einfluss der Geschlechtshormone auf die Gehirnbotenstoffe nun öfter und intensiver auftreten. Viele Frauen berichten über das Gefühl des Kontrollverlustes oder der Fremdbestimmung, wenn plötzliche, nicht steuerbare Stimmungen auftreten. Diese Ereignisse werden mitunter sogar als lebensbedrohlich erlebt.

Die Lebensmitte, in der man sich nicht mehr jung, aber noch nicht alt fühlt, verunsichert ebenfalls. Bei Männern kennt man die Midlife-Crisis. Viele Filme sind aus augenzwinkernder Perspektive darüber gedreht worden. Vielleicht kennt man aus dem Bekanntenkreis die eine oder andere Geschichte, bei der ein Mann sein Leben fundamental umkrempelt, weil er sich noch einmal so jung fühlen möchte wie mit 20 Jahren. Das geht nicht nur vielen Männern so, sondern auch Frauen. Diese neigen aber weniger dazu, sich laut Gedanken über ihre zweite Lebenshälfte zu machen. Sie stellen sich eher im Stillen Fragen wie:

Wie definiere ich mich jetzt als Frau, gerade in der heutigen Gesellschaft, in der eine Kultur des »Jugendwahns« alles bestimmt? Wie glatt und faltenfrei ist die Haut, wie schlank die Figur? Oberflächlich klingende Fragen schleichen sich in die eigenen Gedanken ein, auch bei Frauen, die sich selbst nicht als eitel bezeichnen würden. Dazu gehören: Wie kleide ich mich jetzt? Wie trage ich meine Haare, färbe ich weiterhin, oder lasse ich das Grau rauswachsen? Wie soll das alles gehen mit schlaflosen Nächten, schwindenden Kräften, Hitzewallungen, fehlender Energie, eventuell pflegebedürftigen Eltern?

Hinzu kommt die allgemeine Weltlage: Pandemie, Krieg und Inflation machen Angst, das Gefühl der Bedrohung ist nahezu allgegenwärtig. Der erste Schritt liegt in dem Erkennen: Wer oder was ist der Auslöser der Angst? Vor allem bei diffuser Angst ist es hilfreich, die Ursache konkret zu benennen. Dann wissen Sie, womit Sie es zu tun haben. Das ist hilfreicher, als mit einer diffusen Angst den Alltag bewältigen zu müssen.

MEIN TIPP: ÜBUNG GEGEN AUFKOMMENDE ANGST

Konzentrieren Sie sich auf den jetzigen Zeitpunkt, den aktuellen Moment. Atmen Sie zehn Atemzüge lang tief ein und tief aus. Fühlen Sie in Ihren Körper hinein: Wie geht es Ihrem Herzen gerade? Was sagt Ihr Bauch jetzt? Haben Sie aktuell Schmerzen? Haben Sie Hunger? Fühlen Sie sich von einem Menschen geliebt? Fühlen Sie sich in diesem Moment sicher?

Wenn Ihre Gedanken abschweifen und Sie an bedrückende Ereignisse denken müssen, die gleich, morgen oder übermorgen auftreten können, dann konzentrieren Sie sich immer wieder zehn Atemzüge lang nur auf das tiefe Ein- und Ausatmen. Beobachten Sie so lange Ihren Atem, bis Sie im Moment angekommen sind.

Das Erlernen von Achtsamkeits- und Entspannungsübungen reduziert Angst und Stress. Mehr über Ängste und Angststörungen lesen Sie in Kapitel 5.

Selbstwert

In der Psychologie speist sich Selbstwert aus vielen Aspekten: einem bewussten Leben, Eigenverantwortung, Zielen, Selbstannahme, Selbstakzeptanz und Selbstsicherheit. Dazu gehört auch, dass man sein Leben als authentisch und stimmig erlebt. Wenn man diese Aufzählung liest, dann ist es verständlich, dass es sich um einen immerwährenden Prozess handelt. Ein gesundes Selbstbewusstsein fällt – salopp gesagt – nicht vom Himmel. Es sollte übrigens auch nicht verwechselt werden mit einem überhöhten, krankhaft übersteigerten Selbstbewusstsein, das manche Persönlichkeiten gerne und immer zur Show tragen.

Die Jugend an sich ist – das darf man so sehen – ein Selbstwert-Selbstläufer, und zwar sogar dann, wenn Mädchen und junge Frauen mit ihrem Körper, ihrer Schönheit oder ihren Fähigkeiten hadern. Diese natürliche Gegebenheit ändert sich nun. Die Lebensmitte ist darum eine Lebensphase, in der viele Frauen allein durch den Verlust der Jugend unter einem Mangel an Selbstwert leiden oder zumindest massiv an sich selbst zweifeln. Eventuell gab es auch schon immer Verunsicherungen in dieser Hinsicht, die sich nun mitunter noch verstärken. Ausbildung, Job und Familie sind Quellen für Anerkennung und Respekt. Sie fördern das Selbstbewusstsein. In Kapitel 6 gehe ich ausführlich auf den Übergang in eine neue Lebensphase und die große Chance der Transformation der eigenen Persönlichkeit in den Wechseljahren ein. Ich möchte vorwegnehmen: Eine größere Chance für einen gesunden Selbstwert bietet kaum eine andere Lebensphase. Sie dürfen gespannt sein.

Im nächsten Kapitel erfahren Sie zunächst viel Interessantes und Wichtiges zum Thema Jugend und Schönheit. Wie gesagt: Meiner Erfahrung nach macht sich jede Frau – wirklich jede – über diese Themen Gedanken.

3

NATÜRLICH BIN ICH SCHÖN

Unser Verständnis von Schönheit hat sich im Laufe der Zeit und je nach Kultur immer wieder verändert. Letztlich liegt sie im Auge des Betrachters. Äußerliche Schönheit bezieht sich auf das Aussehen, innere Schönheit auf die Ausstrahlung. Haut, Haare und Bindegewebe können durch Ernährung und Balance des Darmmikrobioms unterstützt werden. Ein wohlwollender Umgang mit dem eigenen Körper, eine positive Einstellung zum Leben und ein gutes Selbstbewusstsein tragen zur inneren Schönheit bei. Denn wer glücklich und zufrieden ist, strahlt von innen heraus und besitzt unabhängig vom Alter eine jugendliche Aura.

Ich möchte dieses Kapitel bewusst mit einigen philosophischen Gedanken über das Thema Schönheit beginnen. Schönheitsideale unterliegen immer dem Zeitgeist, und darüber hinaus existieren in verschiedenen Kulturen bestimmte Vorstellungen davon, wer oder was als schön gilt. Selbstverständlich liegt Schönheit auch im Auge des Betrachters. Auf der ganzen Welt und seit jeher sind Menschen fasziniert von Schönheit. Das hat Mathematiker, Künstler und Naturwissenschaftler dazu gebracht, den sogenannten Goldenen Schnitt zu definieren. Hierbei geht es um das Verhältnis von Proportionen, darum heißt er auch »göttliche Proportion«. So gelten Gesichter, dessen beide Gesichtshälften symmetrisch sind, als besonders schön. Der Goldene Schnitt wird zum Beispiel auch für die Erstellung architektonischer Meisterwerke sowie für die Beurteilung von Blumen und Pflanzen herangezogen. Diese Betrachtungsweise ist allerdings willkürlich und nicht wissenschaftlich fundiert.

Für Frauen hatten Anforderungen an ihre Schönheit meist gesundheitliche Konsequenzen. Ich möchte die These aufstellen, dass das bis heute so ist. So mussten für das Ideal der extrem fülligen weiblichen Figur auf den Bildern von Peter Paul Rubens im 16. Jahrhundert Frauen über ein gesundes Maß Völlerei betreiben, um diesem Schönheitsideal gerecht zu werden. Abgelöst wurde die ungesunde Körperfülle durch die in der westlichen Welt über fast vier Jahrhunderte andauernde Mode, die zwischen dem 16. und dem 20. Jahrhundert angesagt war: viel zu enge Korsetts zu tragen und die Taille damit eng zu schnüren. Dadurch wurden die Rippen der Frauen anatomisch so deformiert, dass die inneren Organe auf kleinem Raum im Brustkorb zusammengequetscht wurden. Die Lunge konnte sich beim Einatmen nur minimal ausdehnen, die Frauen bekamen schon bei geringer körperlicher Anstrengung keine Luft mehr. In der alten chinesischen Kultur band man kleinen Mädchen bis ins 20. Jahrhundert hinein ihre Füße ab, sodass die Füße nicht weiterwuchsen. Erwachsene Frauen besaßen danach verkrüppelte Kinderfüße, auf denen sie nicht normal gehen konnten. Grausame Schönheitsideale wie dieses lassen sich heute in anatomischen Instituten mit Fassungslosigkeit »bestaunen«.

Doch wir müssen wie gesagt nicht so weit zurückblicken. Die extrem dünne Figur des Models Twiggy in den 1960er-Jahren sowie der *Heroin Chic* der Models in den 1990er-Jahren mit ihren ausgemergelten, androgynen Körpern schufen den Nährboden für Essstörungen wie Anorexie und Bulimie. Aus medizinischer Sicht ist auch das aktuelle Schönheitsideal äußerst fragwürdig: Sehr junge Mädchen (und viele gestandene Frauen) lassen sich unter Vollnarkose und Schmerzen Brust und Gesäßprothesen implantieren oder lassen Eigenfettbehandlungen vornehmen. Große Mengen Filler werden in Wangen und Lippen gespritzt, um einem Vorbild wie Kim Kardashian nachzueifern oder sich durch ein glattes Gesicht jugendlicher zu fühlen. Wenn das Vorbild dann – wie geschehen – seine Brustimplantate wieder verkleinern lässt und seine weiblichen Rundungen durch Extremdiät innerhalb kürzester Zeit reduziert, entsteht wieder ein neues Schönheitsideal. Das ist in der Tat verwirrend, man kann es mitmachen wollen oder aber nicht. Was ist die Alternative?

Schaut man unter dem Synonym für das Wort Schönheit nach, werden dort Ausstrahlung, Attraktivität, Charisma, Anmut und Eleganz genannt. Da steht nichts von jugendlichem Aussehen und Faltenfreiheit, obwohl es gerade heute diese beiden Begriffe sind, die mit Schönheit assoziiert werden. Machen wir Frauen uns in den Wechseljahren ganz umsonst Sorgen um unsere Schönheit?

So einfach ist es nicht, denn jeder Mensch und insbesondere Frauen möchten schön sein. Dieses Diktat gilt seit Jahrtausenden, und es wäre vermessen zu denken, wir könnten die tief in uns verankerten Vorstellungen einfach so ablegen. Das Bedürfnis nach Attraktivität scheint in den Genen zu liegen. In der Natur ist es oft das Männchen, das nicht nur größer ist, sondern auch prächtiger und äußerlich attraktiver. Man denke an den Pfau, den Hahn oder den Löwen, um nur einige zu nennen.

Bleiben wir bei der heutigen Assoziation von »schön = jugendlich«, dann möchte ich als Erstes herausstellen, dass keine Generation Frauen jemals so gesund und jugendlich mit 50 plus war wie heute. Wenn Sie ein Foto Ihrer Großmutter als 50-jährige Frau besitzen, dann wundern Sie sich wahrscheinlich. In der Tat sahen Frauen früher oft circa zehn Jahre älter aus, oder anders gesagt: Frauen sind heute biologisch jünger. Körperlich und geistig sind Frauen (und Männer) heute länger gesund, fit und attraktiv als je zuvor. Frauen bekommen später Kinder, trainieren mit Mitte 40 für den ersten Marathon und wechseln in der Lebensmitte noch einmal ihren Job. Das ist einerseits dem medizinischen Fortschritt sowie Gesundheitsgesetzgebungen zu verdanken, etwa dem Nikotinverbot in Büros und Restaurants, der Einführung von Gesundheits-Check-ups und Krebsvorsorgeuntersuchungen, und andererseits der veränderten Stellung der Frau in der Gesellschaft. Wir sollten uns daran erinnern, dass noch unsere Mütter und Großmütter die Erlaubnis ihres Ehemannes brauchten, um berufstätig zu sein und eigenes Geld zu verdienen.

Allerdings setzt der Slogan »60 ist das neue 50« oder sogar »60 ist das neue 40« Frauen meines Erachtens doch sehr unter Zugzwang. Müssen denn jetzt alle aussehen wie 40? Nein, natürlich nicht, aber tatsächlich können bei guter Ernährung und einem gesunden Lebensstil die Körperzellen in ihrer Funktion jung bleiben. Das hat neben dem äußeren Erscheinungsbild Auswirkungen auf Gesundheit, Fitness und Mobilität. Ein Mensch, der sich schmerzfrei bewegen kann, fühlt sich nicht nur jünger, sondern hinterlässt auch den Eindruck.

Perfekte Schönheit hingegen ist langweilig. Ein Mensch, bei dem die Schönheit sich aus seinem Charakter und seiner Seele speist, hinterlässt oft einen tieferen, länger anhaltenden Eindruck als ein Mensch mit (zu) glatter Haut und (zu) makelloser Figur. Tauchen wir in diesem Kapitel also in das Thema Schönheit nicht nur oberflächlich ein, sondern tief.

Bin ich schön? ist der Titel eines Films der Regisseurin Doris Dörrie aus dem Jahr 1998. Diesen Titel haben die Macher für eine NDR-Dokumentationsserie 25 Jahre später wieder verwendet. Man könnte also sagen, diese Frage ist aktuell wie eh und je. Vielleicht ist sie in Zeiten von Social Media sogar noch wichtiger geworden. Die NDR-Serie setzt sich mit dem Stellenwert von Schönheit auseinander und damit, wie Beauty-Ideale unser Selbstbild beeinflussen. Die Antwort, ich spoilere hier, ist individuell. Schönheit liegt eben im Auge des Betrachters.

Es gibt Frauen, die sich für Eingriffe beim Schönheitschirurgen massiv verschulden. Diese Behandlungen können süchtig machen, vor allem dann, wenn sich das Gefühl der Jugend und der konservierten Schönheit trotzdem nicht einstellt, weil ja immer schon die nächste Falte droht. Der Kampf gegen die Zeit und gegen die Schwerkraft des Gewebes ist eine Sisyphosarbeit. Warum ziehe ich diesen Vergleich?

Sisyphos war der griechischen Mythologie zufolge ein Königssohn, der zu einer Strafe verurteilt wurde. Die Strafe bestand darin, dass Sisyphos einen großen Felsblock einen Berg hinaufwälzen musste. Immer wenn er gerade am Gipfel angelangt war, entglitt ihm der Stein und rollte wieder den Berg hinunter. Sisyphos musste dann hinabsteigen, den Stein auflesen und ihn wieder den Berg hinaufschieben. Das Ziel, den Stein auf dem Gipfel endgültig abzulegen und von dieser Aufgabe erlöst zu sein, erreichte er nicht. Das Motiv der Sisyphosarbeit steht darum für eine Tätigkeit, die nie zu einem Ziel führt, zumindest nicht zu einem befriedigenden Ende.

Natürlich ist es verständlich, wenn Sie frisch, gesund und ausgeruht aussehen möchten. Vielleicht wünschen Sie sich auch, noch einmal einen Ausdruck ins Gesicht gezaubert zu bekommen, der dem eigenen jüngeren Ich entspricht oder zumindest diesem wieder nahekommt? Hinzu kommt der Druck der Gesellschaft nach Perfektion und Schlankheit, befeuert durch Social Media und Photoshop. Bedenken Sie bitte, dass die Bilder im Internet bearbeitet sind. Darum wird Kunst oft mit Realität verwechselt. Menschliche »Makel« – ich spreche von Normalität! – werden mit einem Klick oder einem Filter wegretuschiert. Für nachfolgende Generationen gibt es als Vorbilder dann leider oft nur diese Kunstfiguren. Ein 18-jähriges Mädchen mit aufgespritzten Lippen, künstlichen Wimpern, Haaren, Brüsten und Po sagte einmal zu mir, sie liebe es, so künstlich auszusehen …

Ich finde diesen Trend bedenklich, dass heutzutage künstliche Schönheit (gebotoxte Gesichter, operierte Nasen etc.) als Nonplusultra gilt. Ich finde es auch schade, denn so sehen alle gleich aus. Wie wunderbar fanden Frauen meiner Generation die Supermodels der 1980er-Jahre. Jede war eine starke Persönlichkeit und hatte ihre individuellen Besonderheiten: Kate Moss war für ein Model eher klein gewachsen, Cindy Crawford trug stolz ihr Muttermal an ihrem linken Mundwinkel. Auch Madonna sah damals mit ihrer Zahnlücke und ihren wilden Haaren sehr individuell und großartig aus. Der Schönheitsbegriff erschien mir individueller, wobei ich gerade beide Extreme beobachte: den Trend zu mehr Diversität und idealisierte künstliche Gesichter und Figuren.

ÄUSSERE SCHÖNHEIT

Wenn man als Frau in die Wechseljahre kommt, geht es um das Selbstbild. Wie sah ich früher aus? Wie sehe ich heute aus? Und wie werde ich später einmal aussehen? Unterscheiden wir hier zwischen dem Blick in den Spiegel, also dem Äußerlichen, und dem Blick nach innen, im Sinne der äußeren und inneren Schönheit.

Haut

Die Hauterneuerung geschieht in der Epidermis, der obersten Hautschicht, indem alte Hautzellen sich in sogenannte Korneozyten, Hautschüppchen, verwandeln und abgestoßen werden. Hier sitzen auch Basalzellen. Das sind Zellen, die ständig neu gebildet werden und die darüberliegenden Hautzellen nach oben schieben. Die Fähigkeit zur Regeneration nimmt im Laufe des Lebens ab. Bei Säuglingen dauert die Hauterneuerung 14 Tage, bei 40-Jährigen etwa 42 Tage und ab 50 Jahren doppelt so lang.

Ab 40 Jahren und vermehrt durch den Östrogenmangel in den Wechseljahren kommt es in der Haut zu Kollagenabbau, Pigmentstörungen, ungleichmäßiger Hautstruktur, trockener Haut und vermehrter Faltenbildung. Neben der genetischen Veranlagung kann dieser Prozess durch den Lebensstil und Umwelteinflüsse beschleunigt oder verlangsamt werden. Risikofaktoren sind

- **die UV-Strahlen der Sonne und damit häufiges Sonnenbaden.** Die UV-Strahlen hemmen die Zellteilung und fördern die Bildung von freien Radikalen. Das führt zu Zellschäden. Sonnenstrahlen sind zu 80 Prozent für den Alterungsprozess der Haut verantwortlich.
- **Produkte, die die Schutzbarriere der Haut angreifen, etwa scharfe Seifen.** Solche »Pflegeprodukte« fördern eine höhere Anfälligkeit für Umwelteinflüsse und Bakterien. Dadurch kann die Haut geschädigt werden.
- **Rauchen, zu wenig Schlaf und Stress.** All das schädigt ebenfalls die Haut.
- **zu viel Zucker, Weißmehl, Alkohol und rotes Fleisch.** Nahrungsmittel wie diese fördern nachweislich die Hautalterung und Faltenbildung.

Wenn man sich um seine Haut sorgt, ist also schon viel gewonnen, wenn man diese Risikofaktoren für eine beschleunigte Hautalterung einschränkt oder weglässt. Darüber hinaus kann man die »reife« Haut, wie es in der Werbung heißt, von außen und innen unterstützen.

Auch wenn das ununterbrochene Mit-sich-Tragen einer Wasserflasche bei Models ein Tick zu sein scheint, so ist das klug. Die Haut besteht wie die meisten Gewebe und Zellen vorwiegend aus Wasser. Die Versorgung der Haut mit Flüssigkeit von innen ist wichtig, mit fortschreitendem Alter sogar umso wichtiger, denn durch den Hormonmangel wird die Haut wie gesagt trockener. Durch das Trinken von Wasser und zuckerfreien Getränken kann man dem Austrocknen entgegenwirken und die Haut optimal hydrieren. Das Hautbild erscheint elastischer und glatter, feine Falten und Linien werden reduziert. Zudem reinigt Wasser die Haut von innen, Zellgifte werden leichter ausgespült, und die Zellerneuerung und Regeneration werden unterstützt. 2 bis 3 Liter Flüssigkeit täglich in Form von Wasser und ungesüßten Getränken sind optimal.

Neben Flüssigkeit unterstützt eine antientzündliche Ernährung mit den Vitaminen A, C und E, mit Beta-Carotin, Omega-3-Fettsäuren und anderen Antioxidantien als Radikalenfänger eine schöne Haut von innen. Grüner Tee ist zum Beispiel reich an Antioxidantien.

Fette unterstützen die Elastizität der Haut und ihrer Barrierefunktion. So sind Omega-3-Fettsäuren wichtige Bestandteile der Zellmembranen, schützen die Haut vor Entzündungen und wirken antioxidativ. Sie fördern die Bildung neuer Blutgefäße und stimulieren die Produktion von Proteinen in der Haut. Dazu gehören Kollagen und Elastin, die für Festigkeit und Elastizität sorgen. Studien legen nahe, dass Omega-3-Fettsäuren über die Nahrung den Feuchtigkeitsgehalt der Haut erhöhen, also zu einer prallen, geschmeidigen und glatten Haut beitragen können. Langkettige Omega-3-Fettsäuren wie Eicosapentaensäure (EPA) und Docosahexaensäure (DHA) sind in fettem Seefisch, allerdings ist die Quelle für den Fisch die Alge, die der Fisch frisst – wir nehmen mit dem Verzehr des Fisches also einen kleinen Umweg. Auch Omega-3-Fettsäuren in Milchprodukten und Fleisch von Weidetieren stammen vom Gras und Heu, die die Tiere fressen. Mittellange Omega-3-Fettsäuren sind in pflanzlichen Ölen wie Olivenöl, Leinöl, Rapsöl und in Nüssen. Studien konnten zeigen, dass der Körper EPA auch aus Leinsamen gewinnen kann.

Von einem anderen Organ erfährt die Haut große Unterstützung:

dem Mikrobiom im Darm. Eine gesunde Darmflora beeinflusst die Produktion von Hormonen, Botenstoffen und Vitaminen, Hyaluronsäure, Ceramiden, Milchsäure und Antioxidantien. Alle diese wichtigen Stoffe werden von den Darmbakterien mithilfe gesunder Nahrungsmittel hergestellt und können die Hautalterung verzögern. Studien konnten zeigen, dass insbesondere durch die Einnahme des Darmbakteriums Lactobacillus plantarum sich das Hautbild verbessert.

Milchsäurebakterien sind in fermentierten und vergorenen Lebensmitteln wie Joghurt, Kimchi, rohem Sauerkraut, Kefir und Rohmilchkäse. Wenn man diese auf den täglichen Speiseplan setzt, unterstützt man die Menge der guten Darmbakterien und bringt sein Mikrobiom ins Lot. Die Milchsäurebakterien ernähren sich von Lebensmitteln, die nicht zu früh im Darm verstoffwechselt werden, den sogenannten Ballaststoffen. Ballaststoffreich sind unter anderem Vollkornprodukte, Haferflocken, Inulin, Gemüse und Beeren. Letztere haben den Vorteil, dass sie viele gesunde Polyphenole und andere sekundäre Pflanzenstoffe enthalten.

Eine relevante Studie zu Antioxidantien und Hautalterung konnte zeigen, dass eine höhere Aufnahme von antioxidativen Mikronährstoffen mit einer besseren Hautelastizität und weniger Falten korreliert. Besonders Beeren schmeicheln der Haut, denn Darmbakterien verarbeiten die Beeren-Inhaltsstoffe zeitversetzt. Das hat den Vorteil, dass der Körper bis zu 24 Stunden mit wertvollen Antioxidantien versorgt wird.

Zum Schutz der Haut ist es auch wichtig, die Hautbarriere zu schützen. Bei fettender Mischhaut und Pickeln sollte man die Haut täglich so gründlich wie möglich reinigen. Ansonsten gilt in den Wechseljahren, dass man die Haut idealerweise sanft mit milden Waschlotionen reinigt und nicht zu häufige oder zu intensive Treatments in Anspruch nimmt, denn eine durch Hormone getriggerte Problemhaut tritt nicht nur in der Pubertät auf, sondern auch bei manchen Frauen in den Wechseljahren (s. Seite 61). Schuld ist der Überschuss an männlichem Hormon. Diese hormonelle Akne sollte man in einer dermatologischen Praxis behandeln lassen. Die meisten Frauen leiden aber unter trockener und dünner werdender Haut durch den Östrogenmangel.

Hier heißt es, Hände weg von starken chemischen Peelings, bei denen Hautschichten abgetragen werden, um sie glatter aussehen zu lassen, denn dafür ist die Haut jetzt zu dünn.

Hyaluron- und Kollagenpräparate zur äußerlichen Anwendung oder zum Trinken sind gerade sehr angesagt. Man sollte wissen, dass viele Präparate aus Schlachtabfällen von Tieren gewonnen werden, etwa aus Rinderknorpeln, Schweineknochen oder den Kämmen von Hähnen. Informieren Sie sich über vegane Alternativen. Bezüglich der Wirkung zeigen Studien, dass äußerlich angewendete Hyaluronsäure in der Epidermis den Hyaluronsäuregehalt erhöhen kann. Das unterstützt die Feuchtigkeit und die Haut wird elastischer. Kollagen in Kapseln, Pulver und Trinkampullen haben nachweislich einen positiven Effekt auf Gelenkbeschwerden und verbessern die Gelenkbeweglichkeit zum Beispiel bei Arthrose. Für eine Falten mildernde Wirkung gibt es noch keine unabhängigen evidenzbasierten Studien.

Der Effekt von Fillern, Botox und so weiter ist sichtbar und hält je nach Präparat einige Monate an. Wenn Sie das wünschen, informieren Sie sich in einer dermatologischen oder ästhetisch medizinischen Praxis nach den für Sie individuell passenden ästhetischen Angeboten.

MEIN TIPP: SICH WOHLWOLLEND BETRACHTEN

Schauen Sie Ihr Gesicht im Spiegel wohlwollend an, das heißt nicht mit Sorge, sondern mit Zustimmung. Jede Falte, jede »Lachfalte« und jeder »Krähenfuß«, erinnert daran, dass Sie gelebt und gelacht haben, es ist also eine Erinnerung an viele schöne Momente im Leben – eine Aufforderung, sein Gesicht im Spiegel darum liebevoll zu betrachten.

Haare

Über 50 Prozent der Frauen in den Wechseljahren leiden unter Haarausfall, dünner werdenden und glanzlosen Haaren. Schöne, dicke, glänzende Haare verkörpern in allen Gesellschaftskulturen Attraktivität und

Weiblichkeit. In vielen Ländern sind sie sogar ein Politikum und sorgen für viel Leid. Grundsätzlich ist es wichtig zu wissen, dass Haare zyklisch wachsen und regelmäßig ausfallen. Es ist normal, dass der Mensch jeden Tag circa bis 100 Haare verliert. Um zu verstehen, was beim Haarausfall passiert, hier ein kurzer Blick in die Anatomie: Das einzelne Haar besteht aus Haarschaft, Haarfollikel und Haarwurzel. Der Haarschaft ist der sichtbare Teil des Haares, Follikel und Wurzel stecken in der Kopfhaut. Die Wurzel hat unten eine Verdickung wie die Knolle einer Zwiebel, darum heißt dieser Teil des Haares auch Haarzwiebel. In dieser Haarzwiebel steckt die Haarpapille, ein Knötchen mit Blutgefäßen, das die Haarwurzel mit Sauerstoff und Nährstoffen versorgt.

Man unterscheidet drei Haarphasen: die Wachstumsphase (Anagen-Phase), die Übergangsphase (Katagen-Phase) und die Ruhephase (Telogen-Phase).

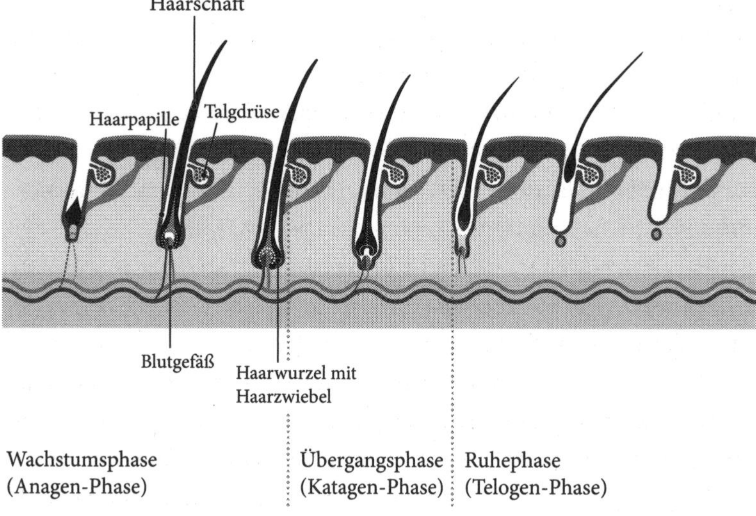

Das Haar wächst aus der Kopfhaut heraus, indem in der Haarzwiebel immer neue Zellen gebildet werden, die verhornen und verkleben. Sie werden nach und nach aus der Kopfhaut herausgeschoben und bilden das einzelne Haar. Dieser Vorgang ist die erste Phase, die Wachstumsphase, in ihr befinden sich 90 Prozent aller Haare. In der zweiten Phase, der Übergangsphase, löst sich das Haar von der Papille. Dieser Prozess dauert circa 14 Tage. Die dritte Phase, die Ruhephase, dauert mehrere Monate. Das Haar wird aus der Kopfhaut nach oben gedrückt und fällt aus. Es macht Platz für das nachwachsende Haar, das diesen Prozess durchläuft, bis es auch wieder ausfällt. So geht es immer weiter.

Wenn die Haarwurzeln während der Wachstumsphase beschädigt werden oder viele Haare auf einmal in die Ruhephase übergehen, dann kommt es zu einem verstärkten Haarausfall. Haarausfall ist für Frauen nicht nur ein ästhetisches Problem, sondern belastet auch psychisch. Manche Formen des Haarausfalls sind genetisch, wie die vererbte Glatzenbildung bei Männern und bei Frauen der androgenetische, also durch die männlichen Hormone bedingte Haarausfall. Bei vielen Frauen über 50 Jahren werden die Haarwurzeln gegenüber dem körpereigenen Testosteron DHT (Dehydrotestosteron) empfindlich. DHT verkleinert die Haarfollikel, dadurch wird das Haar nicht mehr ausreichend mit Sauerstoff und Nährstoffen versorgt und fällt aus. Typisch ist der Haarverlust oben auf dem Scheitel.

Ein diffuser Haarausfall kann durch Eisen- oder Nährstoffmangel auftreten, aber auch als Medikamentennebenwirkung oder durch Stress, Mobbing, Trauma und andere psychische Belastungen. Das Immunsystem konzentriert sich in schwierigen Phasen wie Stress auf überlebenswichtige Organe und Körpervorgänge. Die Haare gehören im Gegensatz zum Herzen oder zu den Nieren definitiv (leider) nicht dazu – das Haarwachstum stoppt. Viel mehr Haare als normal kommen dann in die Ruhephase. Man hat interessanterweise beobachtet, dass ein Haarausfall meist ziemlich genau vier Monate nach einer Belastungssituation auftritt. Diese Information kann helfen, bei Haarausfall nicht in Panik zu geraten, denn das Ereignis kann schon vorbei sein, Sie haben den Stress überstanden, und Ihr Haarwachstum ist vielleicht längst wieder im Lot – nur zeitverzögert.

Ist der Haarausfall jedoch massiv und bilden sich kreisrunde oder kahle Stellen, dann sollten Sie so früh wie möglich die Ursache diagnostizieren und behandeln lassen (s. Seite 61). Ansprechpartner sind die dermatologische Praxis oder ein kompetentes medizinisches Zentrum, das auf Haarausfall spezialisiert ist.

Bei genetisch bedingtem Haarausfall gibt es keine evidenzbasierten Studien für die Wirkung von kosmetischen Haarwuchsmitteln. Diese Form des Haarausfalls kann mit östrogenhaltigen Lotionen sowie mit dem hormonfreien Mittel Minoxidil gestoppt werden. Minoxidil-Präparate müssen allerdings als Dauertherapie aufgetragen werden, bei Absetzen stoppt der Effekt.

Bei diffusem Haarausfall richtet sich die Therapie nach der Ursache. Eisen- und Ferritinspiegel sollten gemessen werden, vor allem bei verstärkten Periodenblutungen in der Perimenopause und bei Veganerinnen oder Vegetarierinnen. Auch die Überprüfung der Schilddrüsenwerte ist wichtig, da Frauen in den Wechseljahren häufiger eine Hashimoto-Thyreoiditis entwickeln, die mit einer Unter- oder Überproduktion der Schilddrüsenhormone einhergehen kann. Eine Überproduktion beschleunigt Stoffwechselvorgänge im Körper; für die Haare kann sich die Zeit in der Ruhephase demnach verkürzen, sodass sie rascher ausfallen. Die Haare leiden aber auch generell bei Hashimoto, sie können dünner, feiner und brüchiger werden.

Haare benötigen für ihr Wachsen Biotin, B-Vitamine, Vitamin D, Zink, Selen, Omega-3-Fettsäuren, L-Carnitin und Proteine. Essstörungen, chronisch entzündliche Darmerkrankungen (CED), ein Leaky-Gut-Syndrom (Barrierestörung der Darmschleimhaut) oder auch ein aus der Balance geratenes Mikrobiom nach Antibiotikaeinnahme können zu Nährstoffverlusten führen. Darum sollte man nach einer Antibiotikaeinnahme für den Wiederaufbau des Mikrobioms Probiotika einnehmen.

Neben Östrogenen und Progesteron spielt auch unser Schlafhormon Melatonin eine Rolle beim Haarwachstum. Einzelne Studien zeigen, dass es das Haarwachstum fördert. Möglicherweise ist darum das Fell bei Tieren (und auch das menschliche Haupthaar) im Winter dichter. Eventuell hat Schlafmangel als Wechseljahressymptom zusätzlich zum direkten Östrogenmangel Auswirkungen auf das Haar. In einer Review-Studie aus dem Jahr 2023 konnte in acht von elf Studien nachgewiesen werden, dass äußerlich angewandte Melatoninpräparate nur bei Männern – nicht bei Frauen – mit androgenetischem Haarausfall helfen. Es lohnt sich also immer, Schlafstörungen anzugehen und den Schlaf zu verbessern (s. Seite 221).

MEIN TIPP: HAARE REGENERIEREN

Kopfmassage, Bewegung und Sport durchbluten die Kopfhaut und können die Versorgung der Haarwurzeln mit Sauerstoff und Nährstoffen verbessern.

Extremes Färben und Hitze in Form von Glätteisen oder Föhn sollten bei angegriffenen Haaren vermieden werden.

Bei trockenen, glanzlosen Haaren können Sie Kokosöl oder Klettenwurzelöl in die Spitzen geben. Bei trockener Kopfhaut über Nacht das Klettenwurzelöl in die Kopfhaut einwirken lassen und morgens auswaschen.

Und generell gilt: Stress vermeiden und besser schlafen!

Figur und Gewicht

Mit den Wechseljahren können sich einerseits plötzlich verschiedene Nahrungsmittelintoleranzen einstellen. Andererseits haben viele Frauen mit schleichendem Übergewicht zu kämpfen, das langfristig zu gesundheitlichen Problemen führen kann. Ich widme diesem Thema daher einen ganzen Abschnitt in Kapitel 8 (s. Seite 212 und 225).

INNERE SCHÖNHEIT

Kommen wir zu den inneren Werten. Welchen Menschen würden Sie eher als »schön« charakterisieren? Jemanden, der fröhlich und optimistisch durch sein Leben geht und stets ein Lächeln auf den Lippen trägt? Oder jemanden, der gern über sein Leben schimpft und Ihnen stets mit einem unzufriedenen und nörgelnden Gesichtsausdruck begegnet? Finden Sie eine Person schön, die sich selbst hässlich findet, für nicht liebenswert hält und jedes Kompliment ablehnt, weil sie so sehr an sich selbst zweifelt? Oder einen Menschen, der Authentizität und Gelassenheit ausstrahlt, obwohl er dem gängigen Schönheitsideal vielleicht nicht entspricht? Die Antwort liegt sicher auf der Hand. Schauen wir uns also einmal an, was konkret zu innerer Schönheit beiträgt.

Ausstrahlung

Menschen, die von innen heraus strahlen, sich selbst mit allen Stärken und Schwächen annehmen können und mit sich im Reinen sind, zufrieden, glücklich und vor allem authentisch, haben eine sogenannte positive Ausstrahlung. Wir empfinden die Gesellschaft dieser Menschen als angenehm, und wenn wir mit ihnen kommunizieren, »sehen« wir einen schönen Charakter. Innere Schönheit gründet auf Selbstwert, Zufriedenheit und Wohlbefinden.

Sind Sie vielleicht eine Melancholikerin oder eher pessimistisch und fest davon überzeugt, dass sich dieser Charakterzug bei Ihnen auch nicht mehr ändern wird? Ganz nach dem Motto: Der eine ist eben ein Griesgram und die andere eine Lebenskünstlerin – für unseren Charakter können wir nichts. Das ist ein weit verbreiteter Irrglaube, denn fest steht tatsächlich: Unsere Persönlichkeit ist nicht in Stein gemeißelt. Sie verändert sich mit zunehmendem Alter sogar noch einmal stärker, als man das bisher angenommen hat.

Eine deutsch-amerikanische Studie, für die Daten von mehr als 23 000 Menschen analysiert wurden, konnte zeigten, dass sich die eigene Persönlichkeit im Alter noch einmal ähnlich stark verändern kann wie beim jungen Erwachsenen. Menschen beginnen nicht nur durch Schicksalsschläge und belastende lebensverändernde Ereignisse ihr Leben und ihr Verhalten zu überdenken, sondern tatsächlich auch durch weise Einsicht. Menschen sind mit zunehmendem Alter besser in der Lage, mit schwierigen und belastenden Gefühlen umzugehen. Die Erfahrung, dass nach schwierigen und traurigen Situationen auch wieder gute Phasen kommen, ermutigt. Fasst man Vertrauen ins Leben und entscheidet sich bewusst, lieber freundlich als unfreundlich zu sein, dann strahlt man diese Zuversicht auch aus. Man stellt sich vermehrt Fragen wie: *Was ist mein Anteil an einer belastenden Situation gewesen, sei es in der Beziehung oder im Umgang mit Freundinnen? Und wie kann ich der oder dem anderen verzeihen? Will ich für den Rest meines Lebens im Frieden oder im Unfrieden leben? Möchte ich weiter unglücklich sein oder entscheide ich mich für Freundlichkeit und Harmonie?* Antworten auf diese Fragen bieten die Möglichkeit, sich nachhaltig zu verändern. Viele Frauen in der Postmenopause berichten davon, dass sie nun positiver denken, an mehr schöne Dinge, und jetzt auch kreativer sind. Sie geben an, dass sich das auf ihren eigenen Charakter und den Umgang in ihrem persönlichen Umfeld auswirke. Kreativität wird als erfüllend und glücklich machend empfunden.

Auch Umfragen bestätigen übrigens, dass Attraktivität nicht nur mit äußerer Schönheit verknüpft ist, sondern mit Natürlichkeit, Herzlichkeit, Freundlichkeit und Empathie. Man spricht von Ausstrahlung oder Charisma. Es ist nicht maßgebend, ob jemand die perfekte Figur oder ein Gesicht mit Goldenem Schnitt hat oder ob er dem aktuellen Schönheitsideal entspricht. Ein sympathischer, offener und mitfühlender Mensch gilt als schön. Eine positive innere Einstellung nach dem Motto »Ich bin es mir wert, ich bin glücklich und zufrieden, und das sieht man mir an« strahlt Lebensfreude und Attraktivität aus.

Innere Schönheit hat darum viel mit dem Selbstwert zu tun, wir sprechen auch von gesundem Selbstbewusstsein. Krankhaft gesteigertes Selbstbewusstsein kennzeichnet unter anderem narzisstische Menschen sowie solche, die oft übertrieben den Eindruck vermitteln (wollen), stark und selbstbewusst zu sein: Sie poltern, treten extrem laut oder aggressiv auf und machen eine große Welle, um auf andere selbstbewusst zu wirken. In Wirklichkeit leiden sie jedoch oft unter einem mangelnden Selbstbewusstsein. Auch wenn diese Menschen optisch attraktiv und schön sind, so sorgt ihr Verhalten für einen Abzug in der B-Note. Wie beim Tanz- oder Eiskunstlaufwettbewerb überzeugen sie nicht mit ihrem Verhalten.

Selbstbewusstsein

Selbstbewusstsein, Selbstwert und Selbstliebe werden meist gleichbedeutend verwendet, doch jeder Begriff steht für sich. Selbstbewusstsein zeigt, dass man viel über sich selbst weiß. Man kann seine Stärken und Schwächen benennen. Man kennt tatsächlich seinen Wert als Mensch und Person und lässt sich in seinem Wissen nicht beirren, wenn andere zum Beispiel eine abschätzige Bemerkung machen oder einen zu einer Handlung überreden wollen, die nicht zu einem passt. Man ist sich also seiner selbst bewusst.

Einhergehend damit versteht man unter Selbstwert die Beurteilung, die man über sich selbst abgibt. Dazu zählen Charaktereigenschaften sowie angeborene und erworbene Fähigkeiten. Mit allen diesen Eigenschaften nimmt man sich selbst wahr.

Die Selbstliebe ist sozusagen die Königsklasse. Selbstliebe beinhaltet, dass man es schafft, sich selbst mit seinen Stärken, Schwächen, Fähigkeiten sowie möglichen Defiziten zu akzeptieren und anzunehmen. Das bedeutet, man liebt sich selbst so, wie man seinen Partner, seine Partnerin oder seine Kinder liebt. Man mag sich trotz oder gerade aufgrund der eigenen Unzulänglichkeiten. In diesem Sinne ist Selbstliebe kein Egoismus, sondern eine wichtige Fähigkeit und eine Übung darin, die inneren Zweifel zu besiegen. Frauen leiden häufiger als Männer unter großen Selbstzweifeln. Sie haben öfter Angst zu versagen und nehmen sich die an ihnen geäußerte Kritik stärker zu Herzen. Diese nagt als Selbstzweifel an ihrem Selbstbewusstsein.

So denken Frauen auch häufiger, dass sie ihren Erfolg dem Zufall zu verdanken haben und nicht ihrem eigenen Können. Bestehen extreme Selbstzweifel, dann können Komplimente nicht angenommen und der eigene Erfolg nicht gesehen werden, egal, wie groß er ist. Es kann sich das sogenannte Impostor-Syndrom entwickeln. Die beiden amerikanischen Psychologinnen Pauline Rose Clance und Suzanne Imes haben den Begriff Impostor-Syndrom für dauerhafte, extreme Selbstzweifel geprägt. Dieses auf Deutsch als Hochstapler-Syndrom benannte Phänomen ist keine psychische Krankheit, kann aber sehr belastend sein und tritt vermehrt bei Frauen auf. Es gibt Frauen (aber auch Männer), die trotz perfektem Aussehen, trotz Chefinnensessel oder wunderbarer Familie fundamental an sich selbst zweifeln. Fühlen Sie sich beim Lesen dieser Zeilen angesprochen, dann können Sie mit professioneller Unterstützung durch einen erfahrenen Coach oder Therapeuten diese Thematik aufarbeiten.

SELBST- UND FREMDWAHRNEHMUNG

Ein wichtiges Gesundheitsthema in Zeiten von Photoshop und Social Media ist das verzerrte Schönheitsbild. Die Außenwahrnehmung kollidiert in den letzten Jahren bei vielen Mädchen und Frauen egal welchen Alters zunehmend mit der Selbstwahrnehmung. Frauen, die 49 Kilogramm wiegen, bezeichnen sich selbst als »fett«. Frauen mit objektiv schönen Gesichtern schämen sich für ihre »Hexennase«. Frauen mit tollen Haaren sitzen wöchentlich beim Friseur und jammern über die Dicke der Haare, über Farbe und Frisur. Frauen mit schönen kleinen Brüsten verstecken diese im Schwimmbad. Frauen mit schönen großen Brüsten verstecken diese ebenfalls. Die modernen Medien befeuern diesen Trend, denn kaum eine Figur oder ein Aussehen gilt heutzutage als normal, weil auf allen öffentlichen Fotos die Figuren und Gesichter retuschiert sind.

Körperdysmorphe Störung

Wenn das eigene negative Körpergefühl dauerhaft und stark von der objektiven normal-schönen Wirklichkeit abweicht, spricht man von *körperdysmorpher Störung* (Body Dysmorphic Disorder, BDD). Bei den Betroffenen, vor allem Frauen, dreht sich das ganze Leben um einen eingebildeten, das heißt objektiv nicht oder nur geringfügig bestehenden, körperlichen Makel oder um die Angst vor Unvollkommenheit. Schöne Frauen fühlen sich wie gesagt zu dick oder zu klein, sie finden ihre Beine zu kurz, ihre Nase hässlich und so weiter. Sie verstehen nicht, dass sie normal und schön aussehen. Der Leidensdruck ist immens und kann unter anderem zu sozialem Rückzug, Depression, Alkohol- und Medikamentenabhängigkeit oder einer Sucht nach Beautyeingriffen führen.

Um dieser Falle zu entgehen, ist es fundamental wichtig aufzuhören, sich mit anderen zu vergleichen. Das ist ein nicht zu gewinnender Wettkampf, denn es gibt immer jemanden auf der Welt, der schöner, jünger, älter, klüger, reicher, perfekter etc. ist. Natürlich kann man sich bei Frauen, die man attraktiv findet, Anregungen und Tipps holen. In diesem Zusammenhang spricht man von Vorbildern oder *Role Models*. Kritisch und ungesund wird es dann, wenn man diese Menschen kopieren möchte, also genauso werden will wie sie, und sich in seiner individuellen Andersartigkeit und Einzigartigkeit nicht mehr akzeptiert. Das macht seelisch krank.

Es ist auch immer eine Frage, was zu einem selbst passt. Ist man 1,65 Meter groß und vom Körperbau her gedrungener, dann ist es nicht ratsam, sich gerade an einem Menschen zu orientieren, der 1,80 Meter groß und sehr schmal gebaut ist – oder umgekehrt –, denn das führt zu andauernder Frustration.

Menschen, die durch häufige oder drastische Operationen ihr Gesicht verändern lassen, irritieren. Unser Gehirn weiß aus Erfahrung, wie biologisch natürliche Gesichter aussehen. Dieses Wissen ist Teil des Überlebensinstinkts; ein natürliches Gesicht stellt keine lebensbedrohliche Gefahr dar, denn wir können die Mimik lesen. Wir wissen: Wenn ein Mensch lacht, gehen Mundwinkel und Wangenhaut nach oben und erzeugen um die Augenpartie herum freundliche Falten. Wir kennen seit Jahrtausenden die Lippenform, bei der die Oberlippe meist kleiner ist als die Unterlippe. Eine zu stark aufgespritzte Oberlippe erzeugt darum eine Irritation genau wie stark operativ veränderte Gesichter mit anderen Proportionen. Wir wissen instinktiv, dass etwas nicht stimmt.

Außenstehende merken auch sofort, wenn sich jemand nicht authentisch fühlt mit seinem operierten Gesicht, etwa weil er oder sie weiterhin unglücklich ist. Darum sollte man, wenn man sich für einen operativen Eingriff oder eine Beautybehandlung mit Fillern, Botox und Co. entscheidet, dies für sich selbst tun und nicht für die anderen. Denn abgesehen von plastisch-chirurgischen Eingriffen, die nach schweren Unfällen, Infektionen oder Ähnlichem rekonstruktiv sind – also helfen, eine gewisse Ästhetik wiederherzustellen –, sind schönheitschirurgische Veränderungen keine Garantie für Glück, wenn man über viele andere Dinge in seinem Leben unglücklich ist. Die operierte Person ist dann zwar vielleicht äußerlich schön, aber innerlich weiterhin traurig und, wie gesagt, das sieht man ihr auch an. Bevor man sich also »unters Messer legt«, macht es Sinn, ehrliche Antworten auf Fragen wie die folgenden zu finden: *Wer bin ich und wer möchte ich sein? Woran halte ich fest, welches (jüngere) Ich möchte ich konservieren oder wiederherstellen? Ist es mein eigener Wunsch oder der des Partners oder der Partnerin, gestraffter aussehen zu wollen? Möchte ich mir selbst ein wenig Zeit verschaffen, um mich an das Älterwerden zu gewöhnen? Oder glaube ich, einem aktuellen Schönheitsideal entsprechen zu müssen, um dazuzugehören? Bin ich vielleicht sogar davon überzeugt, dass ich nur durch einen Eingriff (wieder) akzeptiert und geliebt werde?*

Body Positivity

Eine Bewegung auf den Social-Media-Plattformen in den letzten Jahren, die sich gegen ungesunde Schönheitsideale wendet, ist die Body Positivity. Darunter versteht man eine gute Einstellung zum Körper, und zwar zu allen Körperformen und -typen. Eine Studie der Julius-Maximilians-Universität Würzburg konnte zeigen, dass die Body Positivity die Sichtweise auf das Konzept des idealen oder perfekten Körpers verändern kann. Das heißt, wenn die Userinnen auf Social Media oder anderen Plattformen Inhalte finden, in denen Körper von Frauen positiv dargestellt werden, und zwar unabhängig von dem gängigen Schönheitsideal oder dem schlanken Gewicht, ändert sich einiges. Sowohl das Ansehen und die Beurteilung von weiblichen Figuren als auch das Gefühl für das eigene Wohlbefinden und die Zufriedenheit mit dem eigenen Körper können sich verbessern.

MEIN TIPP: SICH NICHT MIT ANDEREN VERGLEICHEN

Vergleichen Sie sich nicht mit anderen. Betrachten Sie stattdessen ein altes Foto, auf dem Sie sich damals nicht besonders attraktiv fanden. Vielleicht störten Sie die ersten Falten oder schmaler werdende Lippen. Vielleicht verhinderte etwas anderes, sich mit Ihrem Körper wohlzufühlen. Vielleicht fühlten Sie sich ein bisschen zu mollig, vielleicht fanden Sie Ihren Po zu flach. Wenn Sie nun dieses Foto heute betrachten, was geht Ihnen durch den Kopf?

Erfahrungsgemäß sind viele Frauen überrascht: »Wie attraktiv ich da aussah, wie frisch, jung und schön.« Dabei haben sie zum Zeitpunkt, als das Foto aufgenommen wurde, wie gesagt, eher das Gegenteil gedacht.

Genauso wird es Ihnen mit einem heutigen Foto in ferner Zukunft ergehen. Wenn Sie diese Einstellung verinnerlichen, dass Sie auch Ihr Gesicht von heute in der Rückschau für attraktiv und schön halten werden, kann es Ihnen vielleicht besser gelingen, sich mit Fältchen und Falten anzufreunden. Das spart nicht nur viel Geld für Beautyeingriffe, das Sie später womöglich gerne für eine Reise oder andere Dinge hätten, sondern bewahrt auch davor, einen Eingriff zu bedauern. Denn viele Frauen bereuen es Jahre später tatsächlich, einen invasiven Schönheitstrend mitgemacht zu haben.

Das Wohlfühlen im eigenen Körper fördert gerade in den Wechseljahren auch die eigene Libido und einen entspannten, neugierigen Umgang mit Sexualität. Dieses Thema begleitet viele Frauen ebenso wie eine langjährige Ehe oder Partnerschaft. Doch in Beziehungen gibt es jetzt viel zu klären. Um diese Themen geht es im nächsten Kapitel.

4

WEIBLICHE SEXUALITÄT UND PARTNERSCHAFT AUF DEM PRÜFSTAND

Sex ist eine komplizierte Angelegenheit und die weibliche Libido allemal. Viele Faktoren bestimmen, ob Frauen in den Wechseljahren noch (befriedigenden) Sex haben, keinen Sex (mehr) wollen oder sogar den besten Sex ihres Lebens erleben. Viele menopausale Frauen berichten über eine neue sexuelle Freiheit und einen intensiven Liebeswunsch. Eine respektvolle, offene und ehrliche Kommunikation in der Partnerschaft belebt die Beziehung neu. Wenn die Liebe diese Lebensphase nicht übersteht, kann eine graue Scheidung den Weg in eine neue Freiheit ebnen.

Die Sexualität wird beeinflusst von der persönlichen Einstellung, von individuellen Vorlieben, von der Höhe des Stresslevels, davon, wie intensiv das Sexleben vor der Perimenopause war, wie vertraut und liebevoll die Beziehung zum Partner oder zur Partnerin ist, ob sich die Frau in ihrem Körper wohlfühlt, ob sie psychisch oder körperlich krank ist oder Medikamente einnimmt, in welcher Kultur sie lebt und vieles mehr.

Viele Frauen bemerken, wie sich Sexualität und Libido in den Wechseljahren durch den Hormonmangel verändern. Sie reagieren auf der körperlichen, psychisch-seelischen und partnerschaftlichen Ebene. Vor allem langjährige Beziehungen verändern sich. Es sind heute insbesondere die Frauen, die in langen Ehen zuweilen die Reißleine ziehen. In diesem Kapitel schauen wir uns an, warum das so ist und wie man Beziehungsfallen vermeidet, um nicht vor dem Scheidungsgericht zu landen, wenn man sich eigentlich noch liebt.

LET'S TALK ABOUT SEX

Das Thema weibliche Sexualität bleibt in den Wechseljahren entgegen allen Vorurteilen wichtig. Doch durch die niedrigen Östrogenspiegel verdünnt sich die vaginale Schleimhaut, die feuchtigkeitsproduzierenden Zellen atrophieren, das heißt, sie bilden sich zurück. Dadurch wird die Vagina bei sexueller Erregung nicht mehr so selbstverständlich feucht, die natürliche Lubrikation lässt nach. Vagina und Vulva werden auch nicht mehr so optimal durchblutet. Die Vagina fühlt sich trockener an, die Schleimhaut wird empfindlicher, sie kann jucken und brennen. Schmerzen beim Geschlechtsverkehr sind möglich. Davon sollte man sich aber aus gynäkologischer Sicht nicht abhalten lassen, im Gegenteil. Studien zeigen, dass Frauen, die regelmäßig sexuell aktiv sind, weniger unter Scheidentrockenheit leiden. Das bezieht sich auf Geschlechtsverkehr ebenso wie auf regelmäßige Masturbation. Die Aufforderung heißt darum »Call to action«: Haben Sie Sex!

Liebeswunsch, Lust und Libido

Probleme mit der weiblichen Sexualität in der Perimenopause sind vielschichtig: Die grundsätzliche Frage lautet: Wünscht man sich noch Sex? Die Libido lässt mit Ende der fruchtbaren Zeit nach, wahrscheinlich aus evolutionsbiologischen Gründen. Da in den Eierstöcken mit Eintritt in die Wechseljahre Eizellen seltener und ab der Menopause nicht mehr heranreifen, stellt die Natur die Frage: Wozu noch sexuell aktiv sein, wenn eh kein Nachwuchs mehr gezeugt werden kann? Heutzutage ist diese Frage obsolet, also ziemlich aus der Welt.

Vor allem der sinkende Östrogenspiegel vermindert die Libido bei Frauen. Allerdings gilt Testosteron als eines der stärksten Lusthormone, und die Testosteronspiegel sinken nach der Menopause erst als letztes Hormon ab. Die Lust müsste darum eigentlich auch nach der Menopause zumindest in körperlicher Hinsicht noch vorhanden sein. Das ist aber oft nicht der Fall. Warum? Wie wir alle wissen, ist die weibliche Lust generell komplizierter als bei Männern, und sie funktioniert auch anders. Die männliche Libido wird in den meisten Fällen durch das Anschauen von weiblichen Brüsten oder der weiblichen Scham stimuliert, das heißt durch optische Reize von außen. Bei Frauen ist das nicht (nur) so, das heißt, das Anschauen eines Penis stimuliert viele Frauen eher nicht. In dem Sinne mag auch die Adonis-Figur eines Mannes zwar attraktiv sein, aber trotzdem springt der Funke des sexuellen Begehrens bei der Frau nicht über.

Für Frauen ist Lust also nicht nur eine rein körperliche Sache. Das Ziel ist nicht nur der Orgasmus wie für den Mann der Samenerguss; Frauen benötigen eher eine emotionale Verbindung zu ihrem Sexpartner oder ihrer Sexpartnerin. Sie brauchen ein harmonisches Umfeld und wollen in einer romantischen oder anturnenden Stimmung sein. Sex und Liebe oder zumindest Verliebtsein oder das Gefühl der Sympathie sind dabei hilfreich. Die Lust muss sich aufbauen können durch den richtigen Moment und ein entspanntes Setting. Klingt nach Klischee, ist aber erwiesen: Weil die weibliche Libido vielschichtiger ist, gibt es keine Sexpille für die Frau.

In der Perimenopause wird Sex für viele Frauen kompliziert oder komplizierter. Der eigene Körper verändert sich, extreme Schlafstörungen können auftreten, Hitzewallungen, Energielosigkeit, blank liegende Nerven, trockene Haut und Schleimhäute, möglicherweise eine Gewichtszunahme – all das sind Faktoren, die verunsichern und keine guten Voraussetzungen sind, um entspannten Sex zu haben.

Viele Frauen trauen sich darüber hinaus nicht, ihre Situation mit dem Partner offen zu besprechen. Sie zweifeln daran, ob das Gegenüber sie dann (noch) attraktiv findet. Sie haben Angst, beim Akt nicht schnell genug feucht zu werden, oder fürchten Schmerzen bei der Penetration. Vielleicht benötigen sie mehr Zeit als früher, ein längeres Vorspiel und mehr Zärtlichkeit, doch sie trauen sich nicht, ihre Wünsche anzusprechen. Aus Scham blocken viele Frauen darum die Zuwendung des Partners in den Wechseljahren ganz ab. Der Partner fühlt sich zurückgewiesen. Das führt zu Frust, und zwar oft bei beiden. Tatsächlich hängt der Haussegen bei vielen Paaren aufgrund des Themas Sexualität jetzt schief. Das heißt aber nicht, dass die Wechseljahre und die Frauen schuld sind.

Es lohnt sich, diese Zeit näher anzuschauen. In langen Beziehungen fallen die Wechseljahre der Frau in eine Phase, in der der Sex oft nicht mehr so im Fokus steht wie zu Beginn der Beziehung. Viele Paare sind ein super Team, tolle Eltern, haben Höhen und Tiefen gemeistert und sich »arrangiert«. Die Bewältigung des Alltags, Familie, Freundschaften oder gesellschaftliche gemeinsame Verpflichtungen lenken ab und befriedigen auf ihre Weise. Allerdings ist jede Beziehung individuell. Es gibt Paare, bei denen die Lust aufeinander nicht schwindet und die auch nach 30 Jahren gerne und regelmäßig miteinander schlafen.

Frauen sollten das Thema Sexualität und Libido erst einmal für sich selbst klären und dann mit dem Partner oder der Partnerin: *Was sind meine Bedürfnisse? Habe ich noch Lust, spüre ich Begehren, reagiert mein Körper auf sexuelle Reize – wenn nicht bei dem eigenen Partner oder der eigenen Partnerin, dann vielleicht auf jemand anderen, ob real oder in Bild und Film?* Eine Studie konnte zeigen, dass die weibliche Libido mit neuen Reizen, wie einem neuen Partner, wieder entfacht werden kann.

Wenn man die Frage nach der Lust für sich selbst generell mit Ja beantwortet, sollte man sich fragen, ob man sich selbst erlaubt, die eigene Lust auszuleben. Oder traut man sich nicht, weil man den eigenen Körper nicht mehr als begehrenswert empfindet? Ist man selbst aktiv genug oder erwartet man die Initiative allein vom Partner oder der Partnerin? Hinzu kommen gesellschaftliche und kulturelle Einstellungen: Schickt es sich zum Beispiel, als perimenopausale Frau noch sexuell aktiv zu sein? Diese Antwort kann ich vorwegnehmen: Selbstverständlich ja!

Wenn die Lust ausbleibt

Studien zeigen, dass für ein gutes Sexleben vor allem die gesundheitliche Verfassung der Frau sowie ihre sexuellen Erfahrungen entscheidend sind. Man muss wissen, dass jede dritte Frau in Deutschland mindestens einmal in ihrem Leben mit sexualisierter Gewalt konfrontiert ist, und zwar durch den aktuellen oder früheren Partner. Positiv und Mut machend für die Zeit der Wechseljahre ist die Tatsache, dass viele Frauen oft erst spät in ihrem Leben ein sexuelles Selbstverständnis und Selbstbewusstsein entwickeln. Das befähigt zur sexuellen Selbstbestimmung, also dazu, Wünsche zu äußern, Orgasmen zu haben und auch Nein zu sagen.

Der Gesundheitsaspekt bezieht sich auf die körperliche und psychische Gesundheit. Sie wird beeinflusst von dem Stadium der vulvovaginalen Atrophie und den dadurch auftretenden Infektionen oder Schmerzen beim Geschlechtsverkehr. Für Symptome wie Hitzewallungen, Schlafstörungen, Gewichtszunahme und Stimmungsschwankungen, die die Lust beeinträchtigen, gibt es Lösungen (s. Kapitel 8). Aber auch chronische Erkrankungen wie eine Tumorerkrankung (Brust- oder Gebärmutterkrebs), Herz-Kreislauf-Erkrankungen und Depressionen und die jeweilige Therapie können sich auf die Libido auswirken.

Stress als Lustverhinderer

Wer unter Dauerstress steht, will seine Ruhe haben und im Bett keine Eskapaden. Das betrifft vielfältige Stressoren, wie eine hohe Arbeitsanforderung, die Doppel- und Mehrfachbelastungen der Frau im Alltag oder das Versorgen von kranken Familienangehörigen. Hinzu kommt vielleicht existenzieller Stress durch Arbeitsplatzverlust, ein Hauskredit, der nicht mehr bedient werden kann, oder die Weltlage. Viele Frauen sind zusätzlich gestresst, weil sie sich permanent mit der Konkurrenz vergleichen: Was haben andere Frauen, was ich nicht habe? Die Frage nach der eigenen Attraktivität kann ab dem 40. Lebensjahr daher noch einmal sehr belastend werden. Wie soll man mit all diesen Gedanken und eventuellen Selbstabwertungen noch Spaß und Freude im Bett haben? Diese »Einstellung« führt bei vielen Frauen zu Libidoverlust, ohne dass es eine körperliche Ursache gäbe.

Call me by my name

Glücklicherweise berichten viele Frauen ab Mitte 40, dass sie sich endlich selbst annehmen können, gerade auch mit den Veränderungen, die mit den Wechseljahren einhergehen. Man kennt die Stärken und

Schwächen des eigenen Körpers, weiß die Stärken zu betonen, die Schwächen gekonnt zu kaschieren, wenn es einem wichtig ist, und macht sich weniger Gedanken im Bett. Viele Frauen erleben gerade jetzt ungezwungenen Sex, probieren Neues aus, wagen andere Stellungen und unterdrücken ihre erotischen Fantasien nicht mehr. Sie trauen sich, ihre Wünsche auszusprechen oder gezielt einzufordern. Sie wissen (endlich), wie sie wunderbar egoistisch zu einem befriedigenden Orgasmus kommen. Frauen, die sich in ihren langen Beziehungen wertgeschätzt fühlen, berichten jetzt über ein besseres Sexleben als in jüngeren Jahren. Viele sagen, dass ihr Selbstbewusstsein gestiegen ist. Sie wissen nun, wer sie sind, was sie wollen, was sie nicht mehr wollen. Sie können heute besser ihre Wünsche kommunizieren und diese auch vom Partner oder der Partnerin einfordern, ohne befürchten zu müssen, weniger geliebt zu werden. Viele Frauen sind jetzt aufgeklärter und experimentierfreudiger. Auch führt die Tatsache, dass man keine Angst mehr vor einer ungewollten Schwangerschaft haben muss, oft unbewusst dazu, dass die sexuellen Wünsche ausgelebt werden. Die Angstfreiheit und das neue Selbstverständnis werden von den meisten (sexuellen) Partnern als sehr attraktiv eingeschätzt. Sollte das nicht der Fall sein, ist die Frage erlaubt, ob man mit dem richtigen Mann ins Bett geht …

MEIN TIPP: TESTOSTERONSPIEGEL BESTIMMEN LASSEN

Sollten Sie Lust haben, Ihren Partner oder Ihre Partnerin lieben, sich in Ihrem Körper wohlfühlen und Ihre Wechseljahresbeschwerden lindern können und sollte dennoch die Libido herabgesetzt sein, dann ist es ratsam, den Testosteronspiegel oder seine Vorstufe, das DHEA, im Blut einmal bestimmen zu lassen. Ein Testosteronmangel kann nämlich nicht nur bei Männern, sondern auch bei Frauen ein Libidokiller sein.

Kein Sex ist auch (k)eine Lösung

Natürlich ist es auch vollkommen in Ordnung, wenn man in den Wechseljahren oder nach der Menopause einfach keinen Sex mehr möchte. Man ist damit sozusagen »durch«. Phasen sexueller Lust und Unlust können sich auch abwechseln. Zu Beginn der Perimenopause haben manche Frauen keine Lust, erleben dann später aber ein erneutes Aufflammen. Man sollte mit dem Partner oder der Partnerin den eigenen aktuellen Zustand besprechen. Wenn das Gegenüber offen reagiert, kann gerade dieses Verständnis die Intimität bei Frauen beflügeln.

Aus medizinischen Gründen ist es wie gesagt förderlich, Sex zu haben. Beim Akt selbst und noch einmal durch einen Orgasmus wird das Gewebe von Vulva, Vagina sowie der inneren Geschlechtsorgane, also Gebärmutter und Eierstöcke, vermehrt durchblutet. Beim Orgasmus werden die Hormone Serotonin, Dopamin und Oxytocin freigesetzt. Serotonin und Dopamin sind unsere Glückshormone, Oxytocin ist das Bindungshormon. Sex fördert also nicht nur die Verbindung zum Geschlechtspartner, sondern reduziert Stress und Hunger und schützt zudem unter anderem den Herzmuskel.

Statistiken zufolge sind unter den Singles 63 Prozent der Frauen unzufrieden mit ihrem Sexleben. Als häufigster Grund wird genannt, dass sie keinen Sex haben. Da hilft das Thema Selbstbefriedigung ohne Scham, denn »Call to action« gilt auch für die Singlefrau. Heutzutage kann man im Internet einen Vibrator kaufen, wenn man sich nicht in einen Shop traut. Die eigene Fantasie ist ein großes Aphrodisiakum. Ein Orgasmus durchflutet den Körper mit Endorphinen, und diese machen nicht nur glücklich, sondern wirken auch schmerzlindernd – bei Muskel-, Gelenk- und Kopfschmerzen in den Wechseljahren ein durchaus wünschenswerter (Neben-)Effekt.

Auch für eine zukünftige neue Beziehung ist Masturbation in den Wechseljahren noch in anderer Hinsicht ein Gewinn. Frauen können sich dadurch mit ihrem veränderten Körper und der eventuell neuen Lust anfreunden. Sie müssen nur auf sich selbst achten, können sich in ihrem Tempo fallen lassen, ohne sich auf den anderen konzentrieren zu müssen oder abgelenkt zu sein.

Tipps für weibliche Sexualität und Lust

In den Wechseljahren ist man als Frau sehr vulnerabel. Das wissen Sie selbst am besten. Man fühlt sich körperlich nicht unbedingt oder immer wohl in seiner Haut, man braucht Zeit, um sich mit den körperlichen Veränderungen anzufreunden. Gerade in Bezug auf Intimität haben viele Frauen jetzt kein gutes Selbstbewusstsein. Eventuell hat man ein paar Kilos zugenommen, die Haut ist nicht mehr so straff, man fühlt sich nicht mehr sexy genug. Die Vorlieben können in den Wechseljahren variieren, weil Brüste und Geschlechtsorgane sich körperlich verändern. Vielleicht benötigen Sie ein anderes, längeres Vorspiel, oder Sie möchten ganz darauf verzichten. Alles ist möglich und darf sein. Binden Sie den Partner ein, seien Sie offen und loten Sie gemeinsam aus, was Ihnen beiden Freude machen könnte. Kommunizieren Sie auch Ihre Sorgen und Ängste offen mit Ihrem Partner oder Ihrer Partnerin. Sprechen Sie darüber, was die Veränderungen auch psychisch bedeuten, welche (Verlust-)Ängste damit verbunden sind. Dann können Sie Ihren Partner abholen, und er hat zumindest eine Chance zu verstehen, was die Wechseljahre für Sie bedeuten und wie es Ihnen wirklich geht.

Wenn Sie weiterhin Lust verspüren und vielleicht neue Ideen oder sexuelle Fantasien ausleben möchten (oder auch nur kuscheln wollen), kann das für die Beziehung sehr befruchtend sein – gerade in erotischer Hinsicht. Vielleicht hat Ihr Partner lange darauf gewartet, dass Sie sich trauen, Ihre Fantasien auszuleben. In langjährigen Beziehungen ist es tatsächlich so, dass Männer weiter ihre Frauen begehren. Es sind oft die Frauen, die überkritisch mit sich sind oder sich mit ihrem Partner im Bett langweilen. Sollte das bei Ihnen der Fall sein, dann übernehmen Sie als Frau den aktiven Part und zeigen Ihrem Partner, an welcher Stelle Ihres Körpers Sie mit welcher Intensität berührt werden möchten und was Ihnen darüber hinaus gefällt.

Intimität in einer Beziehung gilt als Fortsetzung des gemeinsamen Gespräches auf körperlich-seelischer Ebene. Manchmal müssen Dinge im Gespräch geklärt werden, damit auch auf der Körper- und Seelenebene miteinander gut kommuniziert werden kann.

BEZIEHUNG UND BEZIEHUNGSCHANCEN

Wir alle träumen von der einen großen Liebe, die ein Leben lang hält und in der man zärtlich und respektvoll miteinander umgeht. Auch wünschen sich die meisten Menschen, dass Intimität und Sexualität in ihrer Partnerschaft lebendig bleiben. Die meisten Paare leben hierzulande in einer romantischen Beziehung. Keine Beziehung oder Ehe ist immer einfach, denn wo starke Gefühle im Spiel sind, impliziert dies naturgemäß Erwartungen und Enttäuschungen. Wie man seine Beziehungen als erwachsener Mensch lebt, wird im Elternhaus erlernt. Bewusst oder unbewusst wird die Ehe der Eltern beobachtet, Verhaltensmuster werden übernommen. Das betrifft sowohl die Art und Weise, wie die Eltern miteinander kommuniziert oder gestritten haben, als auch ihre Versöhnungsrituale und Zärtlichkeiten. Darum spielt es eine Rolle, ob die eigenen Eltern sich getrennt oder arrangiert haben, ob deren Ehe glücklich oder unglücklich war. Das eigene Beziehungsmuster kann im positiven und negativen Sinne (unbewusst) das der Eltern nachahmen. War deren Ehe ein Drama, kann sich in der eigenen Beziehung ein Vermeidungsverhalten entwickeln, also das Bestreben, »nicht so zu werden wie die Eltern«.

Seit Beginn dieses Jahrtausends hat sich das Maß an Alltagsstress erhöht. Unsere Welt ist durch Internet, Smartphones und die Digitalisierung rasant schneller geworden. Das Stresslevel liegt nach der Pandemie weltweit auf einem Rekordstand von 44 Prozent. Auf die seit 2011 stattfindende Umfrage der DRK-Gesundheit zum Thema Stress, nannten im Jahr 2023 als Neujahrswunsch 67 Prozent der Befragten Stressvermeidung oder Stressreduzierung.

Laut einer Studie sind die Ursachen für Beziehungsprobleme oft nicht innerhalb der Beziehung zu finden. Denn an Liebe mangelt es selten, wenn sich ein Paar füreinander entschieden hat. Es ist das Thema Stress, das Beziehungen und Ehen am meisten belastet, insbesondere der von außen in die Beziehung hineingetragene Stress. Paare, die nicht gut den an sie herangetragenen Stress gemeinsam bewältigen, sind unglücklicher.

Stress die rote Karte zeigen

Stress im Job, finanzielle Probleme, die Erziehung der Kinder, andere Familienangehörige, die politische Lage, die Weltlage und existenzielle Unsicherheiten verursachen Überlastung und Ängste. Hinzu kommt der individuelle, eigene Stress oder der des Partners oder der Partnerin, den man nicht gelöst bekommt. Stressoren sind in diesem Sinne der mangelnde Selbstwert, ein Thema aus der Kindheit oder ein unerfülltes Bedürfnis wie eine Auszeit. Für Frauen sind Wechseljahresbeschwerden zusätzliche Stressfaktoren, diese sollte man nicht unterschätzen.

Von außen in die Beziehung hineingetragener Stress sowie individueller Stress belasten die Partnerschaft deshalb so sehr, weil man oft vom Gegenüber erwartet, dass er oder sie die eigene Belastung kompensiert. Der Alltag ist anstrengend genug, zu Hause möchte man den Stress loswerden. Der Partner will über seinen Stress reden, die Partnerin ist selbst gestresst und will nur noch schweigen, entspannen oder aufgefangen werden. Das gilt selbstverständlich auch umgekehrt. Es ist schwierig, wenn beide Partner im Dauerstress sind, zum Beispiel in ihrem Job, und jeder über einen anderen Kompensationsmechanismus »runterkommt«. Hält solche Belastung über Wochen, Monate oder gar Jahre an, geraten viele Beziehungen in Schieflage. Dann wird auch der Partner, der primär nicht gestresst war, notgedrungen in die Situation mit hineingezogen.

Wir müssen davon ausgehen, dass in vielen langjährigen Beziehungen beide Partner seit Jahren in hohem Maße mit Stress konfrontiert sind. Doch wie geht man mit Überforderung um – individuell und in der Partnerschaft? Der erste Schritt besteht in einer Bestandsanalyse der Stressoren. Jeder der Partner sollte zunächst seinen Stress identifizieren und für das eigene Stresslevel auch die Verantwortung übernehmen.

Wenn die Beziehung in den Fokus rücken soll und gerettet werden will, dann ist eine Reduzierung unumgänglich. Fairness ist wichtig. Jeder muss Abstriche zugunsten der Beziehung machen. Dabei sollte alles auf den Prüfstand: der Job, Freizeitaktivitäten, Familie, Angehörige, Hobbys und freiwillige Überlastungen. Gesundes Zeitmanagement, eventuell eine Reduzierung der Arbeitszeit oder sogar eine neue Position oder ein neuer Job sollten ebenso in Erwägung gezogen werden wie eventuell die Reduzierung besonders zeitintensiver Freizeitaktivitäten.

Viele Menschen fühlen sich unentbehrlich, sie laden sich zu viel auf, ob im Beruf, im Privatleben oder in ihrer Freizeit. Dieses Verhalten kann bei dem Partner zu Unverständnis und Hilflosigkeit führen. Wenn der andere für alles und jeden Zeit und Energie besitzt, nur nicht für die Beziehung, wird es kritisch. Bei dem zurückgesetzten Partner oder der Partnerin kann dadurch das Gefühl mangelnder Wertschätzung wachsen. Mögliche Reaktionen sind Rückzug und Distanzierung, vor allem bei Frauen auch in sexueller Hinsicht, sowie Aggression, Wut oder Traurigkeit.

Man sollte zusammen auf die Stressfaktoren schauen, die beide betreffen, etwa Alltag und Haushalt, ein belastender Hauskredit, die Pflege von zu versorgenden Angehörigen oder die Sorgen um die Kinder. Organisieren Sie hier eventuell Beratung und Hilfe von außen. Jeder Stresspunkt, der die Beziehung zerstört, sollte angegangen werden. Natürlich gibt es immer Argumente, weshalb sich Situationen nicht ändern lassen. Möglicherweise sind es existenzielle Gründe. Hier sollte man ehrlich sein, ob der finanzielle Aufwand oder die Belastung gerechtfertigt sind. Ein offenes Gespräch darüber, was einem zu viel ist, kann sehr befreiend sein und oft der erste Schritt. Dann wird dem Grundgefühl von Stress, Ärger oder aufgestauter Wut auf den anderen der Boden entzogen. Man muss weniger funktionieren, man darf ehrlich zugeben, dass man überfordert ist.

Die Beziehung in den Mittelpunkt rücken

Ist die Beziehung in Schieflage geraten, das heißt, ist einer der Partner tief unglücklich oder droht sogar mit Trennung, dann muss die Beziehung wieder an die erste Stelle gerückt werden. Sie muss jetzt in den Mittelpunkt, denn in vielen langjährigen Ehen ist sie das oft nicht mehr. Was für beide Partner lange Zeit wichtig war, scheint nicht mehr zu funktionieren. Prioritäten können sich im Laufe des Lebens verändern, das betrifft auch die Liebe.

In den Wechseljahren verändert sich bei den meisten Frauen auch ihr Lebensthema. Die »Versorgerhomone«, unter anderem Östrogene und Oxytocin, verabschieden sich. Wenn Frauen bislang den Löwenanteil an Familienarbeit und Haushalt übernommen haben und in dieser Rolle glücklich gewesen sind, so wünschen sich viele Frauen nun neue Herausforderungen.

Menschen verändern sich, gerade Frauen in den Wechseljahren verspüren andere, neue Bedürfnisse. Das kann sich auf neue Interessen, Hobbys, Engagements und auch die Sexualität beziehen. Wenn man nun voraussetzt, dass der Partner erraten wird, was einen jetzt interessiert oder nicht mehr interessiert, wird es schwierig. Ebenso, wenn man dem anderen unterstellt, dass er dafür kein Verständnis haben wird und man ihn deshalb ausschließt. Wenn man seine Gedanken nicht teilt, dann verurteilt man den Partner zur Passivität. Das Machtgefüge verändert sich, im negativen Fall setzt man sich über die Gefühle des anderen hinweg. Wichtig ist es, im Gespräch zu bleiben und unterschiedliche Auffassungen auszuloten. Die eigenen Gefühle und Absichten verständlich zu kommunizieren und zum Beispiel zeitliche Kompromisse zu finden, ist für die gelingende Beziehung wichtig.

Wie man den eigenen Stress in den Griff bekommt, lesen Sie in Kapitel 7. Hier einige Anregungen, wie man mit dem angespannten Partner umgeht: Luft rausnehmen ist der erste Schritt, sich der Stressfalle zu entziehen. Wenn einer der Partner (und das betrifft beide Seiten) gestresst, verärgert oder wütend nach Hause kommt, dann sollte man nicht noch Öl ins Feuer gießen. Man kann als Reaktion eine andere Entscheidung treffen als vielleicht in den letzten Jahren. Studien zeigen, dass in glücklichen Beziehungen immer nur ein Partner zur selben Zeit gestresst ist. Man kann dafür Regeln aufstellen, indem an einem Tag der Partner über Themen im Büro berichtet, am folgenden Tag die Partnerin. Natürlich erfordert dies Verständnis und guten Willen. Das kann geübt werden.

Auch wie man seinem Ärger zu Hause Luft macht, kann trainiert werden. Gefühle können benannt werden: »Ich bin wütend über das Verhalten meiner Kollegin. Kann ich dir davon erzählen?« Mit dem Einverständnis des Partners oder der Partnerin wird der Grund der

Empörung und schlechten Laune benannt. Gefühle, die außerhalb der Beziehung entstanden sind, werden nicht unreflektiert in die Beziehung hineingetragen. Als zuhörender Partner kann man üben, mitfühlend zu reagieren. Anstelle von Schuldzuweisungen, Desinteresse oder Ablehnung kann man sagen: »Das tut mir leid, das belastet dich nun schon lange. Wir müssen dafür aber eine andere Lösung finden, denn dein Thema zerstört inzwischen unsere Beziehung.«

Wenn ein Dauerthema des Partners oder der Partnerin die eigenen Kapazitäten, Toleranz und Energie übersteigt, dann sollte man ihm oder ihr nahelegen, dass er oder sie sich an jemand anderen wendet. Das kann ein guter Freund sein oder ein neutraler Coach oder Therapeut. Es ist legitim, Grenzen zu setzen, denn das von außen in die Beziehung hineingetragene Problem sollte auch außerhalb gelöst werden. Für die Beziehung selbst gibt es dann wieder Kapazitäten für andere Gespräche. Studien konnten zeigen, dass unglückliche Paare fast nur über organisatorische Themen und Probleme reden. Glückliche Paare hingegen sprechen über die Erlebnisse des Tages, über Freunde, Familie, gemeinsame Aktivitäten und über Zukunftspläne.

Jede Beziehung hat ihre eigene Dynamik, ihre eigene Sprache und ihren eigenen Umgangston. Darum kann auch bezüglich des Stressthemas nur eine Paarlösung gefunden werden. Eine psychologische Beratung oder eine Paartherapie kann sinnvoll sein, wenn man es zu zweit nicht schafft, denn Hilfe von außen kann den Prozess hin zu einer erfüllten Beziehung anstoßen und begleiten.

Beziehungsfallen meiden

Der US-amerikanische Psychologe und Verhaltenstherapeut John Gottman hat mehr als 40 Jahre lang Paare beobachtet. Seine Studien sind retrospektiv, das heißt, die Gründe für das Scheitern von Ehen sind im Nachhinein in seine Daten eingeflossen. Deshalb sind die Studien umstritten, aber trotzdem möchte ich seine interessanten Beobachtungen aufführen: Nach Einschätzung von Gottman zerstört permanente Kritik am anderen die Beziehung. Die sogenannte Kritiksucht gilt als negatives

Kommunikationsmuster und äußert sich in Verachtung, Sarkasmus und Zynismus. Dann lauten die Sätze so: »Das hast du ja wieder toll gemacht – was für eine dumme Idee.« Oder: »Du hast doch eh keine Ahnung, lass mich mal ran.« Kritik selbst ist immer mit einer Schuldzuweisung verbunden, und dadurch bezieht sie sich bewusst oder unbewusst auf den Charakter oder die Persönlichkeit des Gegenübers. Einhergehend damit ist es bei einer verachtenden Kommunikation kaum möglich, auf der Sachebene zu bleiben. Verachtung verletzt die Grundprinzipien einer guten Partnerschaft. Diese sind gegenseitiger Respekt, das adäquate Verhalten bei Problemen und eine erwachsene Kommunikation. Dem Partner oder der Partnerin bleibt bei Kritik und Verachtung als Reaktion nur die Rechtfertigung oder Gegengewehr: »Ich habe aber … Nein, das war nicht so … Du bist doch diejenige, die …«

Auch das Aufrechnen von Ereignissen in langen Beziehungen ist zerstörerisch. *Wer hat wen wann enttäuscht, betrogen, im Stich gelassen, sich um die kranken Eltern gekümmert, mehr gearbeitet?* Aufrechnen trennt. Demgegenüber ist es verbindend, wertungsfrei zu sehen, was der andere in seinem Leben und für die Beziehung leistet. Dadurch betrachtet man die Fülle und nicht das Defizit. Meistens hält sich vieles in der Waage, auch wenn der Beitrag des Partners ein ganz anderer ist als der eigene. Fragen Sie sich doch einmal ganz explizit: *Was schultere ich im Alltag und was schultert mein Partner oder meine Partnerin hinsichtlich Finanzen, Kindererziehung, Zeit, Engagement, emotionale Unterstützung etc.?*

Eine weitere Beziehungsfalle besteht in der Überzeugung, den Partner oder die Partnerin ändern zu müssen. Dabei hat man sich doch genau in diesen Menschen und seinen Charakter verliebt. Man hat ihn mit seinen Eigenschaften, Stärken und Schwächen gewollt. Jeder Partner verändert sich allerdings im Laufe seines Lebens in gewissem Rahmen. Jeder entwickelt Vorlieben und auch bestimmte »schrullige« Eigenschaften; Männer werden in gleichem Maße älter wie Frauen. Wünschenswert wäre es, wenn beide Partner sich weiterhin mit Neugierde begegnen: *Wo steht der andere gerade? Wovon träumt er? Wo entwickelt er sich hin?*

Viele Frauen kommen in der langen Zeit der Wechseljahre bei sich selbst an (s. Seite 21), lernen, Grenzen zu setzen und Respekt einzufordern. Sie lernen, ihre Bedürfnisse ehrlich zu kommunizieren, gerade auch in der Beziehung. Das kann den Partner zunächst verunsichern. Wichtig ist es darum, den Partner einzubeziehen.

Mangelnde Aufmerksamkeit oder Gleichgültigkeit dem Partner gegenüber ist weit verbreitet, und egal, ob es bewusst oder unbewusst stattfindet, es ist respektlos und verletzend. Es zerstört das Selbstvertrauen des anderen. In Zeiten der Smartphones hat sich eine neue Art der Respektlosigkeit etabliert, das sogenannte Phubbing. Phubbing setzt sich aus den englischen Wörtern »Phone« für »Telefon« und »snubbing« für »jemanden vor den Kopf stoßen« zusammen. Es bedeutet: Der Partner schaut die ganze Zeit auf sein Handy, statt mit seinem Gegenüber zu kommunizieren. Eine Studie konnte zeigen, dass Phubbing Konflikte in der Beziehung initiiert und das Zusammengehörigkeitsgefühl zerstört. Der Partner, der nicht am Handy ist, fühlt sich ignoriert und durch die mangelnde Aufmerksamkeit verletzt. Gerade Frauen reagieren laut der Studie auf Phubbing mit sexueller Zurückweisung des Partners – vielleicht würde es also schon helfen, wenn der Partner diese Studie ebenfalls kennt.

Respektvoll kommunizieren

Studien zu langen Beziehungen stellen fest, dass die Partner oft nur noch wenige Minuten am Tag miteinander kommunizieren. Umgekehrt scheint das Geheimnis glücklicher Beziehungen darin zu liegen, dass Paare miteinander intensiv im Gespräch bleiben.

Viele Paare fallen sich auch gegenseitig ins Wort. Noch bevor der Partner den Satz zu Ende gesprochen hat, glaubt einer zu wissen, was der andere denkt oder was er sagen will. Man schneidet dem anderen den Satz ab oder verdreht die Augen, wenn es zu lange dauert. Gegenseitige Vorwürfe sind dann schnell zur Hand. Aus der Kommunikationspsychologie wissen wir, dass statt Vorwürfen und Verallgemeinerungen besser Wünsche formuliert werden sollten. Vor allem die

Wörter »nie« und »immer« sollten vermieden werden, etwa: »Du räumst nie die Küche auf. Immer lässt du mich hängen.«

Statt der Verallgemeinerungen ist es konstruktiver, den konkreten Vorfall in Verbindung mit den eigenen Gefühlen und Bedürfnissen zu äußern. Dann kann das Gegenüber reagieren, anstatt sich angegriffen zu fühlen und verteidigen zu müssen. Statt also zu sagen: »Nie denkst du mit, du hast wie immer vergessen, dass wir heute Abend eingeladen sind«, ist die Aussage besser: »Du wolltest doch heute rechtzeitig zu Hause sein, damit wir zusammen zu den Nachbarn zum Abendessen gehen können. Es ärgert mich und es macht mich traurig, dass du die Einladung vergessen hast.« Wenn man auf der Sachebene spricht, kann man miteinander das Ereignis konkret angehen. Wenn man hingegen den anderen niedermacht, ist das für ihn oder sie beschämend. Das Gegenüber zieht sich zurück, verteidigt sich oder greift an, und schon findet man sich in einem Streit wieder. Das war es dann mit dem schönen Abend.

Wirkungsvoll ist auch die Ich-Kommunikation, statt im Du zu bleiben. Indem man die eigenen Wünsche oder Vorstellungen ausspricht, kann die Negativspirale aus Erwartung und Enttäuschung durchbrochen werden. Statt also zu sagen: »Du gehst nie mehr mit mir aus«, ist der Satz kraftvoll: »Ich wünsche mir, dass wir am Freitagabend zusammen essen gehen.« Wird man selbst aktiv, ist man für seine Handlung auch selbst verantwortlich. Voraussetzung hierfür ist natürlich, dass man sich darüber bewusst ist, was man sich vom Partner konkret wünscht.

MEIN TIPP: IN BEZIEHUNG BLEIBEN

Hier ein paar Tipps für eine gelungene Kommunikation in der Beziehung:

- im Streit den anderen nicht abwerten
- miteinander reden, statt sich anzuschweigen
- konkrete Ereignisse ansprechen und nicht generalisieren (etwa: »Gestern bist du spät nach Hause gekommen«, statt: »Nie bin ich dir wichtig«)
- die eigenen Gefühle beschreiben, statt den anderen zu bewerten

(etwa: »Du hast gestern nicht getankt, obwohl ich dich darum gebeten hatte«, statt: »Auf dich kann man sich nicht verlassen«)

- in Ich-Sätzen sprechen (etwa: »Ich will ... Ich möchte ... Ich wünsche mir ...«), statt den anderen anzugreifen (im Sinne von: »Du bist schuld, du hast wieder nicht ...«)
- eigene Wünsche, Ziele und Vorstellungen klar äußern, statt darauf zu hoffen, dass der andere die eigenen Wünsche erahnt

---

Natürlich gibt es Paare, die sich wortlos harmonisch miteinander verständigen. Doch diese Paare sind die Ausnahme und nicht die Regel. Es ist auch normal, wenn sich Phasen abwechseln, in denen man weniger miteinander redet und dann intensiver. Aktiver Rückzug als Verhaltensmuster nach einem Streit, wie Weggehen, anschließendes, tagelanges Schweigen etc., ist nüchtern und verletzend. Verletzungen sollten angesprochen und geklärt werden, denn viele ungeklärte Momente können sich in einer Beziehung zu einem großen Gewitter auftürmen.

Gemeinsame Zeit verbringen

Die meisten Paare möchten mehr Zeit miteinander verbringen. Der Beruf, der Alltagsstress, die Kinder, pflegebedürftige Eltern und intensive Freizeitaktivitäten nehmen jedoch oft viel zu viel Zeit in Anspruch. Für Zeit zu zweit bleibt dann oft nur der Moment, an dem man abends nebeneinander erschöpft einschläft.

»Quality time« ist ein Begriff, der mittlerweile überstrapaziert ist und von vielen als Ausrede benutzt wird für die wenige Zeit, die man mit seinem Partner, seiner Partnerin oder der Familie verbringt. Trotzdem kann es ein guter Ansatz sein, sich vorzunehmen, mehr Zeit intensiv miteinander zu verbringen. Zeit zu zweit sollte nämlich genau das sein: ohne Kinder, ohne Freunde und bestmöglich nicht zu Hause. Ich empfehle Dates mit dem Partner, also Verabredungen außer Haus, denn einerseits sind die Rollen zu Hause oft festgelegt, und andererseits entkommt man dem Alltag so nicht. Das ist aber der Sinn: Zeit ohne Alltagsverantwortung, ohne Kinder, ohne Angehörige, ohne Freunde. Dann kann man sich aufeinander konzentrieren und über Gefühle sprechen: *Wie geht es dir mit uns? Was vermisst du? Was ist für dich wichtig in der Beziehung? Was wünschst du dir?*

Ehe Paare sich trennen, kann es sinnvoll sein, die gemeinsame Lebensidee neu zu überdenken: *Wo stehen wir, wo wollen wir gemeinsam hin? Was gibt unserer Beziehung in den nächsten Jahren und Jahrzehnten einen – womöglich neuen – Sinn?* Wenn der Partner oder die Partnerin einem allerdings schon lange gleichgültig geworden ist, wenn man sich nicht mehr für die Gedanken und Interessen des Gegenübers interessiert, geschweige denn begeistert, und wenn einem womöglich alles lästig ist, was der andere erzählt oder macht, und man statt Liebe nur noch ein leeres oder negatives Gefühl für den anderen empfindet, dann sollte man erwägen, sich in großer Ehrlichkeit zu trennen.

TRENNUNG UND »GRAUE SCHEIDUNG«

Bis vor etwa 120 Jahren heiratete man hierzulande nicht aus Liebe und schon gar nicht aus erotischer Leidenschaft. Gründe für eine Hochzeit waren vielmehr, Dynastien zu bewahren, als Frau in der Ehe abgesichert zu sein, eine Familie zu gründen, gesellschaftliche Erwartungen zu erfüllen oder einer religiösen Tradition zu entsprechen. Die romantischen Dichter und Philosophen des 18. Jahrhunderts wagten diese Tradition infrage zu stellen, sie schrieben Romane über Leidenschaft, Glück, Harmonie und Sehnsucht – und zwar in der Ehe. Besonders der Roman *Lucinde* von Friedrich Schlegel aus dem Jahr 1799 war ein Vorreiter, weil er die bürgerliche, leidenschaftliche Ehe in den Mittelpunkt stellte. Das war ein absolutes Novum. Die Ehe war bis dahin eine Arbeitsgemeinschaft, jeder Ehepartner hatte seine festgelegten Aufgaben zu erfüllen. In weiten Teilen der Welt ist es allerdings nach wie vor so: Ehen werden in vielen Ländern von Heiratsvermittlern oder von den Familien arrangiert und ausgehandelt.

Etwa 42 Millionen Erwachsene in Deutschland leben aktuell in einer Beziehung, davon ungefähr die Hälfte in einer Ehe oder eingetragenen Lebensgemeinschaft. Oft bleiben Frauen auch hierzulande in einer unromantischen und selbst in einer gewalttätigen Ehe, sei es aus Existenzangst, Angst vor Einsamkeit oder religiösen, kulturellen und gesellschaftlichen Gründen. Doch das ändert sich allmählich. Das höchste Scheidungsrisiko besteht übrigens nicht im verflixten siebten, sondern zwischen dem fünften und neunten Ehejahr. In den letzten Jahren hat sich allerdings auch das Scheidungsrisiko für Langzeitehen erhöht. Unter den 55- bis 60-Jährigen ist die Rate der Frauen, die die Scheidung einreichen, signifikant gestiegen. Im Jahr 2019 ließen sich 17,3 Prozent der Paare nach der Silberhochzeit scheiden. Dabei sind es mehrheitlich Frauen, die nach 25, 30 oder sogar 40 Jahren Ehe die Scheidung einreichen. Frauen sind in langjährigen Beziehungen eher unglücklich und ziehen auch eher Konsequenzen als die Männer. Das individuelle Glück ist heute wichtiger als die Konvention. Das ist ein gesunder Schritt, denn unglückliche Ehen erhöhen laut einer Studie der Michigan University das Krankheitsrisiko vor allem bei Frauen. Bei unglücklich verheirateten Frauen erhöht sich mit zunehmendem Alter das Risiko für Bluthochdruck, Arteriosklerose, Herzinfarkt und Schlaganfall sowie für Depressionen.

Wenn Ehen nach dem 50. Lebensjahr geschieden werden, wird dies als »graue Scheidung« bezeichnet. Die amerikanische Soziologin Susan Brown hat den Begriff »Grey divorce revolution« geprägt. Ihre Studie aus dem Jahr 2022 nannte sie »Die Ergrauung der Scheidung: Ein halbes Jahrhundert des Wandels«. In Amerika lassen sich inzwischen 35 Prozent der über 50-Jährigen scheiden. Bei uns ist jede sechste Scheidung eine »graue Scheidung« – vor 25 Jahren war es noch jede zwölfte. Früher hielten Ehen, weil Männer und Frauen noch Anfang des letzten Jahrhunderts im Schnitt höchstens 45 Jahre alt wurden. Die Silberhochzeit schafften damals die wenigsten. Heute sind dagegen aufgrund der langen Lebenserwartung Goldhochzeiten (50 Jahre) oder sogar diamantene Hochzeiten (60 Jahre) möglich.

Eine Studie der Universität Bern befragte knapp 1250 Geschiedene über die Trennungsgründe. Mehr als 50 Prozent der Männer gaben Untreue an und das Gefühl, die Partnerin nicht mehr ertragen zu können, 45 Prozent der Frauen nannten als Hauptgrund das Gefühl der Entfremdung zu ihrem Partner. Andere Studien kommen zu ähnlichen Ergebnissen. Sexualität spielt also vor allem eine Rolle, wenn Männer sich scheiden lassen. Sie reichen allerdings seltener die Scheidung ein, und zwar oft aus finanziellen Gründen, das heißt, sie schützen ihr Vermögen, indem sie in der Ehe »ausharren«. Zudem haben sie häufig Angst vor dem Alleinsein. Das betrifft sowohl die emotionale als auch die praktische Ebene, denn dann müssen sie sich um Haushalt, Mahlzeiten und Sozialleben selbst kümmern.

Frauen lassen sich tendenziell eher aus mangelnder Wertschätzung und Anerkennung scheiden. Das Bedürfnis nach Respekt und Wertschätzung ist bei Frauen so groß, dass sie sich dann leichter zu dem Schritt der Trennung entschließen, wenn dieses unerfüllt bleibt. Heutzutage haben die meisten Frauen einen bezahlten Beruf, ein eigenes Einkommen, einen eigenen Freundeskreis. Es ist heute in jedem Alter viel leichter, einen neuen Partner oder eine neue Partnerin kennenzulernen, ob analog oder über eine Dating-Plattform. Das ist die »Grey revolution«. Viele Frauen hatten noch vor 50 Jahren keinen Beruf und damit keine Möglichkeiten, ihr Leben selbst zu finanzieren. Hinzu kam das gesellschaftlich-religiöse Korsett. Es war ein Skandal, eine geschiedene Frau zu sein. Als solche wurde man ausgegrenzt, und die Chance, einen neuen Partner kennenzulernen, war ebenfalls viel geringer.

Man hat beobachtet, dass Paare sich leichter trennen, wenn es eine Alternative zur aktuellen Beziehung gibt. Dazu gehören neue Lebensentwürfe, alternative Wohnformen, eine flexible Arbeitsplatzgestaltung und die Möglichkeit, neue Menschen kennenzulernen. Gerade zu Beginn eines neuen Lebensabschnitts setzt man sich mit Alternativen auseinander. Die typische Frage, die man sich selbst stellt, lautet: *Will ich meine restliche Lebenszeit so weiterleben?* Viele Menschen wollen ihr Leben heute aktiv gestalten. Ein neuer Lebensabschnitt wie die Wechseljahre, der Auszug der Kinder, eine berufliche Veränderung, ein runder Geburtstag oder das Erreichen des Rentenalters sind Momente, in denen das bisherige Leben und damit auch eine Partnerschaft auf den Prüfstand kommen. Auch Trennungen im Bekanntenkreis oder eine lebensgefährliche Erkrankung wie ein Herzinfarkt können den Anstoß geben.

Paare trennen sich gerade nach langen Beziehungsjahren nicht von heute auf morgen. Oft geht der Trennung eine lange unglückliche Zeit voraus, in der mindestens einer der beiden Partner leidet. Wer gemeinsames Eigentum hat, muss sich darüber im Klaren sein, dass die Immobilie eventuell verkauft werden muss, damit beide Partner ihren Lebensunterhalt bestreiten können. Miete, Versicherungen und sämtliche Alltagskosten müssen nun allein getragen werden. Sind beide in Rente und die Frau hat nie in einem bezahlten Beruf gearbeitet, wird die Rente des Mannes geteilt, für jeden bleibt nur noch die Hälfte. Scheidungsanwälte raten dazu, die Zahlen nüchtern durchzurechnen und sich gegebenenfalls zwar emotional und räumlich zu trennen, aber formal verheiratet zu bleiben. Die finanziellen und gesellschaftlichen Konsequenzen sind bei großem emotionalen Leidensdruck allerdings den meisten Menschen gleichgültig. Freiheit und Frieden wiegen stärker.

Obwohl mehr Frauen als früher die Scheidung einreichen – und wir sprechen hier auch von Trennungen ohne Trauschein –, haben Frauen Angst vor dem Alleinsein. Man sollte bedenken, dass die Trennung vom Partner oder von der Partnerin nicht zwangsläufig mit der Trennung von Familie und Freunden einhergeht. Es kann zunächst schmerzvoll sein, wenn sich die besten Freunde auf die andere Seite schlagen. Dem liegt oft die Unsicherheit der Freunde im Umgang mit der Situation zugrunde, vor allem dann, wenn sie mit beiden Partnern befreundet gewesen sind.

Eine Trennung ist immer ein Abschied und ein bedauernswerter Verlust. Eventuell verliert man nicht nur seinen Partner oder seine Partnerin, sondern auch seinen besten Freund oder seine beste Freundin. Man darf diesen Umstand und den gemeinsamen Lebensabschnitt betrauern. Ein Trost: Mit einem gewissen zeitlichen Abstand gelingt es vielen Paaren, wieder einen guten Umgang miteinander zu etablieren.

Wenn man nach einer Trennung allein ist, muss man meist erst einmal lernen, mit sich selbst auszukommen und daraus Zufriedenheit und Glück zu ziehen. Einsamkeit ist ein großes Thema vieler alleinstehender Frauen. Vorbilder können Frauen sein, die sich verwirklichen, weiterbilden, ehrenamtlich engagieren oder als Großmütter Wertschätzung erfahren. Frauen, die seit Jahrzehnten in ihrer Beziehung Respekt, Wertschätzung und Anerkennung vermisst haben, sagen: »Einsam war ich in der Beziehung. Heute bin ich zwar allein, aber nicht mehr einsam.«

Einsamkeit wird dann stärker erlebt, wenn man verlassen wurde. Oft bricht für den verlassenen Menschen eine Welt zusammen. Wichtig sind dann ein Tagesrhythmus und ein stabiles Umfeld sowie möglicherweise die Hilfe durch einen Coach oder einen Therapeuten. Mit Hilfe ist es leichter, die nächsten Schritte pragmatisch anzugehen: *Wie kann ich mein Leben neu organisieren? Wie sieht mein Sozialleben aus? Wie intensiviere ich meine Freundschaften oder wie baue ich mir einen netten Freundeskreis auf? Wo kann ich mich engagieren? Was mache ich in meiner Freizeit, welches Hobby wollte ich immer schon lernen, welche Reise wollte ich schon lange machen oder welche Freunde in einer anderen Stadt wollte ich schon lange einmal besuchen?* All das muss man jetzt nicht mehr mit seinem Partner oder seiner Partnerin abstimmen, sondern kann es einfach tun. Vieles ist möglich.

Wenn Trennungen, Verlust, Trauer und Abschied allein nicht bewältigt werden, können sie allerdings – neben vielen anderen Ursachen – in eine Depression oder andere psychische Krankheit führen. Dazu gehören auch Essstörungen und Süchte, für die Frauen in den Wechseljahren eine vulnerable Gruppe sind. Um diese Themen geht es im nächsten Kapitel.

5

SEELISCHE FRAUENGESUNDHEIT – DER UMGANG MIT BELASTENDEN GEFÜHLEN

Wann wird ein schweres Gefühl zu einer psychischen Krankheit? In Hormonwechselphasen steigt das Risiko für seelische Krankheiten bei Frauen. Dazu gehören Angststörungen, Depressionen und Suchterkrankungen. Heutzutage muss sich keine Frau mehr schämen, wenn ihre Seele überfordert ist. Gerade in den Wechseljahren können auch (unbehandelte) Essstörungen ausbrechen. Unterstützung und Hilfe für die Seele bieten vielfältige Therapieangebote, Medikamente der neuen Generation, Hormone und Phytotherapeutika.

Viele Frauen leiden in der Menopause unter Stimmungsschwankungen, Reizbarkeit, Nervosität, Traurigkeit und depressiver Verstimmung. Auch die Diagnosen für echte Depressionen und Psychosen werden bei Frauen in dieser Zeit häufiger gestellt. Das Absinken der körpereigenen Sexualhormone, insbesondere der Östrogene, und seine körperlichen und psychischen Folgen sind ursächlich. Aber auch die Lebensmitte, in der viele Menschen zum ersten Mal eine Art Bestandsaufnahme ihres Lebens machen, kann vieles ins Wanken bringen.

Östrogene und die verschiedenen Gehirnbotenstoffe tragen zur psychischen Stabilität bei. Dabei beeinflussen Östrogene die Neurotransmitter positiv. Insofern bilden sie einen gewissen Schutz vor Depressionen und unterstützen die Gedächtnisfunktion positiv. Nicht zu unterschätzen ist generell die Auswirkung von Stress auf die Psyche. Auch hier wirken Östrogene schützend. Man bezeichnet das Hormon wegen seiner zahlreichen positiven Effekte auf die Psyche darum auch als »Psychoschutz der Natur«. Sinkt der Östrogenspiegel in der Perimenopause, fällt entsprechend auch dieser Schutz weg. Laut WHO sind weltweit pro Jahr zwölf Milliarden Arbeitsunfähigkeitstage auf Depressionen und Angstzustände zurückzuführen, die mit 1 Billion US-Dollar zu Buche schlagen. Ich möchte hier keine schnöde Kosten-Nutzen-Rechnung aufstellen, sondern führe diese Zahlen an, weil sie die Dimension des gesundheitlichen Problems eindrucksvoll verdeutlichen.

Dieses Kapitel behandelt die Gefühlswelt, die bei Frauen in der Perimenopause ins Schwanken geraten kann, sowie psychische Krankheitsbilder, für die das Risiko jetzt steigt.

ANGST UND PANIK

Insbesondere Stress und Belastungssituationen können Angst und Panik triggern. Depressionen, Belastungsstörungen und Angstkrankheiten haben in den letzten Jahren stark zugenommen, vor allem als Folgen der Coronapandemie und der angespannten Weltlage mit Kriegen und Inflation. Extreme Belastungen können über ein bis zwei Jahre kompensiert werden, danach ist die Psyche zu angegriffen oder zu erschöpft, vor allem, wenn sich Krisen addieren und die schlechten Nachrichten nicht mehr abreißen.

Für die Studie »Psychische Gesundheit in der Krise« von der Betriebskrankenkasse Pronova BKK wurden im Jahr 2023 online 150 Psychiater und Psychotherapeutinnen befragt. Von ihnen berichteten 97 Prozent über einen starken Einfluss der Nachwirkungen der Pandemie auf die psychischen Beschwerden ihrer Patienten und Patientinnen. Lockdowns, Homeoffice und Homeschooling führten zu starken psychischen Belastungen. Bei psychisch kranken Patienten und Patientinnen wurden durch die Coronakrise schon vorher vorhandene Symptome verstärkt. Dazu gehörten vor allem bei Frauen Überforderung durch Doppelbelastung, Familie und Kinderbetreuung sowie Ängste. Inflation und gestiegene Lebenshaltungskosten als Auslöser für psychologische Probleme nannten 82 Prozent der befragten Psychologinnen und Psychotherapeutinnen. Des Weiteren haben durch die Coronajahre Müdigkeit, Erschöpfung und Antriebslosigkeit stark zugenommen. Laut DAK-Gesundheitsreport stiegen allein im dritten Quartal 2023 die Fehltage aufgrund von psychischen Erkrankungen inklusive Depressionen und Angststörungen um 24,3 Prozent an. Das waren 87 Fehltage je 100 Beschäftigte. Allein Arbeitsplatzunsicherheit steigert das Risiko für die Entwicklung einer Angststörung um 55 Prozent.

Wenn das Stress- oder Anspannungsniveau sowieso schon hoch ist oder wenn Frauen in den Wechseljahren durch die Hormonschwankungen ohnehin unsicher mit dem eigenen Körper sind, dann kann ein kleiner Streit in der Familie das Fass zum Überlaufen bringen. Ich möchte es vorwegnehmen: Die Angstspirale kann durchbrochen werden. Aber schauen wir uns diese zunächst an. Viele Frauen haben schon im Vorfeld Angst vor den Wechseljahren. Sie denken, das Leben als Frau ist dann vorbei. Frauen haben mir gesagt: »Lieber sterbe ich, als dass ich meine Weiblichkeit verliere, meine Libido, mein gutes Aussehen, meine schöne Haut und mein festes Bindegewebe.« Solche ernst gemeinten Aussagen sind erschreckend, sie zeigen die Macht der etablierten weiblichen Symbole im konservativen Denken.

Das passiert im Körper

Verlustängste, Lebensängste, Existenzängste, Ängste, nicht mehr geliebt zu werden – die Angst hat viele Gesichter und ist immer individuell. Angst ist ein Jahrtausende alter Reflex des Körpers bei Gefahr. Angst macht den Körper in Millisekunden für die Reaktion Flucht, Angriff oder Erstarren fit, sie sichert unser Überleben. Neben Freude, Ekel, Wut, Überraschung, Trauer und Verachtung zählt Angst zu den sieben menschlichen Grundemotionen. Die Verarbeitung von Bedrohungen passiert im Körper blitzschnell. Sehen wir eine Gefahr, dann wird innerhalb von Millisekunden diese Information an den präfrontalen Cortex und parallel direkt an die Amygdala, den Mandelkern, gesendet. Die Amygdala gehört zu einem der evolutionsgeschichtlich ältesten Bereiche des Gehirns, dem limbischen System. Dieser informiert innerhalb von Millisekunden die Nebenniere, die sofort das Stresshormon Adrenalin ausschüttet. Adrenalin lässt das Herz rasen, den Blutdruck in die Höhe schießen sowie uns in Schweiß ausbrechen. Parallel zu diesen Reaktionen wird die Gefahrensituation bewertet, sie wird sozusagen einem Reality-Check unterzogen. Das geschieht ein kleines bisschen verzögert im Hippocampus, einer Hirnregion, in der Erinnerungen gespeichert werden.

Gehen wir zum Beispiel spazieren und es rast ein Hund auf uns zu, dann kann die unmittelbare Reaktion des Körpers Angst sein, also Adrenalinausschüttung, Herzrasen, Blutdruckanstieg und Schwitzen. Der Reality-Check ergibt, dass wir keine Angst haben müssen, denn es ist nur der Hund des Nachbarn, der freudig bellend auf uns zugerast kommt. Also Entwarnung – keine Lebensgefahr! Die Angstreaktion wird abgebrochen, der Körper darf sich wieder entspannen.

Angst ist sowohl angeboren als auch erlernt. Die genetische Angst ist in Hunderten Genen gespeichert. Aber auch diese Angst ist nicht in Stein gemeißelt. Das weiß man heute aus den Erkenntnissen der Epigenetik, einer jungen Wissenschaft, die den Einfluss von Umweltfaktoren auf das menschliche Erbgut erklärt. Es galt lange als undenkbar, dass Umwelteinflüsse, Erlebnisse und Traumata in der eigenen Biografie in die DNA eingeschrieben werden können, sie also verändern können. Doch das ist möglich! Informationen, die im Erbgut gespeichert sind, werden durch das An- oder Abschalten von Genen in Körperfunktionen und Eigenschaften umgesetzt oder nicht. Dadurch werden Informationen an die Nachkommen weitergegeben. In diesem Sinne ist auch Angst durch Erlebnisse formbar. Dieser Vorgang ist wichtig, weil sich dadurch der Mensch im Laufe der Jahrtausende immer wieder an seine Umwelt anpassen und als Spezies überleben konnte. Die erlernte Angst schützt vor neuen Gefahren und befähigt auch, mit ihr selbst umzugehen. Zudem können Ängste konditioniert werden. Wer als Kind von einem Hund gebissen wurde oder mehrmals schlechte Erfahrungen gemacht hat, entwickelt höchstwahrscheinlich eine tiefsitzende Angst vor Hunden, die im Erwachsenenalter weiter besteht.

Verschiedene Gesichter der Angst

Angst ist immer auch vom Zeitgeschehen abhängig. Aktuell haben Menschen Angst vor dem Krieg, vor Inflation und dem Klimawandel. Zumindest der Klimawandel ist eine moderne Angst, die die Menschen vor 100 Jahren noch nicht kannten. Früher hatten Menschen Angst vor Naturkatastrophen, hinter denen man den Unwillen der Götter vermutete, deren Zorn man geweckt hatte. Persönliche Lebensverhältnisse können Angst vor Arbeitslosigkeit, vor Krankheit oder, wie bei menopausalen Frauen, Angst vor dem Verlust von Attraktivität, Jugendlichkeit und Gesundheit sein.

Warum sich das Gefühl der Angst zu einer psychischen Störung entwickelt, hat unterschiedliche Gründe. Dazu gehören unter anderem veränderte Spiegel von Nervenbotenstoffen im Gehirn und der weiblichen Hormone. Der Neurotransmitter Dopamin beeinflusst Motivation, Wachheit, Konzentration und Bewegung. Die Botenstoffe Adrenalin und Noradrenalin steuern Aufmerksamkeit, Aktivität, Stress und Erregung. Serotonin ist unser Glückshormon.

Nicht jeder Mensch, der eine stark beängstigende Situation erlebt, entwickelt eine Angststörung. Manche Menschen sind für psychische Krankheiten anfälliger als andere. Die genetische Disposition, der Charakter, die Erziehung, individuelle Erfahrungen, Traumata sowie Stress über einen langen Zeitraum sind einige Gründe für die Entwicklung einer Angststörung. Auch die Kombination aus verschiedenen Ursachen ist häufig. Es existieren drei Formen der Angststörung:

Generalisierte Angststörung

Eine reale Ursache ist bei einer generalisierten Angststörung oft nicht auszumachen. Wer unter dieser Form der Angststörung leidet, ist dauerhaft besorgt oder angespannt. Oft besteht das Gefühl, allgemeine Sorgen nicht kontrollieren zu können. Darum treten Angstgefühle scheinbar aus dem Nichts auf. Begleitet wird das Gefühl unter anderem von Konzentrationsstörungen, Nervosität, Schwitzen und Einschlafstörungen. Wenn man Betroffene nach der Ursache ihrer

Angst fragt, dann berichten sie zum Beispiel von der für sie bedrohlichen Sorge um einen Angehörigen. Obwohl kein Anlass besteht, sind sie davon überzeugt, ihr Kind oder Partner könnte erkranken oder verunglücken.

Panikstörungen

Panikstörungen sind Angst vor der Angst. Ein Drittel aller Menschen erlebt im Leben eine Panikattacke, also eine plötzliche, sehr intensive Angstreaktion. Oft steigert sich das Gefühl von Sekunden oder innerhalb weniger Minuten dahin gehend, dass Gedanken und Körperfunktionen wie rasender Herzschlag, Atemnot und Schwitzen nicht mehr gesteuert werden können. Die Betroffenen glauben zu sterben, sind aber objektiv nicht in einer gefährlichen Situation. Die Angst bei Panikattacken kommt daher aus dem Nichts und bezieht sich oft nicht auf einen konkreten Anlass. Panikattacken sind aber meistens getriggert durch sehr belastende individuelle Situationen oder stressige Lebensphasen. Das bedeutet, die Panikattacke ist nicht vorhersehbar und stellt für die Betroffenen eine immense Belastung dar.

Phobien

Phobien sind klar definierte Ängste. Fast immer werden ungefährliche Situationen als gefährlich erlebt. Meist löst allein schon das Denken an die Situation körperliche Angstsymptome wie Herzrasen und Schwindel sowie Kontrollverlust aus. In diese Kategorie gehören die Flugangst oder die Angst vor Spinnen, vor Menschenansammlungen, vor geschlossenen Räumen wie Aufzügen und so weiter. Die Betroffenen verwenden meist viel Energie und Zeit darauf, zu verhindern, dass sie in die für sie als gefährlich eingeschätzte Situation kommen. Allein das belastet den Alltag enorm und kann zu großen sozialen Problemen führen.

Vom Gedankenkarussell zur Angstspirale

Wenn man sich schon länger mit seinen Ängsten auseinandersetzt und bemerkt, dass man aus der Angstspirale nicht mehr selbst herausfindet, dann ist es wichtig, sich professionelle Unterstützung und Hilfe zu holen. Die Angstspirale besteht darin, dass es eventuell – aber nicht immer – einen Auslöser für ein Gedankenkarussell gibt. Der Auslöser kann, muss aber gar nicht dramatisch sein. Es kann auch ein unterschwelliges, unbestimmtes Gefühl der Furcht sein oder eine beunruhigende körperliche Reaktion, die man selbst nicht einordnen kann. In der Folge entwickeln sich negative Gedanken, die sich verselbstständigen. Die Gedanken kreisen um das Thema oder werden intensiver. Daraus entwickelt sich das Gefühl der Angst.

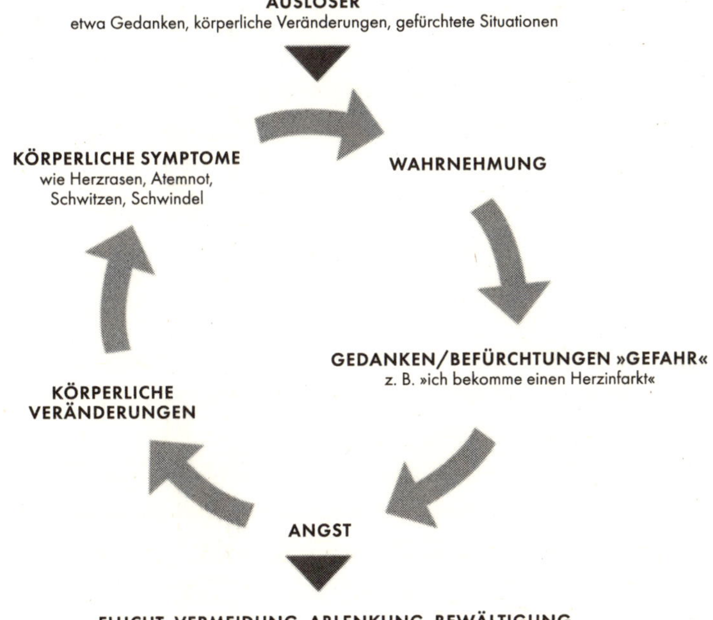

Als Reaktion möchte man flüchten und die Situation, die die Angst auslöst, vermeiden; man lenkt sich ab oder sucht nach einer Bewältigungsstrategie. Möglicherweise folgen tatsächlich Aktionen: Man flüchtet (Trennung in der Beziehung, Kündigung des Arbeitsplatzes, Umzug etc.), greift an (wird aggressiv, handgreiflich) oder erstarrt (zieht sich zurück, verlässt sein Bett oder Zuhause nicht mehr). Die Angst kann durch körperliche Symptome begleitet sein. Schlafstörungen, Schlaflosigkeit, Migräne, Schwindel und Herzrhythmusstörungen sind Beispiele für angstassoziierte chronische Symptome. Daher ist es wichtig, diesen Kreislauf unter Zuhilfenahme professioneller Unterstützung zu durchbrechen.

MEIN TIPP: PROFESSIONELLE HILFE IN ANSPRUCH NEHMEN

Reden Sie Ihre Angst nicht klein. Nehmen Sie professionelle Hilfe in Anspruch, wenn

- Sie seit Längerem unter Angst leiden,
- immer wieder Panikattacken auftreten,
- die Angst zu intensiv ist,
- sich ein Vermeidungsverhalten etabliert hat, Sie etwa Situationen oder Kontakte aus Angst vermeiden,
- Sie sich sozial isoliert haben und keine Freundinnen mehr treffen, nicht mehr ausgehen,
- Sie mit Medikamenten, Drogen oder Alkohol Ihre Angst bewältigen,
- Sie das Gefühl haben, die Angst nicht mehr kontrollieren zu können,
- Sie unter Ihrer Angst leiden,
- Ihr Umfeld unter Ihrer Angst leidet (Partner, Familie, Kollegen, Freunde),
- Sie Ihr Leben aufgrund der Angst nicht mehr als normal beschreiben würden.

Lesen Sie ab Seite 145, welche Therapien und Behandlungsoptionen bestehen.

TRAUER NACH TRENNUNG ODER VERLUST

Bei Frauen erhöht emotionaler Stress das Herzinfarktrisiko um 300 Prozent. Das Syndrom des gebrochenen Herzens (Takotsubo-Kardiomyopathie) tritt zu 95 Prozent bei Frauen auf. Frauen nehmen sich Trennungen, Scheidungen, Abschiede und den Verlust eines geliebten Menschen sehr zu Herzen. Betrachten wir zunächst das Thema Trennung auf der Gefühlsebene. Frauen leiden intensiver unter Liebeskummer nach einer Trennung als Männer. Das ist das Ergebnis einer Studie der Binghamton University in New York, für die Daten von mehr als 5700 Menschen aus 96 Ländern ausgewertet werden. Der Grund für den schmerzvolleren Leidensweg der Frauen: Sie investieren mehr Gedanken, Gefühle und eventuell Zeit in die Beziehung als Männer. Potenziell kann jede noch so kurze Beziehung für eine Frau eine Schwangerschaft und Kindererziehung bedeuten, deshalb sind sie emotional »immer« involvierter. Der Mann kann sich dagegen einem Flirt oder sexuellem Erlebnis folgenlos entziehen, wenn er will.

Andererseits: Frauen verarbeiten Trennungen schneller und besser, denn sie reden darüber. Sie teilen sich der Familie oder ihren Freundinnen mit oder suchen professionelle Hilfe, weil sie den Grund der Trennung verstehen wollen und aus dieser Erfahrung lernen möchten. Männer neigen eher dazu, sich zunächst abzulenken, um sich ihren schmerzhaften Gefühlen nicht stellen zu müssen. Sie interessieren sich eher selten für die Gründe, die zur Trennung geführt haben, sondern streben danach, dass ihr Leben wieder rasch so ist wie vorher.

Dieser unterschiedliche Umgang mit Trennung kann für die Verarbeitung eines wichtigen Abschieds im Leben einer Frau bedeutend sein: dem Ende ihrer Fruchtbarkeit. Viele Frauen empfinden eine tiefe Trauer über das Ende dieses Lebensabschnitts. In der Erinnerung wird er mit dem Gefühl der Jugendlichkeit, der körperlichen Gesundheit und der Unbeschwertheit gleichgesetzt. Diese Zeit ist nun unwiewderbringlich vorbei, das ist eine Tatsache. Die Gefühle des Verlustes beschreiben viele Frauen wie Liebeskummer.

Es ist sinnvoll und heilsam, sich jetzt mit Freundinnen und in der

Familie auszutauschen. Es ist wichtig, zu verstehen, welche hormonellen Vorgänge im Körper nun ablaufen, welche Erklärungsmodelle es für die Wechseljahre bei uns Menschen gibt (s. Seite 35) und dass das Ende der fruchtbaren Zeit eine neue, spannende Tür öffnet. Hinter dieser kann sich ein enormes Potenzial für die persönliche Entwicklung, für Weisheit und eine neue Schönheit verbergen.

EINSAMKEIT

Wenn Einsamkeit für Sie als Frau in den Wechseljahren ein großes Thema ist, so sind Sie nicht allein. Mit 11 Prozent ist die Rate der Menschen, die sich im Alter zwischen 46 und 65 Jahren einsam fühlen, sogar höher als die bei den Menschen zwischen 66 und 90 Jahren (8 Prozent).

In der Coronazeit haben viele Menschen Isolation und Einsamkeit erfahren, ob allein oder kollektiv. Weil Einsamkeit seitdem in allen Altersgruppen zugenommen hat, wurde 2022 das vom Bundesministerium für Familie, Senioren, Frauen und Gesundheit geförderte Kompetenznetz Einsamkeit (KNE) ins Leben gerufen. Dort wird untersucht, welche Faktoren ursächlich sind und welche Wege, die aus der Einsamkeit führen, gefördert werden können. Individuelle Faktoren für Einsamkeit sind Introvertiertheit als Teil der Persönlichkeit, emotionale Instabilität, Arbeitslosigkeit, Armut, Singledasein, Migrationshintergrund und Flüchtlingsstatus. Man spricht von sozialer Isolation, wenn die Sozialkontakte sehr gering sind oder fehlen. Soziale Isolation ist bei vielen Menschen der Grund für Einsamkeit, aber nicht bei allen, denn das Gefühl der Einsamkeit ist nicht notgedrungen mit sozialer Isolation verbunden. Wer einsam ist, fühlt sich allein, egal, ob er sich gerade in einer Gruppe aufhält, mit der Familie zu Abend isst oder einen großen Freundeskreis hat. Für das Gefühl der Einsamkeit ist Gesellschaft keine Bedingung. Es gibt Menschen, die gezielt die Einsamkeit suchen, etwa in einem Retreat oder Kloster. Sie erleben diese selbstgewählte Einsamkeit als sehr erfüllend.

Allerdings fühlen sich nach Trennungen und Scheidungen viele Menschen einsam. Der Anteil an Singlehaushalten wächst vor allem in den Großstädten. 2021 lebten in Deutschland mehr als 22,5 Millionen Menschen als Single, die meisten in den Gruppen der 20- bis 29-Jährigen sowie der über 70-Jährigen. Das Singleleben ist aber wie gesagt nicht gleichzusetzen mit dem Gefühl der Einsamkeit. Im Gegenteil: Man muss nicht allein sein, um sich einsam, unbeachtet und sozial isoliert zu fühlen. Häufig berichten Menschen, die in langjährigen Partnerschaften oder Ehen leben, dass sie unter fehlender Intimität und Nähe leiden, sich zunehmend nicht verstanden fühlen, emotional ausgeschlossen und nicht zugehörig. Es fehlen gemeinsame Interessen oder Hobbys, die Kinder sind aus dem Haus, Kommunikation findet nur noch rudimentär statt und Zärtlichkeit und Sex gar nicht mehr. Man lebt nebeneinander her oder aneinander vorbei. Wer in seiner Beziehung nicht mehr glücklich ist, fühlt sich einsam.

Ob zu zweit einsam oder allein: Einsamkeit stellt ein körperliches und seelisches Gesundheitsrisiko dar. Folgen können sein: chronischer Stress, Bluthochdruck, Schlafstörungen, Ängste, Depressionen, ein erhöhtes Risiko für Schlaganfall, Herzinfarkt, Übergewicht und chronische Schmerzen. Menschen, die sich jahrelang einsam fühlen, haben ein erhöhtes Sterberisiko um 26 Prozent, wie die Metaanalyse der Psychologin Julianne Holt-Lunstad von der Brigham Young University zeigen konnte. Sind sie zudem sozial isoliert, besteht ein um 29 Prozent erhöhtes Risiko zu sterben, und leben sie dann noch allein, steigt der Wert auf 32 Prozent.

Auch viele LGBTQIA+-Personen, also lesbische, schwule, bisexuelle, trans, queere, inter- und asexuelle Personen, fühlen sich einsam – entweder weil sie Ausgrenzung erfahren oder weil sie sich aus Angst vor negativen Reaktionen isolieren. Weitere Gründe für Einsamkeit sind Verluste von Freundschaften, eine Trennung, der Tod nahestehender Menschen und ein Umzug.

Einsamkeitsforscher raten dazu, soziale Kontakte zu Familienangehörigen, Freunden und Nachbarn zu pflegen oder neu zu knüpfen. Wenn man nicht berufstätig ist, kann ein ehrenamtliches Engagement, das Eintreten in einen Verein oder eine Selbsthilfegruppe Kontakte ermöglichen.

Für Betroffene gibt es öffentliche Angebote für soziales Kompetenztraining und Kontaktmöglichkeiten in Gruppen. Man sollte sich trauen, psychotherapeutische Hilfe in Anspruch zu nehmen, wenn man schon lange einsam ist. Denn Einsamkeit verändert die Gehirnleistung und erhöht das Risiko für Demenz. Das ist wissenschaftlich belegt. In einer Studie der Universitätsklinik Leipzig und des Max-Planck-Instituts für Kognitions- und Neurowissenschaften wurden über sechs Jahre Testreihen an mehr als 1900 gesunden Personen (je 50 Prozent Frauen und Männer) zwischen 50 und 82 Jahren durchgeführt. Dazu gehörten standardisierte Fragebögen, kombinierte kognitive Tests zu Gedächtnisleistung, Aufmerksamkeit und geistiger Flexibilität sowie MRT-Aufnahmen des Gehirns (Magnetresonanztomographie). Das Ergebnis: Bei Menschen über 50 Jahren, die wenige soziale Kontakte haben, nehmen die Struktur der grauen Hirnsubstanz sowie ihre kognitive Leistungsfähigkeit stärker ab als bei Menschen, die viele Kontakte haben. Zu den kognitiven Leistungen gehören unter anderem Aufmerksamkeit, Planen, Orientierung, Vorstellungskraft, Lernen und Erinnern. Die wichtige Information für Sie lautet: Diese Veränderungen des Gehirns setzen wahrscheinlich schon früh ein, ab 50 Jahren. Aber das muss nicht sein.

MEIN TIPP: BEI EINSAMKEIT HANDELN

Der erste Schritt ist oftmals der schwerste. Hier ein paar Tipps, wenn Sie sich einsam fühlen:

- Gehen Sie aus dem Haus.
- Pflegen Sie soziale Kontakte zu Familienangehörigen, Freunden und Nachbarn. Bestehen die nicht, knüpfen Sie an alte Verbindungen an.
- Knüpfen Sie Kontakte neu, indem Sie sich ehrenamtlich engagieren oder in einen Verein oder eine Selbsthilfegruppe eintreten.
- Nehmen Sie an einem sozialen Kompetenztraining teil.
- Nehmen Sie psychotherapeutische Hilfe in Anspruch.

DEPRESSION

Es gibt einen großen Unterschied zwischen Stimmungsschwankungen, bei denen Phasen von Traurigkeit oder depressiver Verstimmung auftreten können, und einer klinischen Depression. Das ist nicht dasselbe. Eine klinische Depression ist eine ernsthafte Erkrankung, die medizinisch behandelt werden muss. Sie beginnt meist schleichend; es ist darum umso wichtiger, mögliche Depressionssymptome bei sich selbst oder als Angehöriger, Kollege oder Kollegin bei dem anderen zu erkennen. Frühzeitige Hilfe von außen kann verhindern, dass der oder die Betroffene immer tiefer in dieses Krankheitsbild hineinrutscht mit all den Folgen, die eine Depression mit sich bringt.

Risiko und Ursachen

Studien konnten zeigen, dass psychosozial berufliche Belastungen, insbesondere ungünstige Arbeitsbedingungen, das Risiko für Depressionen und Angststörungen deutlich erhöhen. Man spricht in der Medizin auch hinsichtlich psychischer Erkrankungen von einer positiven Dosis-Wirkungs-Beziehung, in diesem Fall beeinflusst die Menge an Arbeitsbelastung das Depressionsrisiko.

Mit einem erhöhten Risiko für das Auftreten von Burn-out und Depression ist die Kombination von hohen Arbeitsanforderungen und geringem Tätigkeitsspielraum (»high strain«) gerade für Frauen gefährlich. Durch wenig soziale Unterstützung durch Kolleginnen und Kollegen und vor allem durch Arbeitsplatzunsicherheit steigt das Risiko für eine Depression um 39 beziehungsweise 51 Prozent.

Mögliche Ursachen sind eine genetische Disposition, Einsamkeit, Traumata, Stress, der nicht mehr kompensiert werden kann, und Lebenskrisen. Auch Kombinationen aus diesen verschiedenen Faktoren sind häufig. Das weibliche Geschlecht ist ebenfalls ein Risikofaktor, denn Frauen erkranken doppelt so häufig an einer Depression wie Männer.

Das passiert im Gehirn

Inzwischen sind Neurotransmitter gut untersucht, daher weiß man, dass ein Ungleichgewicht oder Mangel eine Depression auslösen kann. Neurotransmitter sind biochemische Botenstoffe, die in den synaptischen Spalt zwischen zwei Nervenzellen ausgeschüttet werden. Dadurch wird die Information im Gehirn übertragen. Ein Nervenbotenstoff ist zum Beispiel Acetylcholin, der bei Gehirnvorgängen wie Aufmerksamkeit, Lernen und Kommunikation ausgeschüttet wird. Ein weiterer Botenstoff ist das Serotonin. Es beeinflusst das Schmerzempfinden, den Schlaf-Wach-Rhythmus, den Appetit, unsere Stimmung, das Sexualleben sowie den Umgang mit Stress. Die sogenannte Monoamin-Hypothese vermutet, dass ein Ungleichgewicht oder ein Mangel im Serotoninhaushalt eine Depression auslösen kann.

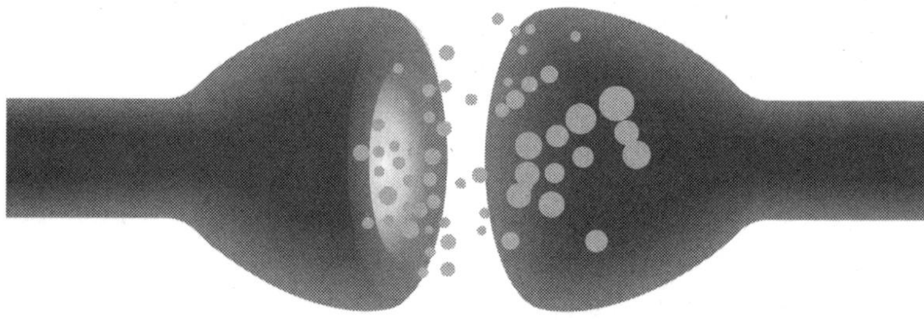

Es gibt Medikamente zur Behandlung der Depression, sogenannte SSRIs (Serotonin-Wiederaufnahmehemmer), die den Verbleib von Serotonin zwischen den Nervenzellen verlängern. Normalerweise wirken diese Medikamente erst nach zwei bis drei Wochen stimmungsaufhellend. Das Max-Planck-Institut für Kognitions- und Neurowissenschaften konnte allerdings zeigen, dass eine einzige Dosis des Wirkstoffs Escitalopram, eines der am häufigsten verschriebenen SSRIs, schon innerhalb weniger Stunden zu messbaren Veränderungen im Gehirn führt. Man vermutet, dass die Wahrnehmung von depressiven Patientinnen und Patienten sich intensiv auf negative Informationen konzentriert, dass SSRIs also wahrscheinlich immer zeitnah wirken, aber die Wirkung vom Patienten nicht subjektiv wahrgenommen wird.

Abgesehen von der Monoamin-Hypothese gilt auch die Menge von RNA-Molekülen als depressionsauslösend. Die Ribonukleinsäure (RNA) trägt Informationen über den Bauplan von Proteinen; sie ist im Zusammenhang mit dem Coronaimpfstoff bekannt geworden. Bestimmte Gruppen von RNA-Molekülen können Schaltkreise im Körper an- und ausschalten und somit bestimmen, welche Eiweiße, also Proteine, gebaut werden. Das ist entscheidend für Stoffwechsel- und Körpervorgänge wie Muskelaufbau oder Hormonproduktion. Es gibt aber auch stille RNAs, die nicht abgelesen werden und dadurch die Gesundheit beeinflussen können. New Yorker Wissenschaftler von der School of Medicine at Mount Sinai in New York fanden in Gehirnen verstorbener Frauen, die an schweren Depressionen gelitten hatten, große Mengen langkettiger RNAs. Im Tierversuch zeigten ausschließlich weibliche Mäuse mit hohen RNA-Spiegeln im Hirnareal für Emotionen ein ängstliches und depressives Verhalten. Bei schwer depressiven Frauen konnte zudem ein deutlich höherer Spiegel von zirkulierender RNA im Blut gemessen werden. Die Menge korrelierte mit der Schwere der Erkrankung. Man hofft nun, aus dieser Erkenntnis einen neuen Therapieansatz entwickeln zu können, also ein Medikament zur Senkung der langkettigen RNAs gegen Depressionen.

Depression und Wechseljahre

Unbestritten ist, dass das biologische Geschlecht die Gesundheit von Frauen beeinflusst. Dazu gehört auch die weibliche Hormonkonstellation. In den Wechseljahren fehlen die an spezielle Östrogenrezeptoren im Gehirn bindenden Hormone. Darum haben Östrogenschwankungen in den Wechseljahren unmittelbare Auswirkungen auf verschiedene Gehirnregionen. Das haben die Direktorin der Women's Brain Initiative Lisa Mosconi vom Weill Cornell Medical College in New York und ihr Team mittels vieler Tausender PET-CTs untersucht. Bei der Positronen-Emissions-Tomografie, einem Untersuchungsverfahren aus der Nuklearmedizin, erhält die Patientin eine minimale Dosis von radioaktiv angereichertem Zucker, der sich in den Geweben verteilt. Die

Stoffwechselaktivität wird so in den Aufnahmen sichtbar, man sieht also, ob der Zuckerumsatz krankhaft gesteigert ist. Daraus schließt man Folgendes: Im Hypothalamus wird unter anderem die Körpertemperatur geregelt. Wenn Östrogene hier fehlen, gerät die Regulation der Körpertemperatur aus dem Lot, und Hitzewallungen treten auf. Fehlen Östrogene im Hirnstammgewebe, kann das Schlafstörungen zur Folge haben. Fehlen Östrogene in der Amygdala, einer Gehirnregion für Emotionen, dann können Stimmungsschwankungen zunehmen. Besteht ein Östrogenmangel im Hippocampus, dem Gehirnzentrum für Erinnerungen, dann können Erinnerungslücken die Folge sein.

Bei Frauen, die starke und schwerwiegende Wechseljahresbeschwerden haben oder durch eine Operation oder medikamentös in die Menopause kommen, ist ein erhöhtes Depressionsrisiko zu beobachten. Auch wer vorher in seinem Leben schon eine Depression hatte, unter gesundheitlichen Problemen leidet, eine negative Einstellung zum Thema Menopause hat, in schweren familiären Verhältnissen lebt oder große Probleme wie Eheprobleme hat, ist in den Wechseljahren stärker depressionsgefährdet. Studien zeigen allerdings, dass der Höhepunkt bei Frauen für Depressionen in ihren 30ern liegt, nicht in den 40ern oder 50ern. Die gute Nachricht laut Melbourne Women's Midlife Health Project und neuerer Studien lautet: Tatsächlich nimmt die Erkrankungshäufigkeit für Depressionen nach der Menopause ab. Frauen geht es nach der Menopause (wieder) mental und psychisch besser.

Wie erkennt man eine Depression?

Typisch sind eine gedrückte, traurige Stimmung sowie Antriebslosigkeit. Man schafft es morgens nicht aus dem Bett, fühlt sich innerlich leer, es gibt keine Ziele, alles ist *on hold*, nichts geht mehr in Beruf, Privatleben und Freundeskreis. Depressive Menschen erfreuen sich an nichts mehr, sie fühlen sich, als wenn ihnen der Stecker gezogen wurde. Jeder Schritt im Alltag kostet Energie, die kaum aufgebracht werden kann. Die Betroffenen berichten von einem großen schwarzen Loch. Dieses schwere Gefühl hält Tag und Nacht an. Schlafstörungen sind ebenfalls typisch. Menschen, die unter einer Depression leiden, sagen meistens auch, dass sie nichts mehr fühlen. Das Essverhalten ist gestört, entweder haben die Betroffenen keinen Appetit mehr oder sie essen wahllos. Das Selbstvertrauen schwindet.

Wenn schwere, traurige Gefühle über drei bis vier Wochen anhalten und den Alltag und das Leben fortdauernd beeinträchtigen, dann ist es wichtig, diesen Zustand ärztlich abklären zu lassen. Oft beginnt eine Depression mit Schlafstörungen und Schlaflosigkeit über mehrere Wochen. Wenn während dieser Zeit noch zusätzlich zwei weitere der genannten Symptome auftreten, dann ist eine Depression wahrscheinlich.

MEIN TIPP: AUF SYMPTOME ACHTEN

Suchen Sie sich Hilfe, wenn die folgenden Symptome – gerade in Kombination – über zwei bis drei Wochen anhalten:

- anhaltende Schlafstörungen
- unerklärliche, anhaltende Traurigkeit
- Interesselosigkeit, auch für Dinge oder Menschen, die man eigentlich liebt
- Hoffnungslosigkeit, Pessimismus
- Energieverlust, große Müdigkeit
- Appetitlosigkeit oder großer Appetit, damit einhergehend ungewollte Gewichtsabnahme oder Gewichtszunahme
- Meiden sämtlicher Aktivitäten, man mag sich auch nicht mehr unterhalten
- Gefühl der Wertlosigkeit, Schuldgefühle
- Konzentrationsstörungen, Entscheidungsschwierigkeiten
- Todesgedanken, Todessehnsucht, Suizidgedanken, -pläne und -versuche
- Libidoverlust
- Kopfschmerzen, unerklärliche Schmerzen, Verdauungsprobleme
- Selten können auch Unruhe und Hyperaktivität als Zeichen einer Depression auftreten.

Diagnose und Behandlung von Depression

MEIN TIPP: SICH HILFE SUCHEN

Wenn Sie selbst unter Depressionen leiden, können Sie sich in Deutschland per Chat, E-Mail oder telefonisch kostenlos und anonym unter 0800 111 0 111 beraten lassen. Ein muslimisches Beratungstelefon gibt es rund um die Uhr unter 030 44 35 09 821 (oder wenn Sie vom Ausland anrufen unter 0049 30 44 35 09 821). In Österreich können Sie sich unter der Telefonnummer 142 beraten lassen, in der Schweiz hilft die »Dargebotene Hand« unter der Telefonnummer 143.

Depressionen werden in leicht, mittel und schwer eingeteilt. Bei einer schweren Depression kommen zu den psychischen Symptomen oft noch körperliche Symptome wie Schmerzen, Verdauungsstörungen, Zyklusstörungen oder Impotenz hinzu. Schwer depressive Menschen empfinden sich als wertlos und werden von Schuldgefühlen geplagt. Die Gedanken kreisen um Suizid. Depressive Patientinnen und Patienten haben im Vergleich zur Allgemeinbevölkerung eine etwa zweifach erhöhte Sterblichkeit und eine durchschnittlich um 7 bis 14 Jahre reduzierte Lebenserwartung. Depressive Episoden zählen zu den häufigsten Einzeldiagnosen. Das zeigt die Angabe der Arbeitsunfähigkeitstage. Auch bei Frühverrentung und verminderter Erwerbsfähigkeit spielen depressive Störungen eine übergeordnete Rolle.

Im Mai 2023 wurde die Leitlinie für die Diagnostik und Behandlung bei der Depression – medizinisch spricht man von unipolarer Depression – grundlegend überarbeitet. Berücksichtigt wurden die Behandlungs- und Erkrankungsphasen sowie der Schweregrad der Depression. Neu hinzugenommen haben die Verfasser unter anderem moderne Ane gebote im Internet und auf mobilen Geräten, man spricht hier von Internet- und mobilbasierten Interventionen. Auch Empfehlungen zur Behandlung mit dem Narkosemittel Esketamin, zur Magnetstimulation, zu psychosozialen Therapien, zur Rehabilitation sowie weiteren Therapien sind in diesen neuen Leitlinien enthalten. Abrufbar ist die Leitlinie unter www.leitlinien.de/depression.

Daraus wird klar, dass es heutzutage viele wirkungsvolle Unterstützung und Therapieoptionen für depressive Menschen gibt. Unterschiedliche ärztliche und therapeutische Einrichtungen wie Hausarztpraxen, psychotherapeutische Kliniken, Psychologen sowie komplementäre Einrichtungen arbeiten fachübergreifend zusammen. Das ist ein großer Fortschritt!

ESSSTÖRUNGEN UND SUCHTERKRANKUNGEN

Vorübergehender Appetitverlust ist eine (normale) Begleiterscheinung bei Trauer oder nach einer Trennung. Die Waage zeigt einige Kilos weniger an, der Appetit kommt nach einiger Zeit zurück, und das Körpergewicht stabilisiert sich wieder. Im Gegensatz dazu sind Essstörungen krankhafte Veränderungen des Essverhaltens, denen meistens eine psychische Ursache zugrunde liegt.

Verschiedene Gesichter der Essstörungen

Essstörungen treten auch im mittleren Lebensalter auf. Zwar ist die Erkrankungsrate bei über 40-jährigen Frauen halb so groß wie bei Mädchen und jungen Frauen, aber es kann sogar sein, dass die Essstörung in den Wechseljahren zum ersten Mal, also neu, auftritt. Therapeutinnen und Therapeuten stellen dann häufig fest, dass es sich um eine nicht therapierte Essstörung handelt, die schon seit der Pubertät besteht, also quasi schon »immer«. Wer in seiner Jugend unter einer Essstörung litt, sollte achtsam dafür sein, wenn sich das Essverhalten in den Wechseljahren (wieder) ändert, damit man nicht in einen Rückfall hineinschlittert.

Betroffene mit einer Essstörung verheimlichen diese Erkrankung oft aus Scham. Sie wird bei erwachsenen Frauen häufig übersehen, weil auch viele Ärzte und Ärztinnen eine Bulimie oder Magersucht immer mit der Pubertät in Verbindung bringen. Aber wie die Pubertät für die Heranwachsende, so sind die Wechseljahre für die gestandene Frau eine herausfordernde, mitunter überwältigende Lebensphase. Viele durch die Hormonveränderungen ausgelöste Symptome entziehen sich der eigenen Kontrolle und verursachen Ängste und Unsicherheit. Die Kinder ziehen aus, die Beziehung ist eingeschlafen, Einsamkeitsgefühle sind belastend, die Schönheit verändert sich. Viele Frauen sind unzufrieden mit ihrem Körper, haben eventuell mit dem Thema Gewichtszunahme zu kämpfen, das Älterwerden rückt näher.

Wenn das Leben sich so stark verändert, versuchen Frauen, die eine Essstörung entwickeln, die Kontrolle über ihre Ernährung und ihr Körpergewicht zu behalten. Keine Frau (und auch kein Mann) braucht sich für diese Art der Erkrankung zu schämen. Man sollte aber alarmiert sein, eben weil nicht nur Jugendliche Essstörungen bekommen.

Binge-Eating-Störung

Die Binge-Eating-Störung ist mit 2 Prozent hierzulande die häufigste Essstörung. Sie nimmt mit steigendem Lebensalter zu. Es bestehen periodische Heißhungeranfälle, umgangssprachlich sagt man »Fressanfälle«. Sie unterliegen keinerlei Kontrolle. Im Gegensatz zur Bulimie wird das Essen nicht wieder erbrochen, und es wird auch nicht exzessiv Sport getrieben.

Man leidet unter einer Binge-Eating-Störung, wenn

- mindestens ein Essanfall pro Woche über einen Zeitraum von mindestens drei Monaten auftritt,
- sich die Anfälle der eigenen Kontrolle entziehen und man unter seinem Verhalten leidet.

Darüber hinaus muss noch mindestens eines der folgenden Symptome auftreten:

- Man isst hastig, ohne Hungergefühl.
- Man isst weiter bis zu einem starken Völlegefühl.
- Man isst nicht in Gesellschaft, sondern bevorzugt allein, weil man sich schämt.
- Man leidet nach dem Essanfall unter Schuldgefühlen.
- Man ekelt sich vor sich selbst oder ist depressiv verstimmt.

Die Folge einer Binge-Eating-Störung ist starkes Übergewicht (Adipositas). Man sollte sich daher unbedingt in therapeutische Hände begeben. Mit Übergewicht geht ein erhöhtes Risiko einher, an Krankheiten wie Diabetes Typ 2, Herz-Kreislauf-Erkrankungen, Bluthochdruck, Schlaganfall oder Gelenkproblemen zu erkranken. Oft liegt der Essstörung auch ein ernstes auslösendes psychisches Thema zugrunde, das mit professioneller Hilfe identifiziert und aufgearbeitet werden kann. Lösungsansätze sind: Entspannungstechniken, das Erlernen des Bodyscans im Rahmen von MBSR, also achtsamkeitsbasierter Stressreduktion, oder gegebenenfalls die Einnahme eines Medikaments wie eines Antidepressivums.

Bulimie

Bei dieser Essstörung wird nach Essattacken die aufgenommene Nahrung bewusst wieder erbrochen. Zusätzlich neigen viele Betroffenen dazu, regelmäßig Appetitzügler und/oder Abführmittel einzunehmen. Die Betroffenen haben Angst, zu dick zu sein oder zu werden.

Auch die Bulimie kann durch Belastungen wie Umzug, Schulwechsel, Scheidung der Eltern, Tod eines nahestehenden Verwandten oder dem Druck durch ein schlankes Schönheitsideal ausgelöst werden. »Vorbilder« in den sozialen Medien, die ein oft gefaktes Schlankheitsideal favorisieren, befeuern die Verbreitung dieser Essstörung. Man sollte sich bewusst machen, dass die meisten Celebritys vor wichtigen Auftritten kurzfristig ihre Figur in Form bringen, aber viele nicht dauerhaft so schlank und dünn sind, wie sie vorgeben zu sein. Außerdem sind die Figuren (und Gesichter) auf Social Media fast alle bearbeitet. Taille, Hüfte, Oberschenkel – es gibt nichts am weiblichen Körper, das nicht per Computerklick verschlankt werden kann und wird. Therapeuten sehen heutzutage die Ursachen von Bulimie und Anorexie daher vor allem auch in der Flut der unrealistischen Medienbilder.

Je nach Schweregrad der Bulimie treten Nährstoffmangel, Zyklusstörungen, Hautprobleme, Unterernährung mit Mangelerscheinungen, Kaliummangel mit Herzrhythmusstörungen, Nierenschäden und viele weitere gesundheitsgefährdende Folgen auf. In der Regel erfolgt die Therapie einer Bulimie ambulant. Wie bei allen Essstörungen muss die Betroffene realisieren, dass sie eine Essstörung hat; sie muss willens sein, den Teufelskreis zu beenden. Unterschiedliche Therapien sind möglich wie Familientherapie, Verhaltenstherapie oder Psychoanalyse. Die Behandlung kann als Einzeltherapie oder Gruppentherapie stattfinden, mit oder ohne Einbeziehung der Familie.

Für Frauen in den Wechseljahren, die bulimisch sind oder eine Bulimie neu entwickeln, empfehlen sich insbesondere zwei Therapieansätze: die kognitive Verhaltenstherapie und die interpersonale Therapie (IPT). Im Rahmen der kognitiven Verhaltenstherapie werden das Selbstbewusstsein der Patientin und ihre Einstellung und Überzeugung zum eigenen Körper gestärkt; Gespräche zum Thema Aussehen und Schönheit sowie zum Essen stehen im Mittelpunkt. Bei der interpersonalen Therapie werden die Folgen der Essstörung für das persönliche Beziehungs- und Sozialleben beleuchtet. Welche Belastung bedeutet die Erkrankung für die Partnerbeziehung und das soziale Umfeld? Was bedeutet die Bulimie für die Beziehungsfähigkeit und zwischenmenschliche Konflikte? Auch die Rollenidentität wird angeschaut, denn viele Frauen haben jetzt Schwierigkeiten mit dem Hineinfinden in eine neue, altersgerechte Rolle. Ab Mitte 40/50 und älter ist man kein Mädchen oder keine junge Frau mehr. Frühere Rollen müssen nicht mehr erfüllt werden. Durch eine Therapie kann das Loslassen von diesen Rollenbildern gelingen, die nicht mehr passen. Viele Frauen empfinden dies als Erleichterung.

Gegebenenfalls setzen Therapeuten vorübergehend im Rahmen der Behandlung zusätzlich ein antidepressiv wirksames Medikament ein. Es hat sich in vielen Fällen als wirksam erwiesen, auch wenn die Patientinnen nicht zusätzlich depressiv sind.

Anorexie

Auch der Anorexie, der Magersucht, liegt eine psychische Erkrankung zugrunde. Die Betroffenen werden immer dünner. Jungen haben zwar in den letzten Jahren in der Statistik aufgeholt, aber immer noch ist die Anorexie eine weibliche Erkrankung. Nur jeder zwölfte Magersüchtige ist männlich.

Bei der Anorexie ist die Wahrnehmung des eigenen Körpers gestört. Man spricht von Körperbildstörung. Die Betroffene sieht einen subjektiv anderen, fülligeren Körper, wenn sie in den Spiegel schaut. Das Essen wird zwanghaft kontrolliert. Um jede Kalorie wieder abzutrainieren, wird exzessiv Sport getrieben.

Die Ursache für die Anorexie liegt oft sehr tief in der Psyche, das Frauwerden wird körperlich abgelehnt, und/oder es kann ein Erleben von Missbrauch, Gewalt, Tod oder Verlust eines Familienmitglieds, Trennung oder Trauma ursächlich sein. Fast alle Patientinnen und Patienten haben Angst vor Kontrollverlust. Das Gefühl der Kontrolle über die Nahrungszufuhr und den eigenen Körper gibt Sicherheit. Die Therapie ist schwierig, da so gut wie kein Leidensdruck besteht, denn die Patientinnen finden ihr Essverhalten und ihren Körper normal. Neben dem psychisch Vergrabenen können verschiedene Faktoren eine Anorexie begünstigen: eine genetische Disposition, ein gestörtes Essverhalten in früher Kindheit, frühe und strenge Diäten, ein niedriges Selbstwertgefühl, emotionale Labilität, das vorherrschende schlanke Schönheitsideal, der Druck durch die Peergroup, Sorgen um Aussehen, Figur und Gewicht, die Pubertät mit ihren hormonellen Veränderungen. Bei Frauen in den Wechseljahren ist es häufig die Angst vor dem Älterwerden.

Durch die mangelnde Versorgung mit lebenswichtigen Nährstoffen leiden die meisten Patientinnen körperlich unter Nährstoffmangel, Hormonstörungen, Osteoporose, Haarausfall, Amenorrhoe (die Regel bleibt aus), Hautproblemen, Haarflaum im Gesicht und an den Unterarmen (Lanugo-Behaarung) und Herzproblemen. Psychische Symptome sind Angststörungen, Depression sowie Zwangshandlungen. Die Therapie in einer Klinik und damit eine stationäre Behandlung sollte erfolgen, wenn das Körpergewicht niedrige, lebensgefährliche Ausmaße annimmt. Eine in der Fachzeitung *The Lancet* im Jahr 2022 veröffentlichte Studie einer Fünf-Jahres-Beobachtung von Patienten und Patientinnen an der Psychosomatischen Klinik der Universitätsklinik Heidelberg konnte zeigen, dass auch ambulante Therapien wirkungsvoll sind. Wichtig ist die frühestmögliche therapeutische Begleitung mit Schwerpunkt auf der Gewichtszunahme.

Die Behandlung einer Anorexie sollte immer in einer auf Essstörungen spezialisierten Klinik erfolgen. Die Behandlung umfasst drei Säulen. Die erste Säule betrifft das Gewicht und das Essverhalten. Die Patientinnen haben ein verzerrtes Bild davon, wie groß eine normale Portion ist, wie viele Kalorien und wie viele Kilos auf der Waage ihrem Alter entsprechend normal sind. Die Gewichtszunahme sowie das Erkennen normalen Essens stehen entsprechend im Vordergrund. Die zweite Säule besteht in der psychotherapeutischen Arbeit: Welches Thema liegt tief versteckt der Essstörung zugrunde? Die dritte Säule ist das Vermeiden von Rückfällen. Auslösende und die Krankheit aufrechterhaltende Faktoren der Anorexie werden identifiziert und angegangen.

Suchterkrankungen

Bei einer Sucht entwickelt man das zwanghafte Bedürfnis beziehungsweise das Verhalten, über einen Stimulus das Belohnungszentrum im Gehirn zu aktivieren. Der Drang ist unwiderstehlich und erzeugt im Gehirn ein Glücksgefühl. In dem Sinne sind Suchtmittel nicht nur Substanzen wie Drogen und Alkohol, sondern auch Maßnahmen wie bei einer Sportsucht, beim Workaholic oder bei der Sexsucht.

Alkohol

Ein Gläschen in Ehren kann niemand verwehren – wirklich nicht?! Natürlich ist es nett, wenn man hin und wieder ein Glas Wein zum Abendessen trinkt oder mit Freundinnen um die Häuser zieht. Von dem schweizerisch-österreichischen Arzt Paracelsus (wahrscheinlich

1493–1541) stammt der in der Medizin vielzitierte Satz: »Allein die Dosis macht, dass ein Ding kein Gift ist.« Die Menge ist also entscheidend.

Alkohol (Ethanol) ist ein Beruhigungsmittel. Es verlangsamt die Gehirn- und Nervenfunktion. Genau diese beruhigende Wirkung auf das Gehirn schätzen wir, wenn wir Alkohol trinken. Wir möchten, dass der Stress nachlässt, wir lustig und ein bisschen enthemmt werden. Wir wollen Spaß haben, wenn wir Alkohol trinken, die Alltagssorgen oder die Traurigkeit sollen für einen Moment vergessen werden.

Alkohol ist das am weitesten verbreitete Suchtmittel. Es ist wie Marihuana eine Droge. Hierzulande geben 12,8 Prozent der Frauen laut Bundeszentrale für gesundheitliche Aufklärung an, Alkohol in gesundheitlich schädlichem Maße zu trinken. Man spricht von riskantem Konsum, der für Frauen bei täglich mehr als 12 Gramm Reinalkohol liegt. Zur Orientierung: Diese Menge ist bereits in einem kleinen Glas Bier oder in 0,1 Liter Wein enthalten. Bei Männern liegt der riskante Konsum bei der doppelten Menge Reinalkohol, da sie eine größere Muskelmasse haben und Alkohol in der männlichen Leber besser abgebaut wird.

Nach DSM-5-Kriterien (Diagnostic and Statistical Manual of Mental Disorders), einer Klassifikation für psychische Störungen, gelten 1,2 Prozent der Frauen in Deutschland als alkoholabhängig. Im Jahr 2022 wurden laut BARMER-Analyse 467 000 Frauen mit Alkoholsucht stationär behandelt. Viele Menschen benutzen Alkohol, um besser zu schlafen. Das ist aber ein Trugschluss. Wir schlafen vielleicht schneller ein, aber Alkohol enthält hohe Mengen an Zucker, und der muss abgebaut werden. Dadurch kommt es zu Blutzuckerschwankungen, die das Durchschlafen verschlechtern. Durch den Blutzuckerabfall ist der Schlaf unruhiger, und man wacht leichter auf. Gerade wenn Sie in den Wechseljahren unter Durchschlafstörungen leiden, ist es sinnvoll, den Alkoholkonsum zu überdenken und nicht zum Glas Wein zu greifen, insbesondere nicht als Einschlafhilfe.

Wer regelmäßig ein Glas Wein braucht, damit er oder sie nach einem stressigen Tag runterkommt, mag das kurzfristige Gefühl der Entspannung genießen. Aber Alkohol ist nicht der adäquate Stoff, um die

(Lebens-)Themen Stress, depressive Gedanken und Verstimmungen zu lösen. Es ist eine Methode, mit der man Gefahr läuft, vom Alkohol abhängig zu werden, und das schneller, als man denkt. Die Grenze zur Gesundheitsgefährdung ist oft dünn und verführerisch gefährlich, denn Alkohol zu trinken, ist eine gesellschaftlich akzeptierte, etablierte und leider weit verbreitete Angewohnheit.

Alkohol wirkt grundsätzlich bei Frauen stärker und schneller, weil er in der Leber abgebaut wird und dieser Vorgang bei Frauen wie gesagt langsamer als bei Männern geschieht. Alkoholbedingte gesundheitliche Schäden haben bei Frauen auch größere Ausmaße, und Frauen werden zudem in einer sehr viel kürzeren Zeit alkoholabhängig.

Alkohol wird in den Wechseljahren noch einmal schlechter vertragen. Die weiblichen Hormone werden in der Leber verstoffwechselt, also abgebaut, und konkurrieren hier mit dem Alkohol. Bei einer Östrogendominanz, das heißt, wenn im Verhältnis die Östrogenspiegel im Blut hoch sind, scheint dies die Aufnahme des Alkohols in der Leber zu verzögern. Bleibt Alkohol länger im Blut, gelangt der über die Blut-Hirn-Schranke ins Gehirn und sorgt dort für das Gefühl der Trunkenheit. Grundsätzlich verschlimmert Alkohol alle Wechseljahresbeschwerden, seien es Hitzewallungen, Schlafstörungen, nächtliche Schweißattacken, Herzrhythmusstörungen, plötzliches Herzrasen, Brainfog oder Konzentrationsstörungen.

MEIN TIPP: AUF REGELMÄSSIGEN ALKOHOLKONSUM VERZICHTEN

Beobachten Sie, wie Ihr Körper auf Alkohol reagiert. Wenn sich Wechseljahressymptome nach einem Glas verschlechtern, dann ist ein Auslassversuch ratsam. Viele Frauen berichten von einem Aha-Erlebnis, wenn sie auf Alkohol verzichten, weil ihnen dieser Zusammenhang nicht bewusst war. Natürlich lohnt sich Alkoholverzicht grundsätzlich immer – für Frauen und Männer!

Alkohol fördert bei postmenopausalen Frauen zudem den Verlust von Muskelmasse. Muskeln sind keine Männerangelegenheit, es geht hier nicht um Bodybuilding. Muskeln stabilisieren die Knochen und verbrennen Kalorien. Sie helfen dabei, das Gewicht zu halten, und schützen vor Osteoporose und einer erhöhten Sturzgefahr im Alter. Aus diesen Gründen ist es so wichtig, ab 40 Jahren aktiv die Muskeln zu trainieren und so dem natürlichen Muskelabbau entgegenzuwirken. Regelmäßiger Alkoholkonsum lässt weiterhin das Risiko für viele Krebsarten steigen, und zwar dosisabhängig. Das bedeutet, je mehr Alkohol man trinkt, desto stärker erhöht sich das Risiko für Brustkrebs, Darmkrebs, Bauchspeicheldrüsenkrebs, Kehlkopf- und Speiseröhrenkrebs.

Und wann spricht man nun von einer Sucht? Alkoholabhängig ist man, wenn Alkohol das eigene Leben bestimmt und es immer schwieriger wird, das Verlangen nach Alkohol zu kontrollieren. Umgangssprachlich spricht man von Alkoholsucht. Es gibt festgelegte Kriterien für die Alkoholabhängigkeit. Wenn drei oder mehr der folgenden Kriterien während des letzten Jahres gleichzeitig vorhanden waren, dann geht man von einer Abhängigkeit aus:

- Man verspürt einen starken Wunsch oder Zwang, den Alkohol zu konsumieren.
- Man hat wenig oder keine Kontrolle beim Konsum, sowohl in Bezug auf den Zeitpunkt, also wann man am Tag mit dem Trinken von Alkohol beginnt, als auch auf die Menge und wann man aufhört zu trinken.
- Man leidet unter körperlichen Entzugserscheinungen, wenn kein Alkohol zur Verfügung steht oder die Menge reduziert wird.
- Man entwickelt eine Toleranz, das heißt, es muss eine immer größere Menge Alkohol getrunken werden für die gleiche Wirkung.
- Das Leben wird für den Alkohol eingeschränkt, seien es Hobbys, Interessen oder Sozialkontakte.
- Trotz Folgeschäden wie einer Leberschädigung oder Arbeitslosigkeit oder Scheidung wird weiter Alkohol konsumiert.

Warum wird jemand eigentlich alkoholabhängig? Nach heutigem Stand der Wissenschaft gibt es kein klassisches Suchtgen, aber es gibt Gene, die das Konsumverhalten beeinflussen. Jemand, der Alkohol gut verträgt und regelmäßig mehr trinkt, hat ein höheres Risiko für eine Alkoholabhängigkeit. Jemand, der Alkohol schlecht verträgt und schon nach einem halben Glas unter Schwindel oder unter Kopfschmerzen leidet, wird eher die Finger davon lassen. Soziale Aspekte wie das Trinkverhalten in der Ursprungsfamilie, die Teilhabe an gesellschaftlichen oder beruflichen Zirkeln, in denen Alkoholkonsum praktiziert oder sogar erwartet wird, schwierige Lebensumstände, Traumata, (Existenz-)Ängste, Arbeitslosigkeit, Beziehungsprobleme, psychische Probleme in den Wechseljahren etc. können eine Alkoholabhängigkeit fördern.

Diese Erkrankung betrifft Menschen in allen Gesellschaftsschichten. Die gesellschaftliche Akzeptanz ist kulturell geprägt. In skandinavischen Ländern ist es eher akzeptiert, wenn jemand mal stark betrunken ist, als wenn jemand täglich Alkohol trinkt. Letzteres wird mit einem Alkoholproblem in Verbindung gebracht. In südeuropäischen Ländern ist ein Glas Alkohol zum Essen Teil der Kultur, Betrunkenheit dagegen verpönt. Es ist wichtig, im ersten Schritt zu erkennen, dass man ein Alkoholproblem hat. Im zweiten Schritt ist es wichtig, sich aktiv dafür zu entscheiden, dass man abstinent werden möchte. Je früher die Problematik erkannt und behandelt wird, desto besser sind die Chancen, vom Alkohol loszukommen. Therapeuten und Suchtberatungsstellen können den Prozess des Entzugs in allen Phasen begleiten. Selbsthilfegruppen sind eine wirkungsvolle Option, weil sie einen geschützten Rahmen bieten, in dem die Betroffenen mit ihrer Sucht nicht bewertet und abgewertet werden. Sie merken außerdem, dass nicht nur sie allein dieses Problem haben. Im Anhang finden Sie Anlaufstellen (s. Seite 274).

Medikamentenabhängigkeit

Laut Techniker Krankenkasse sind mehr als zwei Drittel der medikamentenabhängigen Personen hierzulande Frauen, insbesondere Frauen im mittleren und höheren Alter. Das Bundesgesundheitsministerium nennt die Zahl von 2,9 Millionen Menschen hierzulande mit einem erhöhten Medikamentenkonsum.

Frauen leiden häufiger unter Depressionen, Schlaf- und Angststörungen sowie chronischen Schmerzen als Männer, sie bekommen daher häufiger Medikamente verschrieben. Auch nehmen Frauen in stressigen, psychisch belastenden Situationen eher eine Tablette ein, Männer greifen eher zum Alkohol. Neben Schmerzmitteln, Schlafmitteln und Opiaten sind Appetitzügler eine weitere Medikamentengruppe mit einem hohen Abhängigkeitspotenzial. Appetitzügler enthalten Amphetamine, das ist ein synthetischer Stoff zur Leistungssteigerung. Darum pusht es gleichzeitig auf. Aber nicht nur rezeptpflichtige, sondern auch frei verkäufliche Medikamente können abhängig machen. Die Medikamentenabhängigkeit geschieht meist schleichend.

Wie erkennt man, dass eine Abhängigkeit besteht? Wenn folgende Kriterien zutreffen, geht man von einer Medikamentenabhängigkeit aus:

- Das Medikament wird länger eingenommen als verordnet. (Rezeptfreie Schmerzmittel sollten nicht länger als drei Tage hintereinander eingenommen werden und nicht mehr als zehnmal im Monat.)
- Das Verlangen, das Medikament einzunehmen, kann nicht unterdrückt werden.
- Man greift bei Stress und in belastenden Situationen sofort zum Medikament, um die innere Unruhe, Nervosität und Angespanntheit zu betäuben.
- Man schafft es allein nicht, vom Medikament loszukommen oder die Dosis zu reduzieren.
- Man vernachlässigt soziale Beziehungen, Hobbys oder berufliche Aktivitäten aufgrund der Medikamentenabhängigkeit.

Sollten Sie dieses Verhalten an sich feststellen, dann konsultieren Sie Ihre Hausarztpraxis oder eine Beratungsstelle für Suchterkrankungen, Anlaufstellen stehen im Anhang (s. Seite 274).

MEIN TIPP: MEDIKAMENTE NICHT SELBSTSTÄNDIG ABSETZEN

Auf keinen Fall sollte – gerade bei Opiaten und starken Schmerzmitteln – das Medikament ohne ärztliche Begleitung abgesetzt werden. Denn das abrupte Absetzen vor allem von Benzodiazepinen und Opioiden kann lebensgefährlich sein. Körperliche Entzugserscheinungen sind Schweißausbrüche, zitternde Gliedmaßen, Krampfanfälle, starke Schmerzen, Übelkeit und Erbrechen.

Bei einem Entzug erstellt der Arzt oder die Ärztin zusammen mit dem oder der Betroffenen einen Plan für das kontrollierte Absetzen des Medikamentes. Wenn dies ambulant nicht möglich ist, etwa bei einem körperlichen Entzug, dann ist der Aufenthalt in einer psychiatrischen Klinik oder Entzugsklinik unumgänglich. Eine begleitende Therapie ist immer angeraten, um die Ursachen der Medikamentenabhängigkeit herauszufinden und zu lösen. In der kognitiven Verhaltenstherapie lernt man den »richtigen« Umgang mit den Auslösern, das heißt, wie man diese rechtzeitig erkennt und vermeidet, die Einnahme des Medikaments als einzige Lösung zu sehen. Die Teilnahme an Selbsthilfegruppen stärkt das Selbstbewusstsein durch gegenseitiges Verständnis.

THERAPIEANGEBOTE, PSYCHOPHARMAKA UND PHYTOTHERAPEUTIKA

In den Wechseljahren gibt es Frauen, denen es leichter fällt, den Wandel anzunehmen und neuen Lebenssituationen mit Neugierde und Offenheit zu begegnen. Anderen Frauen fällt es schwerer. Fakt ist, Wandel und Krisen bieten in jedem Lebensalter eine Chance für persönliches Wachstum. Das muss nicht allein geschafft werden, sondern man darf Hilfe und Unterstützung in Anspruch nehmen. Insbesondere bei psychischen Beschwerden und einer psychischen Erkrankung ist dies unbedingt angeraten. Für leichtere Beschwerden wie vorübergehende Melancholie oder depressive Verstimmungen können pflanzliche Mittel, Verfahren aus der ganzheitlichen Medizin, ein Coaching, psychologische Unterstützung oder eine Kombination aus allem hilfreich sein. Mittelschwere bis schwere Depressionen erfordern meist die (vorübergehende) Einnahme eines Antidepressivums. Begleitend ist eine Therapie wichtig. Es gibt verschiedene Therapieformen.

Therapieformen

Je nach Schweregrad der Erkrankung leistet eine Therapie ein Drittel des Behandlungserfolgs. Dabei ist die Therapieform meist nicht entscheidend, wichtiger ist, dass sie zu der Person und ihrem Thema passt, sowie bei Einzeltherapien, dass Therapeut und Klient oder Klientin miteinander auskommen. Eine Therapie kann auch dann hilfreich sein, wenn eine psychische Erkrankung ausschließlich körperliche Ursachen hat wie einen Serotoninmangel. Die Betroffene lernt in der Therapie, mit der Krankheit im Alltag umzugehen. Entscheidend für den Erfolg ist die vertrauensvolle Zusammenarbeit zwischen Patientin und Therapeut oder Therapeutin. Die erste Kennenlernsitzung dient dazu, herauszufinden, ob man miteinander klarkommt, also ob »die Chemie stimmt«. Für folgende Therapieformen besteht grundsätzlich eine Kostenübernahme durch die Krankenkassen, trotzdem sollte dies immer vor Beginn der Therapie geklärt werden:

- Die **klassische Psychoanalyse** geht auf den Neurologen Sigmund Freud zurück. Er war der Auffassung, dass seelische Leiden beim Erwachsenen auf ein frühkindliches Trauma und/oder ein gestörtes Eltern-Kind-Verhältnis zurückzuführen sind. In der Psychoanalyse werden diese verborgenen Zusammenhänge aufgedeckt und behandelt. Die Psychoanalyse ist eine intensive Gesprächstherapie, bei der mehrere Sitzungen pro Woche über mehrere Jahre stattfinden.
- Bei der **tiefenpsychologisch fundierten Psychotherapie** werden aktuelle Probleme im Alltag im Einzelgespräch oder als Gruppensitzung besprochen. Es werden ein oder mehrere klare Therapieziele formuliert. Kindheitserlebnisse stehen nicht im Mittelpunkt, können aber in die Therapie einfließen, wenn die Patientin sich im Rahmen der Therapie wieder an sie erinnert. Es gibt wöchentlich ein- bis zweimal eine Sitzung, insgesamt 50 bis 100 Therapiestunden.
- Bei der **Verhaltenstherapie** liegt das Verständnis zugrunde, dass jedes Verhalten erlernt wird und darum auch wieder abgeschaltet werden kann. Es wird im Rahmen der Therapie geübt, alte Verhaltensmuster durch neue zu ersetzen. Das ist lebensnah und pragmatisch. Trotzdem werden auch Ereignisse, Probleme, Gefühle und Gedanken angeschaut. Mit der Therapeutin oder dem Therapeuten wird erarbeitet, welche Störfaktoren es im Alltag oder in Beziehungen gibt, wo die individuellen Grenzen sind und was stattdessen benötigt wird. Man lernt, das eigene Verhalten zu beobachten und zu verstehen. Die Verhaltenstherapie als Kurzzeittherapie umfasst 25 Einzel- oder Gruppensitzungen, als länger angelegte Therapie umfasst sie maximal 80 Stunden.

Es gibt auch noch weitere Therapieformen, deren Kosten nicht von den Krankenkassen übernommen werden. Es würde den Rahmen des Buches sprengen, wenn ich diese alle ausführlich beschreiben würde. Hier darum nur ein kurzer Überblick:

- In der Gestalttherapie stehen aktuelle Erfahrungen und der Kontakt mit der Umwelt im Mittelpunkt. Dabei geht es nicht darum, *was* passiert, sondern darum, *wie* es passiert. Man lernt, Erlebnisse anders zu sehen und auch anders auf sie zu reagieren.
- Die klientenzentrierte Gesprächstherapie legt den Fokus darauf, sich selbst anzunehmen und durch einen klaren, liebevollen Blick auf die vorhandenen Probleme eine Besserung zu erreichen.
- Durch Hypnose oder Trance kann es möglich sein, eine Verbindung zu verschütteten Erinnerungen wiederherzustellen. Meist wird eine andere Therapieform durch eine Hypnotherapie ergänzt.
- Durch den Einsatz von Musik, Klängen, Melodien und Rhythmen können in der Musiktherapie erlebte Traumata aufgedeckt und bewusst verarbeitet werden.
- Durch Malen, Zeichnen, Gestalten oder Fotografieren allein oder in der Gruppe können innere Prozesse wieder ins Bewusstsein gelangen. Dadurch werden sie sichtbar. Gerade wenn die Worte fehlen, hilft die Kunsttherapie.
- Die Idee der Körperpsychotherapie besteht darin, dass Körper, Körperhaltung und geistig-seelisches Befinden eine Einheit sind. Alle Erfahrungen und Glaubenssätze sind daher in Körperhaltungen und -bewegungen enthalten.
- In der systemischen Therapie geht man von einem großen Einfluss des sozialen Umfeldes, der Familie, des Berufs und der Ahninnen und Ahnen auf die Psyche und Seele aus. Bekannt ist die Familienaufstellung nach Bert Hellinger. Inzwischen gibt es aber auch viele andere Arten der systemischen Aufstellung.

Psychopharmaka

Die Nervenbotenstoffe Dopamin und Serotonin gehören zu den Glückshormonen. Serotonin sorgt für Gelassenheit und innere Ruhe. Serotoninmangel wird daher mit Depression und Ängsten in Verbindung gebracht. Dopamin unterstützt die Wahrnehmung. Bei einem Dopaminüberschuss kann etwa Wichtiges von Unwichtigem nicht mehr getrennt werden, das Gehirn ist reizüberflutet. Symptome eines Dopaminmangels hingegen sind Antriebslosigkeit und ebenfalls eine Depression. Auch beim Morbus Parkinson besteht ein Dopaminmangel.

Psychopharmaka greifen in den Neurotransmitterstoffwechsel ein, je nach Medikament werden Psyche, Stimmung, Fühlen, Denken und Wahrnehmung verändert. Bei psychischen Krankheiten kann die (vorübergehende) Einnahme den Alltag wieder normalisieren. Antidepressiva können zum Beispiel bewirken, dass die Betroffene wieder Kraft und Energie hat, um zur Arbeit zu gehen und am Sozialleben teilzunehmen.

Frauen sind in vielen Medikamentenstudien unterrepräsentiert, denn Studien finden überwiegend an jungen, gesunden Männern statt. Frauen besitzen jedoch ein anderes Verteilungsvolumen von Medikamenten. Der weibliche Körper hat in der Regel weniger Muskelmasse und dafür einen um 15 bis 25 Prozent höheren Fettanteil sowie Wassergehalt als der männliche Körper. Fettlösliche Medikamente werden daher schneller verstoffwechselt, der Wirkstoffspiegel im Blut ist dann bei derselben Dosis höher als bei Männern. Aus diesem Grund brauchen Frauen gegebenenfalls geringere Dosen. Auch die weiblichen Geschlechtshormone beeinflussen die Aufnahme von Medikamenten. Vor den Wechseljahren wirken zum Beispiel Antidepressiva ebenso wie die Selektiven Serotonin-Wiederaufnahmehemmer (SSRI) besser. Während des Zyklus gibt es allerdings Schwankungen in der Verstoffwechslung, darum sollte eventuell die Dosierung des Antidepressivums an die unterschiedlichen Zyklusphasen angepasst werden. Nach der Menopause wirken SSRI bei Männern und Frauen gleich intensiv.

Antipsychotika

Antipsychotika der neuen Generation beeinflussen die Wirkung von Dopamin und Serotonin. Sie dämpfen Aggressivität und lindern Bewegungsstörungen, die durch psychische Erregung hervorgerufen wird. Eingesetzt werden sie bei Psychosen, Schizophrenie, Demenz, Manie und bipolaren Erkrankungen.

Antidepressiva

Bei einer Depression fehlen wie gesagt Neurotransmitter im Gehirn, etwa Serotonin. Die Wirkung von Antidepressiva besteht darin, dass sie die Menge dieser Neurotransmitter wieder ausbalancieren, indem sie zum Beispiel die Wiederaufnahme von Serotonin hemmen, die Rezeptoren besetzen oder den Abbau verhindern. Die am häufigsten eingesetzte Stoffklasse sind die SSRI. Sie verhindern, dass Serotonin an der Nervenzelle, an der es ausgeschüttet wird, wieder aufgenommen wird. Dadurch erhöht sich die Konzentration im synaptischen Spalt (s. hierzu auch Seite 128). Wirkstoffe sind Escitalopram und Sertralin. Antidepressiva werden jedoch nicht nur bei Depressionen verschrieben, sondern auch bei Angst, Zwangsstörungen und chronischen Schmerzen. Je nach Inhaltsstoff wirken sie unter anderem stimmungsaufhellend und antriebssteigernd. Wegen der Fülle von möglichen Nebenwirkungen wie Schwitzen, Mundtrockenheit, Übelkeit, Herzrasen, Bluthochdruck, Schwindel, Gewichtszunahme, Müdigkeit oder eine herabgesetzte Libido wird die Dosis meist langsam gesteigert und ebenfalls auch ausschleichend abgesetzt. Wichtig: Setzen Sie nie ein Antidepressivum auf eigene Faust abrupt ab!

In Europa hat sich der Konsum von Psychopharmaka – ob verschreibungspflichtig oder frei verkäuflich – seit dem Jahr 2000 mehr als verdoppelt. Nach Angaben der Organisation für wirtschaftliche Zusammenarbeit und Entwicklung (OECD) stieg in 18 europäischen Ländern die Einnahme von Antidepressiva zwischen 2000 und 2020 um mehr als das Zweieinhalbfache. In Tschechien gab es den höchsten Anstieg mit 577 Prozent, in Frankreich den niedrigsten mit 38 Prozent. Die Deutschen liegen im Mittelfeld mit einem Anstieg von 200 Prozent. Hierzulande nehmen 8 bis 10 Prozent der Deutschen Psychopharmaka ein. Die Kosten für Antidepressiva betrugen im Jahr 2020 hierzulande 783 Millionen Euro.

All diese Daten lassen allerdings nicht erkennen, dass Menschen weniger Antidepressiva einnehmen, wenn sie glücklicher sind. Island wurde gemäß World Happiness Report im Jahr 2020 als das zweitglücklichste Land der Welt eingestuft, hatte aber gleichzeitig den höchsten Verbrauch von Antidepressiva unter den europäischen Ländern. Auch Schweden, das im Happiness Report auf Platz 6 steht, belegt beim Psychopharmakakonsum Platz 4.

Diese nüchternen Zahlen zeigen zwar die Größe des Themas, doch wir sollten nicht vergessen, dass sich hinter jeder Zahl eine persönliche Geschichte verbirgt. Antidepressiva, Antipsychotika und andere Psychopharmaka können vorübergehend dafür sorgen, dass die Betroffenen ihren Alltag wieder bewältigen können, sich die Seele stabilisiert und Suizidgedanken abgewehrt werden. Eine Dauerlösung sind Psychopharmaka meistens nicht, denn hinter der Depression liegen oft Themen, die ursächlich angegangen und gelöst werden sollten – damit eine Depression im besten Fall eine einmalige Episode im Leben ist und sich nicht wiederholt. Aus diesem Grund sollten sich die Betroffenen unbedingt mitteilen und eine begleitende Hilfe suchen in Form von Gesprächstherapie, Psychotherapie, Psychoanalyse, Verhaltenstherapie, Maltherapie, Gestalttherapie, dem Besuch in einer Selbsthilfegruppe oder Ähnliches. Hilfreiche Links zum Finden eines Therapieangebotes finden Sie im Anhang (s. Seite 274).

Anxiolytika

Zu den Psychopharmaka, die angstlösend, beruhigend und krampflösend wirken, gehören die Anxiolytika. Dazu zählen Benzodiazepine mit dem bekanntesten Wirkstoff Diazepam (Valium®). Sie werden bei Angststörungen, Unruhe und Schlafstörungen verabreicht. Benzodiazepine verstärken die Wirkung des Neurotransmitters GABA, der die Aktivität von Nervenzellen hemmt. Dadurch werden die Nervenzellen unempfindlicher für Reize von außen. Nebenwirkungen sind Müdigkeit, Konzentrationsstörungen, Schwindel und eine eingeschränkte Leistungsfähigkeit. Auf der psychischen Ebene können das Gefühl von Gleichgültigkeit sowie Realitätsflucht eine Folge der Einnahme sein.

Benzodiazepine besitzen schon bei kurzer Einnahmedauer und geringer Dosis ein großes Suchtpotenzial. Im Jahr 2017 wurden mehr als sieben Millionen Packungen Tranquilizer in Deutschland verkauft.

Man schätzt, dass hierzulande etwa 1,5 Millionen Menschen von diesen Mitteln abhängig sind, insbesondere Frauen über 50 Jahre.

Schlafmittel

Ehe man zu einem Schlafmittel greift, sollte man sich klarmachen: Schlafmittel können zwar kurzfristig das Ein- und Durchschlafen verbessern, haben aber Nebenwirkungen und ein hohes Suchtpotenzial. Benzodiazepine, Antihistaminika (also Mittel gegen Allergien, die als Nebenwirkung müde machen) sowie sedierende Antidepressiva sind Schlafmittel. Es gibt darüber hinaus das Schlafhormon Melatonin als Medikament, ebenso pflanzliche Präparate wie Baldrian, Hopfen, Melisse und Passionsblume. Phytotherapeutika sowie einige Antihistaminika sind rezeptfrei. Das bedeutet aber nicht, dass sie nebenwirkungsfrei sind. Mögliche Nebenwirkungen können je nach Mittel Schwindel, Mundtrockenheit, Sehstörungen, allergische Reaktionen oder Übelkeit sein. Außerdem kann sich auch bei rezeptfreien Schlafmitteln eine Abhängigkeit entwickeln. Letztendlich beheben Schlafmittel auch nicht die Ursache der Schlafstörungen, sie bieten daher keine langfristige Lösung, sondern sind oft der Beginn eines Teufelskreises. Vielmehr sollte man eine Schlafhygiene etablieren, die einen gesunden Schlaf fördert; auch eine kognitive Verhaltenstherapie gilt als wirksam (s. Seite 136).

Progesteron

Ich möchte auch noch Progesteron aufführen, das vor allem zu Beginn der Perimenopause, also wenn die Progesteronspiegel niedrig sind, als Hormon zur Stabilisierung der Psyche und Nerven fehlt. Progesteron ist das weibliche Hormon, das die Stimmung, den Schlaf und die seelische Befindlichkeit beeinflusst. Es gelangt über die Blut-Hirn-Schranke direkt ins Gehirn. Dort ist es an der Produktion von Neurotransmittern beteiligt. Fehlt Progesteron, dann können Ängste, Unruhe, Schlafstörungen und Stimmungsschwankungen die Folgen sein.

Progesteron ist vielen nur im Rahmen einer Hormonersatztherapie zum Schutz der Gebärmutterschleimhaut bei Östrogensubstitution bekannt. Bei einer durch Progesteronmangel ausgelösten psychischen Belastung kann die Gabe eines bioidentischen Progesteron-Gels oder von Progesteron als Kapseln zur Stabilisierung anstelle eines Antidepressivums oder ergänzend sinnvoll sein.

Phytopharmaka und Kräuter

Seit Jahrtausenden werden Kräuter und Heilpflanzen für die Behandlung der Seele, zur Beruhigung der Nerven, zum Schlafen und für vieles mehr eingesetzt. Arzneimittel aus Pflanzen werden als Phytopharmaka bezeichnet. Pflanzen besitzen Inhaltsstoffe wie sekundäre Pflanzenstoffe (etwa Flavonoide, Cumarine, Bitterstoffe, Gerbstoffe, Alkaloide), die beim Menschen bis auf die Zellebene im Stoffwechsel wirken können. Deshalb beeinflussen einige Pflanzenarten die Neurotransmitter des Gehirns sowie den Nervenstoffwechsel. Phytopharmaka gibt es unter anderem als Tabletten, Kapseln, Tinkturen, Tees zum Einnehmen und für die äußere Anwendung als Wickel und Auflagen.

Als Phytopharmaka werden zum Beispiel Baldrian, Engelwurz, Rosenwurz, Schafgarbe, Rosmarin, Ginkgo, Hopfen, Johanniskraut, Lavendel, Melisse und Passionsblume angeboten. Für welches Präparat oder Kraut man sich entscheidet, ist eine Frage des Geschmacks, und wie Sie individuell reagieren. Es gibt Menschen, die etwa auf die beruhigende Wirkung von Baldrian paradox reagieren, das heißt, bei ihnen wirkt der Inhaltsstoff belebend und wachmachend.

Bei vielen pflanzlichen Mitteln setzt die Wirkung erst nach mehreren Wochen ein. Zum Beispiel muss man Johanniskrautpräparate zur pflanzlichen Behandlung von leichten bis mittelschweren Depressionen sowie bei psychischen Störungen in den Wechseljahren mindestens drei Wochen lang einnehmen. Johanniskraut erhöht zudem die Lichtempfindlichkeit der Haut, darum sollte man bei Einnahme direkte Sonneneinstrahlung meiden und das Präparat nicht in den sonnenreichen Monaten einnehmen.

MEIN TIPP: EINNAHME ABSPRECHEN

Viele pflanzliche Mittel werden über die Leber oder die Nieren abgebaut. Seien Sie daher vorsichtig bei Leberschäden und Nierenerkrankungen und besprechen Sie die Einnahme grundsätzlich vorab mit Ihrem Arzt oder Ihrer Ärztin.

Psilocybin

Aktuell werden Studien zur Wirksamkeit von Psilocybin, einem Inhaltsstoff der Zauberpilze oder *Magic Mushrooms* zur Behandlung von Depression, Angststörungen und Suchterkrankungen durchgeführt. Psilocybin erzeugt einen rauschhaften Zustand im Gehirn. Die Forschung konnte zeigen, dass während des halluzinogenen Zustands neuronale Verknüpfungen im Gehirn neu entstehen. Patientinnen beschreiben den Zustand als bewusstseinserweiternd. Es ist wichtig, Magic Mushrooms niemals allein, sondern unter therapeutischer Aufsicht einzunehmen, denn bei fast der Hälfte der therapierten Probandinnen und Probanden traten als Nebenwirkungen beziehungsweise zusätzliche Wirkungen Angstzustände auf.

Vanille

Vanille als Gewürz oder Duft wirkt beruhigend und ausgleichend bei Ärger, Schlafstörungen, depressiven Verstimmungen, Stress, Trauer, Ängsten und Erschöpfung. Ein Versuch lohnt sich.

Maca

Die Kreuzblütlerpflanze Maca stammt aus Peru. Als Pulver wird sie gegen depressive Verstimmung, Konzentrationsstörungen, Leistungsminderung und Angstzustände angeboten.

Bei der Mittelauswahl empfehle ich, dass in der Praxis verschiedene Optionen besprochen werden. Sie sehen anhand der oben aufgeführten verschiedenen Therapieformen, Mittel und Maßnahmen, wie vielfältig die Möglichkeiten sind, bei einer Depression oder anderen psychischen Erkrankung Unterstützung und Hilfe zu erfahren.

Die Wechseljahre sind wirklich in jeder Hinsicht eine Herausforderung. In dieser so besonderen Lebensphase durchleben viele Frauen auch eine Transformation, die ich als Chance sehe. Zwischen Beginn und Ende der Wechseljahre können sieben, zehn oder mehr Jahre liegen. In dieser Spanne passiert nicht nur vieles auf der körperlichen, psychischen und geistig-seelischen Ebene, sondern auch auf der persönlichen Ebene. Schauen wir uns das im folgenden Kapitel an.

6

TRANSFORMATION – DER SPANNENDE ÜBERGANG ZUM NEUEN ICH

Das eigene Rollenverständnis ändert sich in den Wechseljahren, das kann verunsichern und beschämen. Wie überwindet man diese Scham und stärkt darüber hinaus seinen Selbstwert? Unter anderem durch einen neuen Blick auf sich selbst. Zu diesem Prozess gehört es, Entscheidungen zu akzeptieren, loszulassen und dankbar zu sein für das, was war und was ist. Der Mut für diese Akzeptanz und für eventuell neue Schritte im Leben kann trainiert werden. Auch Glück fällt nicht vom Himmel, sondern ist visualisierbar.

Die meisten Frauen sagen, dass die Wechseljahre sie sehr verunsichern. Vor allem die Hormonschwankungen zu Beginn der Perimenopause konfrontieren einen ständig mit einer neuen Situation. Hinzu kommen die schlaflosen Nächte, der Energieverlust und die Nerven, die nicht mehr mitspielen. Es fühlt sich an, als würde einem alles entgleiten: der Körper, der Kopf, die Gedanken und in kürzester Zeit der Alltag. Wo anfangen, wenn man schon morgens nicht mehr man selbst ist? Und wie soll man den Tag schaffen, der einem vorkommt wie die Eigernordwand in den Alpen?

Das Gefühl, plötzlich mit den »einfachsten« Dingen und Situationen überfordert zu sein, führt schnell zu Kontrollverlust. Dieser geht einher mit Scham und Verunsicherung, denn wir leben in einer Gesellschaft, in der der Leistungsbegriff sich nicht nur auf den Beruf bezieht, sondern leider auch auf den persönlichen Bereich inklusive Familie und Freizeit. Wenn man als Frau nicht mehr alles wuppt und so selbstverständlich »funktioniert«, glaubt man, sich dafür entschuldigen, rechtfertigen oder verteidigen zu müssen. Es schleicht sich das Gefühl ein, nicht mehr gut genug zu sein, zu »versagen«. Gleichzeitig ändert sich das Rollenverständnis. Wir nehmen viele Rollen ein im Laufe unseres Lebens. Wir sind die gute Tochter, die große Schwester, die verlässliche Partnerin, die liebende Mutter, die treue Freundin, die sexy Geliebte und so vieles mehr. Viele dieser Rollen sind seit Jahren verinnerlicht und festgeschrieben. Aber nun funktionieren auch sie zum Teil nicht mehr, passen in dieser Form nicht mehr zu einem oder müssen neu definiert werden.

In den circa fünf bis zehn Jahren, die die Wechseljahre dauern, verändern sich viele Frauen wie bereits beschrieben nicht nur äußerlich, sondern auch seelisch. Vieles kommt auf den Prüfstand, darf angeschaut und beurteilt werden. Zu welchem Ergebnis man kommt, was und wer einem nach wie vor wichtig ist, wer und was losgelassen wird und welchen neuen Themen oder auch Menschen man sich zuwendet, wird sich zeigen. Die Wechseljahre sind ein Prozess, ein Übergang und für die meisten Frauen eine Transformation, aus der sie als eine andere Frau hervorgehen, als die sie in diese Lebensphase eingetreten sind.

In diesem Kapitel schauen wir uns den Prozess der Transformation in seinen vielen Facetten genauer an. Dazu gehören die Betrachtungen über die verschiedenen Rollen, die Themen Scham und Mut, das Zurückerobern oder das erstmalige Gewinnen eines gesunden Selbstwerts und die Frage: Was macht eigentlich glücklich?

WER BIN ICH NOCH – NEUES ROLLENVERSTÄNDNIS

Wer bin ich als Frau jetzt noch? Finden mich nun alle alt? Sollte ich mich trauen, das Thema anzusprechen? Die Familie reagiert genervt. Im Job tut man so, als wäre alles in Ordnung. Die Überforderung bricht über einen herein. Das macht unsicher, viele Frauen schämen sich, weil sie nicht mehr so leistungsfähig sind, ihrer Rolle als hingebungsvolle Mutter, Partnerin oder Ehefrau nach ihrem Empfinden nicht mehr hundertprozentig gerecht werden und häufiger die Nerven verlieren. In ihren Köpfen haben sie bewusst oder unbewusst als altes gesellschaftliches Verdikt verinnerlicht, dass dieses Verhalten sich für eine Frau nicht schickt. Sie schämen sich auch per se für ihr Älterwerden – etwas, wofür sich Männer übrigens nicht schämen.

Wenn Sie jetzt entrüstet sind, weil sich die letzten Zeilen teilweise wie eine Anleitung für einen Hausfrauenlehrgang aus dem letzten Jahrhundert lesen, so gebe ich Ihnen vollkommen recht. Aber Scham entwickelt sich in Abhängigkeit von den kulturell und gesellschaftlich akzeptierten Normen. In den Vereinigten Staaten zum Beispiel dürfen bis heute selbst kleine Kinder nicht öffentlich nackt am Strand herumtollen. Darum sind Nacktsein, Körperlichkeit und Sex große schambehaftete Themen dort. Bei uns hingegen besteht seit vielen Jahrzehnten ein anderer, freierer, liberalerer Umgang mit Körperlichkeit. Für uns ist dieses Thema entsprechend nicht so schambehaftet.

Kommen wir zurück zu dem, was sich für eine Frau »gehört« und was nicht, so haben sich bei uns leider verschiedene Vorstellungen über viele Jahrzehnte, wenn nicht Jahrhunderte und Jahrtausende kultiviert. Die Vorstellung, wie man als Frau zu sein hat, ist meist unbewusst stark verinnerlicht, und hier spielen epigenetische Informationen eine große Rolle. Zudem existiert in Abhängigkeit von dem individuellen Elternhaus und der sonstigen Sozialisation in Schule, Ausbildung, Freundeskreis, Beruf etc. auch eine starke individuelle Komponente.

In den Wechseljahren sehen sich die meisten Frauen mit vielen Gefühlen konfrontiert, die die Unsicherheit verstärken und das Selbstwertgefühl schwächen. Betrachten wir zunächst das Thema Scham, weil es als Wächter für alle anderen Gefühle gilt. Scham ist sogar die einzige Emotion, die unser Ich-Gefühl zerstören kann. Darum ist dieses Gefühl so (über)mächtig. Viele Frauen schämen sich in den Wechseljahren auch, weil sie sich psychisch mit so vielen Themen auseinandersetzen müssen: mit ihrem eigenen Rollenbild, der Definition, wer als schöne Frau in diesem Alter gilt und was Schönheit in unserer Social-Media-Welt bedeutet. Sie müssen sich auseinandersetzen mit ihrem Bild der Mutterrolle, weil es oft wie gesagt die Zeit ist, in der auch das (letzte) Kind das Haus verlässt. Manche Frauen berichten, sie müssten sich ständig neu zusammensetzen. Es würde sich so anfühlen, als wenn sie ihr Zuhause verlieren. Und in diesem Sinne ist das Zuhause nicht nur die Wohnung oder das Haus, in dem sie leben, sondern vor allem ihr Körper und ihre Psyche. Durch die vielen tiefgreifenden Änderungen hier schwindet bei vielen Frauen die Selbstsicherheit. Es ist so, als würde man in einen Luftballon hineinpiksen, und die Luft würde langsam entweichen.

Unsicherheit und Scham

Scham ist sehr wahrscheinlich ein biologisches Gefühl, dass das Überleben des Individuums in der Gruppe garantiert. Indem ich mich für mein von der Norm abweichendes Verhalten schäme, akzeptiere ich die Regeln und ordne mich ein oder unter. Scham wird schon als kleines Kind erlernt. So weit, so gut. Viele Erwachsene empfinden allerdings Scham im Zusammenhang mit ihrer Person. Dieses Gefühl der Scham beschädigt den Selbstwert. Was steckt dahinter?

Scham entsteht etwa ab dem 14. Lebensmonat. Im ersten Lebensjahr erfährt der Säugling hauptsächlich eine wohlwollende, positive Reaktion von Seiten der Mutter und seines Umfeldes auf alle seine Aktionen wie Lachen, Plappern oder Schreien. Zwischen dem 11. und dem 17. Lebensmonat ändert sich das grundlegend. Weil der Aktionsradius nun durch die Fähigkeit zum Krabbeln und Laufen sehr viel größer wird, besteht auch eine größere Gefahr. Die Mutter, der Vater oder die Hauptbezugsperson wollen das Kind schützen, indem sie Verbote oder Grenzen setzen. Auch das Verhalten des Kindes wird ab jetzt bewertet, möglicherweise als unangenehm oder unangemessen. Ein Kind wird in diesem Alter laut Studien im Schnitt alle neun Minuten getadelt oder zurückgewiesen.

Für gewöhnlich geschehen Zuwendungen und Abweisungen bis zu diesem Alter vorwiegend durch Blicke und Mimik der Mutter, des Vaters oder der Hauptbezugsperson sowie durch Körperkontakt. Das Kind ist bereits ein Meister darin, Mikroemotionen zu lesen und zu spüren. Wenn es nun statt Liebe und Wohlwollen überwiegend Ärger, Ablehnung und sogar Ekel und Verachtung im Gesicht der Hauptbezugsperson liest oder spürt, hat das Folgen. Die symbiotische, hauptsächlich wohlwollende, positive Bindung, die vorher garantiert war, erfährt einen Bruch. Das erzeugt erste Schamgefühle. Als Reaktion versteckt sich das Kind oder wendet sich ab, um gleich darauf den Blickkontakt und die Nähe erneut zu suchen, indem es zum Beispiel die Arme ausstreckt.

Es ist wichtig, dass die Mutter, der Vater oder die Hauptbezugsperson das Kind mit dem Gefühl der Scham nicht allein lässt, sondern ihm möglichst zeitnah aus diesem Zustand wieder heraushilft. So kann es gelingen, dass Scham der Selbstregulation dient und der Sozialisation, sich aber nicht verselbstständigt, also der Entwicklung eines gesunden Selbstwertes im Weg steht.

Finnische Forscher haben zeigen können, dass sich bestimmte Gefühle gewissen Körperregionen zuordnen lassen und darum Scham immer auch auf der körperlichen Ebene stattfindet. Scham ist mit starken Reaktionen der oberen Körperhälfte verbunden, dieses Gefühl setzt den Kopf in Alarmbereitschaft und schwächt gleichzeitig Arme und Beine.

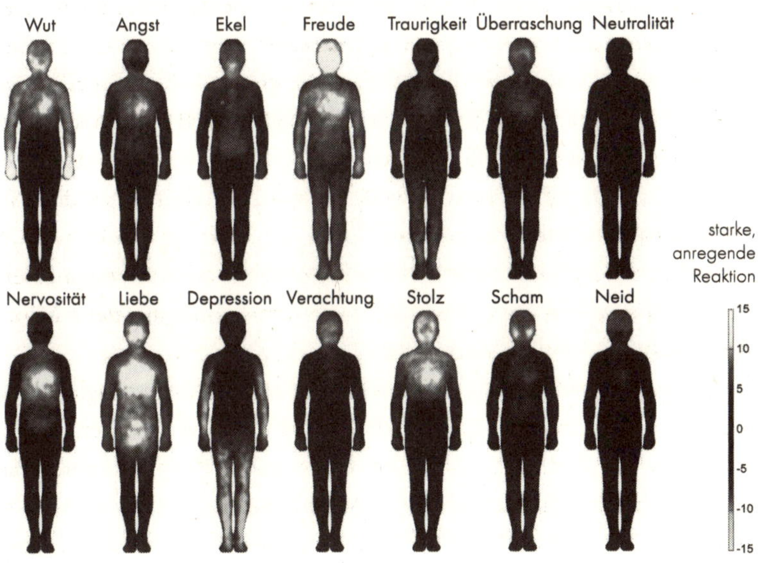

Erst später, etwa um das dritte bis fünfte Lebensjahr herum, werden Kinder mit dem gesellschaftlich kulturell geprägten Schamgefühl konfrontiert. Das geschieht in der Kita oder dem Kindergarten. Dort werden bestimmte Wertmaßstäbe und Regeln gelehrt, und das Kind lernt, sein Verhalten und seine Persönlichkeit in Bezug auf diese Regeln und das Verhalten der anderen Kinder zu vergleichen. Damit schafft es seine Identität, es wird sich seiner Stärken bewusst, grenzt sich ab, fügt sich ein.

Scham ist in diesem Zusammenhang ein Gefühl, sich der eigenen »Schwächen« bewusst zu werden, indem man sich mit den Augen der anderen sieht. Es gibt verschiedene Arten der Scham, etwa Leistungsscham, moralische Scham oder Körperscham. Scham ist also biologisch angelegt, weil es dem eigenen Überleben in der Gruppe dient. Es ist aber abhängig von Erziehung und Umwelt, für welches Verhalten sich der Einzelne schämt.

Das bringt uns zurück zu Frauen in den Wechseljahren. Heute sprechen wir über geschlechtersensible Erziehung. Wir dürfen aber nicht vergessen, dass die Mehrzahl der Frauen, die heute in den Wechseljahren sind, der Babyboomer-Generation angehört. Ihre Erziehung fand in Familien und einer Umwelt statt, die noch stärker als heute von patriarchalischen Strukturen geprägt war. Selbst wenn viele erwachsene Frauen sich selbst als modern oder emanzipiert beschreiben, so haben sie sicherlich als Mädchen eine Sozialisation mit vielen bewussten oder unbewussten Stereotypen erlebt. Ich möchte gezielt zwei Aspekte ansprechen.

Man sollte erstens herausfinden, warum und wofür man sich als Frau in den Wechseljahren schämt. Welches Muster bedient die Scham? Schämt man sich, weil man denkt und fühlt, dass man jetzt weniger leistet als andere? Schämt man sich, weil man denkt und fühlt, dass man jetzt nicht mehr dem gängigen jugendlichen Schönheitsideal entsprechen kann? Schämt man sich, weil man denkt und fühlt, dass man überfordert ist von den Erwartungen der anderen und darum zu bestimmten Gruppen nicht mehr dazugehören wird?

Zweitens gilt es herauszufinden, was das angemessene Gefühl hinter der Scham ist. Scham hält uns auf Spur, denn wenn wir etwas tun, das die Gruppe nicht gut findet, könnten wir ausgeschlossen werden. Scham engt in diesem Sinne (ständig) den eigenen Handlungsspielraum ein. Man kann es auch so ausdrücken: Scham hält uns als Erwachsene klein, sie versetzt uns wieder auf die Gefühlsebene des kindlichen Ichs. Scham verhindert, dass wir in Aktion treten, darum ist diese meist keine adäquate Gefühlsreaktion. Angemessene Gefühle wären ein Bedürfnis nach Nähe, nach Intimität oder nach einer Handlung wie Rückzug oder Angriff, um dem eigenen Ärger oder der eigenen Wut Ausdruck verleihen zu können. Scham verhindert dies. Hinter dem Schamgefühl können darum auch andere Gefühle wie Trauer, Ekel oder Furcht versteckt sein.

MEIN TIPP: AUF URSACHENSUCHE GEHEN

Wenn Sie sich schämen, fühlen Sie tiefer in sich hinein und fragen Sie sich, welches Gefühl sich tatsächlich hinter der Scham versteckt. Wenn Sie eine neue Erfahrung gemacht haben, die von Scham begleitet war, richten Sie den Fokus auf das Positive in dieser neuen Erfahrung. Fühlen Sie dann noch einmal in diese Erfahrung hinein. Welches Gefühl meldet sich jetzt: Furcht, Neugierde, Freude? Vielleicht ist es sogar Stolz, weil Sie diese neue Erfahrung machen durften. Konzentrieren Sie sich auf dieses neue Gefühl. Es ist wichtig, die Gefühle körperlich zu spüren und nicht nur abstrakt zu denken, denn dann bilden sich neue neuronale Verknüpfungen im Gehirn. So können neue, andere, positive Emotionen (statt Scham) trainiert werden.

Zum Thema Scham möchte ich abschließend festhalten: Keine Frau muss sich schämen, in die Wechseljahre zu kommen. Die hinter der Scham liegenden Gefühle sind oft Traurigkeit wegen des Abschieds von der fruchtbaren Zeit. Wenn Frauen sich für ihre ersten Falten schämen und für die in ihren Augen sich zum Nachteil verändernde Schönheit, dann ist es oft die Traurigkeit über den Abschied der vergangenen Lebensjahre. Wenn Frauen sich für ihre Energielosigkeit schämen, dann ist es oft der Ärger über zu viel Stress, Doppelbelastung und unbezahlte Care-Arbeit. Die Rolle der Familiengesundheitsministerin und Kulturbeauftragten übernehmen wir Frauen oft unbewusst, weil es die Gesellschaft erwartet – und wir es von uns selbst erwarten. Nun aufkommende Scham macht dem Ärger darüber Luft.

Keine Frau muss sich schämen, dass sie jetzt die enorme Fülle an Aufgaben beruflich plus privat plus sozial zeitlich und energetisch nicht mehr gleichzeitig wuppt. Der Stress, den die vielen Aufgaben über Jahre bedeuteten, war schon vorher nicht optimal für die Gesundheit. Selbstverständlich ist es erfüllend, wenn man mitten im Leben steht und viele Aufgaben dem Leben einen Sinn geben. Was gibt es Schöneres, als Zeit mit seinen Kindern und der Familie zu verbringen oder mit Freunden? Eine berufliche oder ehrenamtliche Tätigkeit oder auch eine intensive Leidenschaft in der Freizeit sind erfüllend. Wenn man nicht mehr für alle Dinge gleichzeitig die Kraft aufbringt, ist das jedoch okay.

Es muss sich auch keine Frau dafür schämen, dass sie in die nächste natürliche Lebensphase eintritt und älter wird. Sehen wir es einmal so: Zum Glück werden wir älter, denn wenn wir es nicht würden, wären wir nicht mehr auf dieser Welt.

Ein neues Rollenverständnis

Kommen wir zu den vielen Rollen, die wir Frauen im Laufe des Lebens ausfüllen. Wären wir eine Schauspielerin, wären wir ausgebucht. Ob Tochter, Schwester, Partnerin, Geliebte, Kollegin oder Chefin, Berufstätige oder Hausfrau, Mutter, Großmutter, Single – das Talent reicht für viele unterschiedliche Bühnen und Filme.

Jede Rolle hat im Leben ihre Zeit. Gerade die Phase der Hormonveränderung bewirkt bei fast allen Frauen, dass sie die eigenen Rollen überdenken, die sie so lange ausgefüllt haben. Im besten Fall ist man freiwillig in diese Rolle hineingegangen und hat sie authentisch, zufrieden und vielleicht sogar glücklich ausgefüllt. Vielleicht ist man in diese Rolle jedoch auch nur hineingeraten und hat fremdbestimmt und pflichtbewusst seine Aufgabe erfüllt, und das war auch okay. Vielleicht ist es nie die Traumrolle gewesen, aber vielleicht hat sie dafür gesorgt, dass man zum Beispiel ein Zuhause hat; eventuell hat diese Rolle aber nie wirklich zu einem gepasst.

Wahrscheinlich trifft auf die vielen unterschiedlichen Rollen, die eine Frau in ihrem Leben innehat, jeweils eine andere Bewertung zu. Vielleicht sagt man, dass man in der Rolle der Tochter oder Ehefrau nicht hundertprozentig glücklich ist, aber in der eigenen Mutterrolle sehr wohl – oder umgekehrt.

Beginnen die Wechseljahre, dann ändert sich wie gesagt das Rollenverständnis. Durch die sinkenden Hormonspiegel verstärkt sich das Gefühl, nicht mehr jedem gefallen zu müssen. Die Nestbauzeit ist vorbei, die Kinder sind meist nicht mehr klein, und man ist diesbezüglich aus dem Gröbsten raus. Die Kümmerer-Rolle innerhalb der Familie, in sozialen Gemeinschaften oder auch im Büro passt nicht mehr zu einem. Für die Bestrebung, es allen recht zu machen, für alle zu sorgen, alles zu kontrollieren und daraus Kraft zu ziehen, fehlt es jetzt an Energie und Nerven. Vielleicht soll genau das so sein, dass Sie ab jetzt die Energie für sich selbst behalten, auf sich selbst mehr achten und die eigene Gesundheit in den Fokus stellen.

Bei der Instruktion der Sicherheitsmaßnahmen im Flugzeug wird man aufgefordert, sich im Falle eines Druckabfalls in der Kabine als Erstes selbst die herausfallende Sauerstoffmaske über Mund und Nase zu ziehen und erst danach den Mitreisenden zu helfen. Das ist kein Egoismus, sondern hat einen ganz pragmatischen Grund: Wenn man selbst Sauerstoff aus der Maske einatmet, bewahrt einen das vor der eigenen Bewusstlosigkeit. Bleibt man bei Bewusstsein, kann man seinen Nachbarn helfen. Versucht man, erst dem anderen die Maske überzuziehen, wird man eventuell noch während dieses Vorgangs ohnmächtig, sodass der Nachbar davon nicht profitiert.

Wenn wir das Bild aus dem Flugzeug übertragen, so ist niemandem geholfen, wenn Sie sich für alle anderen engagieren und aufopfern bis zur völligen Erschöpfung. Es ist wichtig, dass Sie wieder zu Kräften kommen, es Ihnen gut geht und Sie genug Luft zum Atmen haben.

MEIN TIPP: DIE EIGENEN ROLLEN ÜBERPRÜFEN

Nehmen Sie ein Blatt Papier oder die Notiz-App Ihres Smartphones. Schreiben Sie einmal auf, in welche Rollen Sie in Ihrem Leben schon geschlüpft sind, welche Rolle Ihr Favorit war und welche Rolle Sie nie eingenommen haben. *Wo stehen Sie jetzt? Welche Rolle passt noch zu Ihnen, welche passt nicht mehr? Von welcher verabschieden Sie sich gerade und welche Rolle kommt womöglich neu hinzu? Auf welche Rolle im Leben freuen Sie sich?*

Wenn Sie Zeit und Muße haben, dann verdeutlichen Sie die Rollen mit Fotos Ihrer Lieblingsschauspielerinnen als Collage oder versehen die Rollen mit einer eigenen Zeichnung oder einem Emoji.

Diese Bestandsaufnahme der Rollen in Ihrem Leben veranschaulicht, wie viele Anteile und Möglichkeiten in Ihnen stecken. Sie weist auch einen Weg, nämlich als welche Frau Sie durch die Wechseljahre gehen und welche Frau Sie anschließend sein wollen. Wenn Ihnen das Bild der Rolle zu abstrakt oder auch zu umfassend ist, dann ersetzen Sie es durch das Wort »Aufgaben«. Da brauchen Sie aber sicherlich mehr als ein Blatt …

LOSLASSEN, EMPTY-NEST-SYNDROM

Das (letzte) Kind zieht aus, viele Partnerschaften geraten in die Krise, ein letzter großer Jobwechsel steht an, die eigenen Eltern brauchen Unterstützung oder sterben, viele Frauen werden selbst Großmütter. Die Wechseljahre dauern wie gesagt oft mindestens ein Jahrzehnt –

ein Zeitraum, in dem sich eine ganze Menge sowohl auf der persönlichen als auch auf der gesellschaftlich-politischen Ebene verändern kann. Wir alle wurden in den letzten Jahren mit der Schnelligkeit, Unvorhersehbarkeit und Dynamik im Weltgeschehen konfrontiert. Der Wandel auf der persönlichen Ebene in der Zeit der Wechseljahre ist vergleichbar mit dem einer Larve in einem Kokon, die nach mehreren Wochen der Verpuppung als Schmetterling herauskommt. Es verwundert also nicht, dass viele Frauen von sich selbst sagen, nach der Menopause ein anderer Mensch zu sein als davor.

Oft werden die Wechseljahre mit der Pubertät verglichen, in der die Verwandlung vom Mädchen zur Frau stattfindet. Als Mädchen stand man am Anfang des Lebens. Die Welt mit ihren vielfältigen essenziellen Erfahrungen wartete auf einen, alles war neu und spannend und durfte entdeckt werden. Inzwischen ist man reifer, man kann Dinge besser beurteilen und einschätzen. Man muss nicht mehr jedem Trend hinterherlaufen, man haushaltet mit seiner Kraft, man weiß, was man will und was nicht. Man liest oft, dass der Hauptunterschied zwischen Pubertät und Wechseljahren der sei, dass das eine der Anfang und das andere das Ende wäre. In Bezug auf die Fruchtbarkeit und die Möglichkeit, schwanger zu werden, mag dies stimmen. In Bezug auf alles andere finde ich diesen Vergleich nicht passend. Er ist nicht nur despektierlich und negativ, sondern absolut veraltet, denn heutzutage sind die Wechseljahre aufgrund der langen Lebenserwartung von Frauen nicht das Ende des Lebens, sondern eine Art Halbzeit. Mit den Erkenntnissen und Erfahrungen, die einen bis zu diesem Punkt im Leben gebracht haben, kann man nicht nur eine Bestandsaufnahme machen, sondern gestärkt weitergehen.

Die Wechseljahre sind wie eine Reise, die jede Frau individuell antritt. Ob diese Reise verbunden ist mit der Besteigung eines Berges, ob sie ans Meer führt, in eine liebliche Landschaft oder zu einer spirituellen Quelle – das Ziel ist offen. Jede Frau geht ihren eigenen Weg und macht ihre individuellen Erfahrungen. Jede Frau auf der ganzen Welt kommt in die Wechseljahre, und es sind viele Pilgerinnen gleichzeitig auf dem Weg. Als Frau ist man also nicht allein auf dieser Reise.

MEIN TIPP: GEMEINSAM DURCH DIE WECHSELJAHRE GEHEN

Suchen Sie sich eine Begleiterin und Mitstreiterin. Den Austausch unter Freundinnen und Kolleginnen halte ich für wichtig. Auch Communitys in den sozialen Netzwerken können dazu beitragen, dass man die körperlichen und psychischen Herausforderungen nicht allein und isoliert erfahren muss, sondern sich gegenseitig berichten kann, was gegen Beschwerden hilft oder wo man Hilfe bekommen kann.

Akzeptieren, loslassen oder nach den Sternen greifen?

Das Leben verläuft bei den wenigsten Menschen geradlinig. Immer kommt eine Überraschung des Weges, ein unverhofftes Ereignis, vielleicht hat man einen anderen Job oder einen anderen Partner, mit dem man gar nicht gerechnet hat. Oder man hat ein Kind, obwohl das nicht geplant war, oder hat leider keine Kinder, obwohl man sich diese so sehnlichst gewünscht hatte. In dieser Hinsicht unterscheiden sich die Wechseljahre nicht von der vorangegangenen Erwachsenenzeit. Man denkt, man sei auf dem richtigen Weg, doch dann läuft man über Umwege und Nebenwege und manchmal sogar im Kreis. Auf unserem Lebensweg sind wir alle Lernende, je mehr Umwege und Nebenwege wir bewerkstelligen müssen, je mehr gibt es zu erkennen und zu lernen.

Eine Sache, die viele Frauen in den Wechseljahren kalt erwischt, ist neben den körperlich-psychischen Veränderungen die Tatsache, dass das Leben jetzt auf den Prüfstand kommt. Vielleicht hatte man sich gerade mit seiner Familie an einem Ort der Wahl eingerichtet, in einem Job oder in beidem. Das äußerliche Setting gab einem die Gewissheit, dass nun alles gut ist, man nun angekommen wäre mit sich selbst in seinem Leben. Die Hormonveränderungen wirbeln aber all dies auf einer tieferen Ebene durcheinander. Die Gedanken kreisen darum, dass das Leben endlich ist und welche Dinge noch auf der berühmten »Bucket List« stehen. Bei Männern nennt man es »Midlife-Crisis«. Ich finde, dass dieser Begriff auch für die moderne Frau zutrifft, so wie auch umgekehrt immer wieder Männern attestiert wird, sie seien in den Wechseljahren. In Bezug auf den Wandel stimmt das sicherlich, in Bezug auf die Hormone sind die Abläufe in männlichen und weiblichen Körpern keineswegs vergleichbar, weil das männliche Hormon stetig und sehr langsam abfällt. Darum werden Männer vor dem Hormonchaos bewahrt, das für zwei Drittel aller Frauen in den Wechseljahren so einschneidend und belastend sein kann.

Die Krise, in der wir Frauen uns dann wiederfinden, ist das Bewusstsein, dass das Leben nicht umkehrbar ist. Zeit kann nicht wieder gut- und versäumte Entscheidungen können nicht rückgängig gemacht werden. Zurückzublicken und bestenfalls Entscheidungen zu akzeptieren, die man heute anders fällen würde, trägt viel zu dem versöhnlichen Gefühl bei. Man hat in der Vergangenheit Entscheidungen als die Person gefällt, die man damals war, und nicht als die weise, kluge Person mit der immensen Lebenserfahrung, die man vielleicht heute ist. Auch wenn man mit dem Wissen von heute eine Entscheidung anders getroffen hätte, so machte diese zum damaligen Zeitpunkt und auf lange Sicht dennoch bestimmt Sinn. Akzeptanz und auch Dankbarkeit für den bisherigen Lebensweg mit allen Höhen und Tiefen sind versöhnlich.

MEIN TIPP: EINE BESTANDSAUFNAHME MACHEN

»Das Leben wird vorwärts gelebt und rückwärts verstanden«, lautet die Weisheit des dänischen Philosophen Søren Kierkegaard. Machen Sie also eine Bestandsaufnahme: *Was ist gut gelaufen? Was ist weniger gut gelaufen?* Sie dürfen sich freuen und glücklich darüber sein oder auch die vergangene Zeit betrauern, Wehmut empfinden und Melancholie, denn bislang gibt es noch keine Zeitkapsel, in die wir einsteigen und in ein jüngeres Ich zurückkehren können.

Genau darum beschäftigen sich viele Menschen – Männer und Frauen – mit zunehmendem Alter mit den wirklich wichtigen Fragen des Lebens: *Wo geht es hin? Was ist der Sinn? Was muss ich noch anschauen, um persönlich wachsen zu können? Wie kann ich endlich frei sein und meinen inneren Frieden finden?* Für Frauen lautet ein Thema zudem: *Bin ich diejenige, die ich immer sein wollte? Habe ich mich auf der Wegstrecke verirrt, habe ich mich von mir selbst entfremdet?* Viele Frauen berichten über die Sehnsucht nach sich selbst, nach dem Mädchen mit den großen Träumen: dem Traumjob und dem Traumprinzen, dem Engagement für eine soziale Herzensangelegenheit, einer großen Familie, einem Leben in der Fremde, der Leichtigkeit oder der Freiheit. Frauen stellen sich Fragen, die sie sich vielleicht in den vielen Jahren zuvor noch nie gestellt haben: *Bin ich glücklich? Bin ich gut aufgestellt? Was möchte ich noch erleben? Gehe ich oder bleibe ich in einer unglücklichen Beziehung, in meinem Job, den ich schon so lange mache? Wo ist mein Leben?* Frauen bemerken jetzt vielleicht, dass sie abhängig sind von Umständen wie dem Geld des Partners oder dass ihre Gefühle und Sehnsüchte in der Ehe oder von der Familie nicht verstanden werden. Auch der Beruf und Freundschaften kommen auf den Prüfstand: *Was kostet ausschließlich Energie und Nerven (die man weniger hat)? Was stresst oder macht jedes Mal traurig, verunsichert oder höhlt das Selbstbewusstsein aus?*

Viele Fragen sind im Verlauf ihres Lebens ins Hintertreffen geraten aufgrund der Dynamik, die in Partnerschaft, Familie, Haushalt und Beruf mit Kindern steckt. Die Hormone bremsen einen nun aus, und darum stellt man sich diese Fragen erst jetzt. Es ist, als wenn die abfallenden weiblichen Hormone eine darunter begrabene Schicht der Persönlichkeit freilegen. Viele Frauen berichten wie gesagt von dem Gefühl, in dieser Lebensphase nach Hause zurückzukehren. Sie meinen damit keinen Ort, sondern die Rückkehr zu sich selbst.

Zur Transformation gehört neben der Akzeptanz wie erwähnt auch das Loslassen: das Loslassen der eigenen Jugend, des faltenfreien Gesichts, der Kinder, die nun ausziehen, der alten Eltern und vieles mehr. Was losgelassen werden darf oder muss, ist individuell. Viele Frauen sagen, dass sie gerade zu Beginn der Perimenopause sehr dafür gekämpft haben, dass alles beim Status quo bleibt. Auf Nachfrage geben sie zu, dass sie sich mit Händen und Füßen gegen den Wandel gewehrt haben. Sie haben um jeden Preis ihre jugendliche Schönheit bewahren wollen, ihre Sexyness, ihr Lebensgefühl. Sie haben die Familie zusammenhalten, den Partner oder die Partnerin an sich binden, den alten Job weitermachen wollen. Sie berichten davon, wie sie getrieben gewesen waren von der Panik vor dem vermeintlichen Verlust auf allen Ebenen. Und wie sie gar nicht in diesen Lebensabschnitt, der mit vielfältigem Wandel einhergeht, hineinfinden oder sich damit anfreunden konnten. Viele Frauen berichten, dementsprechend gelitten zu haben.

Loslassen ist eine Kunst im Leben, die alles andere als einfach ist. Selbst wenn sich jeder in seinem Leben sogar mehr als einmal von Menschen oder Dingen hat verabschieden müssen und das wahrscheinlich nie einfach war, so fällt das Loslassen in späteren Jahren noch einmal schwerer. Es hat damit zu tun, dass man sich in seinen 30ern mühsam viele Dinge erarbeitet oder aufgebaut hat. Das gibt dem Leben einen Wert und stärkt das Selbstbewusstsein – und das betrifft nicht nur die materiellen Dinge. Bestenfalls war über viele Jahre alles in der Waage. Natürlich können sich die Parameter immer verändern: Ein Gewicht auf der einen Seite fällt raus, und dadurch verliert man die Balance. Das kann durch den Tod eines Elternteils geschehen, durch den Auszug der Kinder, durch eine Scheidung, durch ein gesundheitliches Thema, durch einen Arbeitsplatzwechsel – oder eben auch durch die Wechseljahre, in der viele der aufgezählten Ereignisse zusammentreffen. Diese sind es auch, die in der Lebensmitte viele Frauen dazu bringen, womöglich zum ersten Mal innezuhalten und sich zu fragen: *Wie war das Leben bis jetzt eigentlich? Bin ich glücklich? Habe ich etwas versäumt? War es das jetzt oder kommt da noch was?*

Frauen hadern aus genau diesen Gründen in der Lebensmitte. Sie stellen fest, dass sie unglücklich sind und/oder etwas schmerzlich vermissen. Es wird das Gefühl der inneren Leere geschildert, die mit Panik verbunden ist und in eine Depression führen kann oder aber mit überbordender Aktion gefüllt wird. Manche entscheiden sich für eine zweite Runde, indem sie sich einen neuen Partner oder eine neue Partnerin suchen und eine neue Familie gründen. Für Männer ist das Modell der zweiten Familie lebbar, denn sie können bis ins hohe Alter Nachwuchs zeugen. Ob sich alle Hoffnungen erfüllen, die der Mann damit verknüpft, sei dahingestellt. Frauen in den Wechseljahren haben die Chance auf späten Nachwuchs meistens nicht. Sie können neue Partner finden und Patchworkfamilien gründen, aber für ein gemeinsames Kind ist die biologische Uhr dann meist abgelaufen.

In einer neuen Liebe Glück und Erfüllung zu finden, ist natürlich wunderbar. Es ist auch schön, seine Träume an einem anderen Ort, für eine leidenschaftliche Aufgabe oder in einem neuen Beruf zu verwirklichen. Dieser Wunsch fällt oft mit dem Auszug des (letzten) Kindes zusammen. Dann sind Zeit und Raum da, die während der Elternschaft besetzt waren. Viele Eltern atmen tief durch und genießen nach 18, 20 Jahren oder mehr nun wieder die Zeit zu zweit. Doch das geht nicht allen Paaren so. Manche Eltern, Väter und Mütter, trauern noch Monate oder Jahre dem Lebensabschnitt hinterher, in dem das Kind zu Hause gelebt hat. Als Empty-Nest-Syndrom bezeichnet man den emotional-psychischen Zustand bei Eltern, wenn sie den Auszug ihres Kindes nicht gut verkraften.

Empty-Nest-Syndrom

Schon vor dem Auszug des (letzten) Kindes sind viele Mütter (und Väter) in einem emotional-psychisch angespannten Zustand. Man freut sich für seine Tochter oder seinen Sohn für das spannende, freie und erwachsene Leben, das nun beginnt. Doch ob man will oder nicht, Traurigkeit schleicht sich ebenso ein, weil der Auszug ein Abschied von einer langen Lebensphase ist. Für Frauen geschieht der Auszug des Kindes fast immer in den Wechseljahren.

Seit 1914 existiert der Begriff Empty-Nest-Syndrom, er beschreibt das leere Nest als Gefühlszustand bei den Eltern, wenn die Küken wie bei den Vögeln aus dem Nest ausgeflogen sind. Die Eltern fühlen sich emotional verlassen und einsam, sie spüren eine Art Liebeskummer.

Auf der rationalen Ebene ist den Eltern natürlich bewusst, dass diese Gefühle nicht richtig sind, denn Kinder werden nun einmal erwachsen und gehören raus in die Welt. Diese widersprüchlichen Empfindungen bergen gesundheitliche Risiken, auch wenn das Empty-Nest-Syndrom keine Krankheit im rein medizinischen Sinne beschreibt.

Die Alltagsroutine nach 20 Jahren mit Kind verändert sich von einem Tag auf den anderen oft radikal. Als Eltern und Paar muss man sich neu erfinden. Müttern fällt das überwiegend schwerer als Vätern. Wir sprechen über die heute Mitte 40- bis 50-Jährigen, in deren Berufsleben eine Elternzeit für Väter eher die Ausnahme war. Darum liegt eine der Ursachen darin, dass sich das Leben der meisten Väter zum Zeitpunkt der Geburt des Kindes nicht dramatisch verändert hat. Viele Väter setzten ihr Arbeitsleben unverändert fort, und das heißt in den überwiegenden Fällen Arbeit in Vollzeit; bis heute arbeiten nur 7 Prozent der deutschen Väter Teilzeit. Für Frauen hingegen, auch für diejenigen, die vorher beruflich stark involviert waren, bedeutete und bedeutet bis heute die Geburt eines oder mehrerer Kinder zumindest eine Zeit lang eine Pause im Beruf. Mütter verbringen somit faktisch viel mehr Zeit mit ihren Kindern, wenn sie klein sind, als die meisten Väter. Später kehren die meisten Frauen in Teilzeit in ihren Beruf zurück; nur ein Drittel der Vollzeitstellen ist mit Frauen besetzt. Laut Statistischem Bundesamt ist in Deutschland die Quote der Mütter, die Teilzeit arbeiten, im Vergleich zu anderen EU-Ländern besonders hoch: 69,3 Prozent der berufstätigen Mütter mit mindestens einem Kind unter zwölf Jahren arbeiten Teilzeit, in der EU sind es durchschnittlich nur 33,9 Prozent (Stand 2020).

Wenn Sie unter dem Auszug des Kindes leiden, nehmen Sie sich Zeit loszulassen und zu trauern. Gegen das Gefühl der Einsamkeit und Verlassenheit kann es helfen, sich folgende Aspekte vor Augen zu führen: Das Muttersein und die Mutterrolle sind nicht dasselbe. Man bleibt natürlich für immer Mutter. Im Gegensatz dazu verändert sich die Mutterrolle, das heißt, in der Form, in der Sie als Mutter im Alltag in den letzten zwei Jahrzehnten gefordert waren, sind Sie das nun nicht mehr. Auch für bezahlt berufstätige Frauen mit Kindern ist die

Mutterrolle oft die wichtigste Rolle. Diesen »Job« hat man leidenschaftlich und gut gemacht, man ist emotional eingebunden gewesen. Nun steht man da mit seinen Skills, die man sich über so viele Jahre antrainiert hat und die nun nicht mehr gefragt sind, zumindest nicht mehr in dem Umfang und der Intensität wie zuvor. Ehrlicherweise wäre es auch nicht angebracht, diese Rolle in das Erwachsenenleben des Kindes zu übertragen und zum Beispiel in der neuen Wohnung des Kindes übergriffig zu werden, indem man dort ständig Ordnung macht oder permanent für einen vollen Kühlschrank sorgt. Das Loslassen der bisherigen Mutterrolle heißt aber nicht, dass man nicht weiterhin als Mutter gebraucht wird. Die Form – ob als Zuhörerin, Ratgebende und vieles mehr – wird sich mit der Zeit finden.

MEIN TIPP: BESSER LOSLASSEN MIT EINEM RITUAL

Traurigkeit begleitet den Prozess des Loslassens, sie darf sein. Sie müssen in dieser Zeit des Übergangs nicht die starke Mutter oder Frau sein, Sie dürfen Trost durch den Partner, die Partnerin oder Freundinnen annehmen. Kümmern Sie sich um Ihr Herz, indem Sie zum Beispiel jeden Morgen unter der Dusche ein paar Minuten lang warmes Wasser über Ihr Herzchakra fließen lassen. Sprechen Sie anschließend vor dem Badezimmerspiegel den kraftvollen Satz: »Ich verabschiede mich von der Mutterrolle, aber Mutter bleibe ich für immer.« Führen Sie dieses Ritual so lange durch, wie es sich für Sie stimmig anfühlt.

Weiterhin kann die Betrachtung hilfreich sein, dass man seine Verantwortung an das nun erwachsene Kind abgeben kann. Damit mutet man seinem Sprössling zu, sich um sich und seine Angelegenheiten selbst zu kümmern. Man bleibt als Mutter das Back-up, aber die Tochter oder der Sohn ist nun die Hauptperson ihres beziehungsweise seines eigenen Lebens. An jeder Aufgabe, die das unabhängige Leben stellt, dürfen die »Kleinen« wachsen. Das kann auch ein starkes Credo für das eigene Leben sein: *Woran kann man selbst jetzt wachsen?* Viele Mütter und Eltern freuen sich über mehr Zeit füreinander durch den Auszug des Nachwuchses. Andere wissen mit den zusätzlichen Stunden nichts anzufangen. Es kann helfen, den Fokus auf die Chancen zu legen: Statt Fremdbestimmung durch Schul- und Hobbytermine der Kinder gibt es nun Zeit für eigene Wünsche, Träume, Hobbys, Treffen mit Freunden, soziales Engagement etc. Wenn man pflegebedürftige Eltern hat, wird man sich nun ein bisschen weniger zerreißen müssen zwischen der Pflege und der Familie zu Hause.

Eine weitere Chance durch den Auszug der Kinder ist die Zeit für die Beziehung. Oft legt diese Situation den Finger in die Wunde einer langen Ehe. Gibt es die (Liebes-)Beziehung ohne Kinder noch? Hat man sich noch etwas zu sagen, wenn die täglichen Gespräche über die Organisation des Alltags und über die Kinder wegfallen? Man kann sich gemeinsam daran erinnern und kann daran anknüpfen, welches Paar man vor der Familienzeit war. Man kann den Partner in seine Träume und Pläne einbinden, man kann zusammen Wünsche entwickeln. Mit dem Partner oder der Partnerin kann ein Gespräch dazu wichtig sein.

Wenn der »Liebeskummer« um das Kind jedoch nicht endet und Gefühle wie tiefe Einsamkeit, Trauer und Verlust mehr als ein paar Monate oder gar Jahre anhalten und man es nicht schafft, den Alltag neu zu gestalten und ohne Kind glücklich zu werden, dann ist es ratsam, diesen Prozess mit Hilfe eines Therapeuten zu begleiten.

SELBSTWERT, SELBSTMITGEFÜHL

Nahezu alle erwachsenen Menschen, ob Schauspielerinnen, Pflegerinnen, Ärztinnen, Verkäuferinnen, Politikerinnen oder Managerinnen, hadern mit sich. Sie haben Angst davor, nicht zu genügen und zu versagen. Sie glauben, dass sie den Anforderungen nicht gerecht werden. Frauen in den Wechseljahren haben auf vielen Ebenen Angst zu versagen. Sie denken, dass sie dem Leistungsanspruch unserer Gesellschaft nicht mehr genügen, dass sie ihrer Familie nicht mehr genügen, weil sie den Alltag nicht mehr schaffen, dass sie im Job nicht genügen, weil sie unter Konzentrationsstörungen leiden. Frauen glauben auch, dass sie jetzt auf der persönlichen weiblichen Ebene nicht mehr genügen, dem gängigen Schönheits- und Jugendideal nicht mehr entsprechen, weil sie erste Falten bekommen und sich ihr Körper verändert. Sie vergleichen sich mit anderen Frauen, und das macht die Sache noch schlimmer.

Welche Gedanken gehen Ihnen ständig durch den Kopf in Bezug auf sich selbst? Sind es negative Gedanken oder positive? Vergleichen Sie sich mit anderen? Machen Sie sich runter oder sprechen Sie sich nach einem schlechten Tag Mut zu? Gefühle wie Angst (s. Seite 121), Scham (s. Seite 158) und Wut (s. Seite 247) sind oft die Ursache für einen beschädigten Selbstwert. Die Aussöhnung mit diesen kritischen Gefühlen bietet eine große Chance für inneres Wachstum. Genauso wichtig ist es, die eigenen Schwächen nicht weiter zu verbergen, sondern sie aufzudecken und anzuschauen. Vorreiterin auf diesem Gebiet ist die amerikanische Soziologin Brené Brown; sie sprach als Erste öffentlich vor breitem Publikum über Verletzlichkeit, Scham und Authentizität und brachte diese wichtigen Themen in die Öffentlichkeit. Wenn Frauen (und Männer) aufhören, sich hinter der Scham und ihrem geringen Selbstwertgefühl zu verstecken, kann der Zustand der Starre und Lähmung beendet werden. Denn wenn wichtige Teile der Persönlichkeit anhaltend unterdrückt werden, dann kann dies eine Ursache für Traurigkeit und depressive Verstimmungen sein. Wir neigen dazu, anderen Menschen mit Empathie zu begegnen, nur mit uns selbst sind wir hart und oft unfair. Wer nie gnädig mit sich selbst ist, sich seine Fehler nicht verzeiht und nie über seine eigene Ungeschicklichkeit wohlwollend den Kopf schüttelt, wertet sich ständig ab. Er fühlt sich unzulänglich und hält sich selbst nicht für liebenswert. Die Spirale ist vorprogrammiert: Ein Mensch, der sich ungeliebt fühlt, braucht Anerkennung von außen. Bekommt er diese nicht sofort oder in dem Maße, wie er es sich vorstellt, ist er frustriert. Er schämt sich und zieht sich zurück, oder aber er äußert die Frustration nach außen, unter anderem in Form von Aggressivität. Selbstmitgefühl bedeutet, verzeihender und gütiger mit sich selbst zu sein, um aus dieser Spirale wieder herauszukommen.

Viele Frauen in den Wechseljahren kämpfen und denken: »Wenn ich mich nur genug anstrenge, mir nur genug Mühe gebe, disziplinierter bin, noch mehr für andere da bin, mich noch mehr reinhänge, wieder einen tollen Körper habe, dann lieben mich alle, dann kann ich mich selbst annehmen und spüren.« Das ist nicht der richtige, gesunde Weg, denn er erzeugt noch mehr Druck und Frustration und kann dazu führen, dass Frauen sich als getrennt von ihrem Körper und oft auch als getrennt von ihren Gefühlen erleben.

MEIN TIPP: SICH WERTFREI BETRACHTEN

Es kann den Druck rausnehmen, wenn man sich eine Zeit lang wertfrei beobachtet. Dazu gehören neben der Betrachtung des Körpers auch Eigenschaften und Verhaltensweisen. Beschreiben Sie nur, was Sie sehen, aber bewerten Sie es nicht: Schauen Sie in ein freundliches oder trauriges Gesicht im Spiegel? Werden Sie schnell wütend oder sind Sie die Ruhe in Person? Haben Sie einen Fehler gemacht oder lief alles nach Plan? Listen Sie Ihre täglichen Leistungen, Aufgaben und Vorkommnisse einmal wertfrei auf.

Frauen müssen für ein gesundes Selbstwertgefühl nicht noch mehr leisten, als sie ohnehin tagtäglich tun. Frauen müssen nicht mehr oder anders sein, als sie sind, also besser, schlanker etc. Wenn Liebe an Bedingungen dieser Art geknüpft ist, ist es keine Liebe. Darum dürfen Frauen sich das schenken, was sie oft auch allen anderen schenken: einen wohlwollenden, fürsorglichen Blick auf sich selbst. Das versteht man unter Selbstmitgefühl.

Durch Selbstmitgefühl setzt man den Keim für einen gesunden Selbstwert. Selbstmitgefühl hilft zudem herauszufinden, was man wirklich braucht und was man loslassen kann. Selbstmitgefühl geht immer mit Achtsamkeit einher, weil man beobachtet, was man gerade fühlt, was passiert, was sich verändert, womit es einem besser geht.

Selbstmitgefühl ist kein Egoismus, sondern der Weg zu einem gesunden Selbstwert. Es sollten dafür die eigenen schönen ebenso wie die störenden, düsteren Gefühle ehrlich betrachtet werden. Was sind die eigenen Schwächen? Wo und in welchen Situationen ist man unsicher? Auch die Seiten an uns, die wir nicht mögen, gehören zu unserer Persönlichkeit.

MEIN TIPP: SELBSTMITGEFÜHL REFLEKTIEREN UND KULTIVIEREN

Fragen zum Selbstmitgefühl, die Sie sich stellen und vielleicht auch schriftlich beantworten können, lauten:

- Bin ich selbst meine schlimmste Kritikerin?
- Kann ich mir selbst verzeihen?
- Kann ich mich selbst trösten?
- Kenne ich meine Bedürfnisse?
- Nehme ich meine Bedürfnisse ernst?
- Denke ich freundlich über mich?
- Kann ich Lob annehmen?

Hören Sie auf, selbst Ihre schlimmste Kritikerin zu sein, denken Sie freundlich und wohlwollend über sich selbst. Verzeihen Sie sich, denn alle Menschen machen Fehler, niemand ist perfekt. Nehmen Sie Ihr inneres Kind in den Arm, trösten Sie es. Nehmen Sie Ihre Bedürfnisse ernst. Wertschätzen Sie alles, was Sie tun und leisten. Nehmen Sie Lob und Komplimente an (Frauen neigen dazu, diese abzuwerten).

JEDEM ANFANG WOHNT EIN ZAUBER INNE

In der Lebensmitte quälen sich viele Frauen und Männer mit dem gefährlichen Satz: *Was wäre gewesen, wenn …?* Etwa: *Was wäre gewesen, wenn ich mich für eine andere Ausbildung, einen anderen Mann, einen anderen Wohnort etc. entschieden hätte?* Diese Idee ist immer verknüpft damit, dass der bisherige Lebensweg ein glücklicherer hätte sein können. Das ist natürlich meist eine Illusion, die in der Literatur und im Kino immer wieder zum Bestseller avanciert. Die englische Serie *The Split – Beziehungsstatus ungeklärt* zeigt in drei langen Staffeln, wie schwierig das »Was wäre gewesen, wenn …« ist. In der Fantasie toppt immer die andere, glücklichere Variante die Realität. Wir stellen uns vor, wie gut es uns ginge, wenn wir den perfekten Job hätten, den Traummann, die ideale Familie. Wenn diese Idee nicht aufgeht, dann zweifeln wir an uns selbst und fühlen uns schlecht, aber in Wahrheit gehen unsere Träume vom Leben nie zu einhundert Prozent in Erfüllung. Wir müssen immer wieder unsere Vorstellungen der Lebensrealität anpassen. Dafür sollte sich niemand schlecht fühlen oder sich gar als gescheitert sehen. Menschen bleiben aber in Situationen, obwohl sie unglücklich sind und das Unglück ihrer Gesundheit schadet. Ich habe bereits die Studie aus Michigan zitiert, die das hohe Gesundheitsrisiko für Frauen in unglücklichen Ehen zeigt (s. Seite 115). Zudem intensiviert sich das schlechte Gewissen. Es ist genau das, was Rolf Dobelli in seinem Buch *Die Kunst des guten Lebens* schreibt: Menschen fühlen sich heute als Versager, wenn die Realität von der Vorstellung abweicht. Die logische Folge bestünde darin, die Situation zu ändern. Dafür braucht es Mut. Viele denken, Mut sei das Gegenteil von Angst. Untersuchungen an Menschen, die mutig waren, zeigen aber, dass diese Menschen sehr wohl vor ihrem lebensverändernden Schritt Angst hatten. Und dass sie sich trotz dieser Angst aktiv in eine bestimmte Situation hineinbegeben oder eine für sie unhaltbare Situation geändert haben.

Mut trainieren

Die meisten Menschen, die es trotz Angst gewagt haben, den nächsten Schritt zu gehen, sagen hinterher, dass es sich gelohnt hat. Das kann bedeuten, sich aus einer Beziehung herauszuschälen, einen neuen Job anzunehmen oder auch in der Freizeit eine Situation zu bewältigen wie die Besteigung eines hohen Berges oder das Tauchen in extreme Meerestiefen. Diese Menschen springen oft im bildlichen Sinne ins kalte Wasser, ohne zu wissen, was die Zukunft für sie bereithält. Es heißt nicht von ungefähr, dass das Glück mit den Mutigen ist. Für jeden bedeutet, »mutig zu sein«, etwas anderes. Viele Frauen in den Wechseljahren wagen den Sprung, weil eine alte Sehnsucht oder ein Traum sie antreibt. Das kann im Kleinen und im Großen geschehen, beides ist mutig. Die eine Frau ist mutig, weil sie sich dafür entscheidet, in einer schwierigen Ehe zu bleiben. Die andere Frau ist mutig, weil sie sich entscheidet, ihre Ehe zu beenden. Wie bei allen Dingen sollten wir hier nicht werten. Denn Mut ist individuell.

Mut kann man fassen, man kann ihn sich antrainieren. Denken Sie an Situationen in Ihrer Kindheit oder in Ihrem Leben, eventuell an das Dreimeterbrett im Schwimmbad. Hinterher war man stolz, dass man gesprungen ist. Ganz schön mutig! Mut trainieren kann man, indem man Vertrauen aufbaut für eine neue Situation und auch, indem man sich damit anfreundet, Verantwortung für einen neuen Schritt zu übernehmen. Risikobereitschaft, Neugierde, eine gute Alternative oder auch ein großer Leidensdruck sind Mut-Antreiber. Die Sicherheit, dass sich Mut lohnt, bekommt niemand, man muss es ausprobieren. Wenn sich nach einiger Zeit herausstellt, dass es keine gute Idee war, hat man etwas gelernt. Man weiß dann eventuell, dass die vorherige Lebenssituation gar nicht so schlecht war, man hat sie vielleicht nur nicht mehr wertgeschätzt.

Selbstverantwortlich Entscheidungen zu treffen und sie in die Tat umzusetzen, steigert laut Studien die eigene Zufriedenheit. Umgekehrt fühlen sich viele Frauen in ihrer Lebensmitte festgefahren, weil sie auf größtmögliche Sicherheit setzen. Wenn wir ehrlich sind, haben uns gerade die letzten Jahre gezeigt, dass es keine wirkliche

Sicherheit gibt. Das soll nicht existenzbedrohlich klingen, sondern die Sichtweise auf den Wandel öffnen. Ich habe es an anderer Stelle schon gesagt: Vielleicht ist das die wichtigste Lektion in den Wechseljahren. Die Wechseljahre bedeuten einen fundamentalen, tiefen Wandel, und zwar auf jeder Ebene: Der Körper verändert sich, die Seele verändert sich, die psychischen Herausforderungen verändern unsere Persönlichkeit. Die Bedürfnisse und auch die Wünsche an das Leben verändern sich. Jede Frau, ob sie sich selbst als mutig bezeichnet oder nicht, geht durch diese Lebensphase – oft mit Unsicherheit und Angst –, aber sie übersteht diese Lebensphase. Das impliziert an sich schon Mut genug.

Es gibt Wissenschaftler, die über Mut forschen, wie Cynthia Pury von der Clemson University im US-amerikanischen Bundesstaat South Carolina. Pury hat beobachtet, dass mutige Menschen auf ihr Ziel fokussiert sind und weniger auf die einzelnen, möglicherweise bedrohlichen und Angst machenden Schritte auf dem Weg dahin.

Glück visualisieren

Gesundheit, Partnerschaft und Familie stehen auf der Glücksskala ganz oben, wie aktuelle Umfragen zum Thema »Was glauben Sie, macht einen Menschen glücklich?« zeigen. Als Nächstes folgen auf der Glücksskala eine Aufgabe zu haben und die eigenen Kinder. Entgegen vielen Vorurteilen sind ausschließlich der Beruf, Erfolg und Geld meistens keine Glücksgaranten, denn sie werden als Glücksquellen erst auf einem späteren Rang genannt.

Es sind folgende Kriterien, die Menschen, die sich selbst als glücklich bezeichnen, anführen:

- **Gemeinsamkeit.** Der Mensch ist von Natur aus ein soziales Wesen. Darum lebt es sich mit Menschen, Partner, Familie, Freunden, Kolleginnen oder Nachbarinnen oft glücklich. Gemeinsame Erlebnisse erzeugen oft ein dauerhafteres Glücksgefühl als Statussymbole wie ein teures Auto oder die Bewunderung von anderen. Eine

Nachricht von einem Freund, respektvolles Verhalten des Partners, eine Umarmung zur Tröstung – alles das zählt beim sozialen Miteinander.

- **Frieden.** Menschen, die harmonisch und friedlich mit sich und anderen leben, sind ebenfalls glücklicher als diejenigen, die ständig Streit suchen, alles besser wissen wollen oder immer recht haben müssen.
- **Kongruenz.** Auch Kongruenz, also im Einklang mit den eigenen Wertvorstellungen zu leben, macht glücklich. Was sind Ihre Werte: Respekt, Freundschaft, Treue (auch sich selbst treu bleiben), Offenheit, Mitgefühl, soziale Gerechtigkeit …?
- **Spiritualität.** Ein (religiöser) Glaube, Meditation, spirituelle Praktiken sowie Achtsamkeit fördern das Glücksgefühl.

MEIN TIPP: DEM EIGENEN GLÜCK NACHSPÜREN

Wenn Sie Ihre Augen schließen und an einen wirklich glücklichen Moment in Ihrem Leben denken: *Was erscheint vor Ihrem inneren Auge? Was ist dort vorhanden oder aber abwesend?*

Öffnen Sie die Augen: *Was braucht es in Ihrem Leben/Alltag, um real dieses Glücksgefühl wieder einmal erleben zu können? Was könnten Sie in Ihrem Leben verändern, um glücklich zu sein, inneren Frieden zu spüren und/oder sich Menschen näher zu fühlen?*

Damit man nicht in eine Erschöpfung hineingerät, stelle ich im nächsten Kapitel wirkungsvolle Maßnahmen zur Stressreduktion vor. Stress triggert nicht nur Wechseljahresbeschwerden und intensiviert fast alle Symptome, sondern gilt auch als Hauptbelastung in einer Partnerschaft.

7

WENIGER STRESS, MEHR LEBENSQUALITÄT

Unser aller Stresslevel ist aktuell so hoch wie nie. Doch Stress macht krank, vor allem Frauen, denn er setzt im Körper Stresshormone frei, die mit den weiblichen Hormonen konkurrieren. Darum können viele Wechseljahressymptome durch Stressreduktion gelindert oder sogar verhindert werden. Die Body-Mind-Medizin mit Meditation, Atemübungen und weiteren Entspannungstechniken stärkt Körper und Seele gegen Stress. Erholsamer Schlaf sowie spezielle Kräuter und Vitamine sorgen für mehr Ausgeglichenheit.

Frauen leiden grundsätzlich stärker unter täglichem Stress als Männer. Das zeigen viele Studien über unterschiedliches Stressverhalten, sodass man sogar vom »Gender-Stress-Gap« spricht. Forscher der Rockefeller University fanden im Tierversuch heraus, dass zwar bei beiden Geschlechtern der gleiche Typ Nervenzelle die Stressantwort steuert, aber nur bei den Männchen werden solche Nervenzellen aktiviert, die die Stressreaktion reduzieren. Die Männchen machen also gestresst weiter. Die gestressten Weibchen hingegen suchen Schutz und verkriechen sich. Aus anderen medizinischen Genderforschungen weiß man, dass Frauen eher niedergeschlagen und ängstlich auf Stress reagieren, Männer eher aggressiv und aktiv. Frauen geben auch leichter zu, wenn sie gestresst sind. Kommt Ihnen das alles bekannt vor?

In diesem Kapitel stelle ich die wichtigsten Stressauslöser vor, und wie Sie sich vor ihnen schützen können. Es ist nie zu spät, denn auch wenn man mitten in der Stressfalle sitzt, gibt es Lösungen und Unterstützung, um Stress zu reduzieren. Diese sollte man annehmen, denn Stress schadet unserer Gesundheit mehr, als wir denken.

WARUM WIR SO GESTRESST SIND

Laut einer Umfrage des Sozial-, Politik- und Marktforschungsunternehmens Ipsos aus dem Jahr 2022 beantworten vier von zehn Deutschen die Frage »Waren Sie gestern auf Ihrer Arbeitsstelle gestresst?« mit Ja. Jede zweite Frau und jeder zweite Mann fühlt sich gestresst und traurig. Weitere Umfragen bestätigen das. Das Gallup-Institut ermittelte, dass das Stresslevel hierzulande gestiegen ist: 42 Prozent der Deutschen empfinden ihren Arbeitsalltag als stressig. Damit liegen wir über dem europäischen Durchschnitt von 39 Prozent.

Was heißt das für den Umgang mit Stress? Bei Stress schaltet der Körper innerhalb von Millisekunden in den Überlebensmodus. Vorausgegangen ist eine Situation, die als lebensbedrohlich empfunden wird. Seit Millionen Jahren ist der menschliche Körper daran gewöhnt, sich zu verteidigen, um zu überleben. Das geschieht durch drei unterschiedliche Reaktionen: Die potenzielle Gefahr wird aktiv angegangen (fight – Kampf), man flieht vor ihr (flight – Flucht) oder man stellt sich tot (freeze – Einfrieren). Auf hormoneller Ebene initiieren die Stresshormone Adrenalin und Cortisol diesen negativen Stresszustand – damals wie heute. Körperlich bedeutet das: Die Muskeln spannen sich an, das Herz rast, die Atmung wird beschleunigt, der Blutdruck schießt in die Höhe. Bei chronischem Stress bleibt der Cortisolspiegel hoch, mit der Folge, dass das Herz-Kreislauf-System und die wichtigen anderen Körperfunktionen viel zu aktiv laufen. Gleichzeitig werden alle Körpervorgänge wie Verdauung und Sexualität heruntergefahren, denn diese sind für das Überleben zweitrangig. Auch das Immunsystem wird unterdrückt; um das wird sich gekümmert, wenn die Gefahr vorbei ist. Erst danach regeneriert der Körper. Lebt man im Dauerstress über Jahre, dann gibt es aber kein Danach, also keine Zeit für Regeneration. Die Infektanfälligkeit steigt und ebenso das Risiko für viele Krankheiten. Wenn chronischer Stress nie endet, also das tägliche Stresslevel dauerhaft zu hoch ist, dann werden Körper und Seele krank. Stress verstärkt zudem alle Wechseljahressymptome oder ist sogar ein Trigger, also ein Auslöser.

Alltägliche Auslöser und Folgen von Stress

Die Frage »Wünschen Sie sich ein Leben ohne Stress?« würden die meisten Menschen vermutlich mit Ja beantworten. Doch tatsächlich benötigen wir ein gewisses Maß an Stress, man spricht von positivem Stress oder *Eustress*. Dazu gehören zwar anstrengende, aber gleichzeitig freudige Situationen wie die Vorbereitung einer Geburtstagsfeier oder Hochzeit. Auch die vielen kleinen täglichen Herausforderungen, die den Körper in Schwung bringen, etwa Freundschaften pflegen oder Hobbys nachgehen, sind positiver Stress.

Ob für eine Person Stress negativ und krank machend, also zu *Distress* wird, wird daher nicht nur von der Menge der Belastung bestimmt. Entscheidend ist das individuelle Stressverhalten, das abhängig ist vom Charakter, der Psyche, der Lebenseinstellung, der Flexibilität, der Selbstmotivation und auch der genetischen Eigenschaften. Trotz großer Belastbarkeit und positiver Einstellung gibt es natürlich Zeiten, in denen die Menge der zu bewältigenden Aufgaben einfach zu groß ist. Dann hilft es, eine Liste all dessen zu erstellen, was einen stresst. Man sollte sich nicht davon abhalten lassen, bei seiner eigenen Bewertung zu bleiben. Stress ist individuell; was meine Freundin stresst, muss noch lange nicht für mich gelten und umgekehrt. Stressoren können sein:

- Termin- oder Zeitdruck
- Fremdbestimmung
- permanente Verfügbarkeit am Handy
- Lärm
- Konflikte am Arbeitsplatz, Mobbing
- mangelnde Anerkennung
- Respektlosigkeit
- zu große Verantwortung
- täglicher Stau auf dem Weg zur Arbeit
- Schulschwierigkeiten der Kinder
- Schulden
- eine ambitionierte Vorgesetzte oder ein ambitionierter Vorgesetzter

Viele Menschen gestehen sich nicht ein, dass sie gestresst sind. Das ist mitunter das größte Problem. Aber unser Körper ist oft schlauer als wir; wird ihm zu lange zu viel zugemutet, zeigt er Symptome. Hier eine Auswahl:

- Allergien, Hautreaktionen
- häufige Erkältungen
- Herzrhythmusstörungen
- Panikattacken
- Bluthochdruck
- Müdigkeit, schon morgens oder bei dem Gedanken an die Arbeit
- Konzentrationsschwierigkeiten
- Gefühlsschwankungen, Tränenausbruch, Nervenzusammenbruch
- Schlaflosigkeit
- Magen-Darm-Beschwerden
- Schweißausbrüche, weiche Knie, Zittern
- Kopfschmerzen, Migräne
- Reizbarkeit
- Aggressivität
- grundlose Traurigkeit
- sich ausgebrannt fühlen
- einseitiges Ohrensausen oder Ohrgeräusche

Stress durch Missverständnisse

Eine der wichtigsten und am weitesten verbreiteten Stressursachen ist neben hoher Arbeitslast die Kommunikationsfalle. Man kann auch sagen: Missverständnisse. Das betrifft sowohl das Arbeitsleben als auch das Privatleben. Ein profanes Beispiel: Wenn zwei Kolleginnen über einen Apfel sprechen, ist es möglich, dass die eine einen roten, süßen Apfel meint und die andere einen grünen, eher säuerlich schmeckenden Apfel. Die dritte greift womöglich zu einer Birne.

Warum ist es so schwer, einander zu verstehen oder sich verständlich auszudrücken? Der bekannte Kommunikationspsychologe Friedemann Schulz von Thun hat das sogenannte Vier-Ohren-Modell aufgestellt. Wenn wir einen Satz aussprechen, dann beinhaltet dieser – ob wir wollen oder nicht – gleichzeitig immer vier Botschaften. Schauen wir uns das an einem Beispiel aus dem Verkehrsalltag an. Person A fährt das Auto und kommt an einer roten Ampel zum Stehen, Person B sitzt auf dem Beifahrersitz. Als die Ampel auf Grün umspringt, sagt Person B: »Die Ampel ist grün.«

- **Die 1. Botschaft findet auf der Sachebene statt.** »Die Ampel ist grün« ist ein von Person B genannter Fakt. Person A reagiert darauf ebenfalls mit einem Fakt: »Stimmt. Die Ampel ist tatsächlich grün.«
- **Die 2. Botschaft findet auf der persönlichen Ebene statt.** Person B gibt mit der Aussage etwas von sich preis, etwa: »Ich würde gern schneller losfahren.« Person A denkt womöglich: »Oh, da hat es aber jemand eilig.«
- **Die 3. Botschaft betrifft die Beziehungsebene.** Person B will mit ihrer Aussage Person A ungefragt helfen. Bei Person A meldet sich das Gefühl: »Das hätte Person B auch netter sagen können. Offensichtlich denkt sie, ich könne nicht Auto fahren.«
- **In der 4. Botschaft, der Absichtsebene, geht es darum, was mit dieser Aussage erreicht werden soll.** Person B sagt zwar: »Die Ampel ist grün.« Sie meint aber: »Fahr schon los!« Person A versteht: »Gib Gas!«

Hätten Sie gedacht, dass in einem einzigen Satz so viele (unbewusste) Informationen stecken? Wenn Menschen zusammenkommen und miteinander reden, stolpert jeder täglich ungewollt in Kommunikationsfallen wie diese. Auch das ist Stress pur.

Kommunizieren ist Sprechen *und* Zuhören. Das geht nicht zwischen Tür und Angel, gute Kommunikation braucht Zeit. Um Missverständnisse zu vermeiden, sollte man selbst aufmerksam sein und auf die eigenen Worte achten. Das setzt auch voraus, dass man weiß, was man überhaupt ausdrücken möchte. Klare und detailreiche Anweisungen sind besser als zu schwammige; die Devise lautet also, lieber zu viele als zu wenige Informationen preisgeben, dann weiß das Gegenüber, was man gemeint hat. Etwa: »Bitte bring mir einen der grünen Äpfel in Bioqualität mit, die im Supermarkt XY in der Obstabteilung hinten links oben liegen.«

Nachfragen sind wichtig und sollten beantwortet werden, denn das erspart spätere Missverständnisse, ergo Stress. Ungeduld hilft hier nicht. Fragen Sie also ruhig nach, ob das, was Sie vermitteln wollen, auch vom Gegenüber verstanden wurde. Wenn man selbst unsicher ist, ob man etwas korrekt verstanden hat, kann man den Satz wiederholen: »Habe ich richtig verstanden, dass …?« Ist man sich nicht sicher, dass das Gegenüber einen richtig verstanden hat, kann man es bitten, das Gesagte in eigenen Worten zu wiederholen. Diese Technik wird zum Beispiel in Kommunikationsseminaren trainiert.

WIE WIR DEM STRESS ENTGEGENWIRKEN KÖNNEN

Deutlich mehr Frauen als Männer schultern die Doppelbelastung im Alltag und leiden darunter. Das ist ein großes Problem. Denn wenn man Frauen fragt, was sie am meisten stresst, stehen an erster Stelle genau diese Doppel- und Mehrfachbelastungen und erst an zweiter Stelle Beziehungsprobleme. Die Vorstellung von Fairness sollte eigentlich gebieten, dass Arbeit gleichmäßig auf allen Schultern verteilt wird. Sheryl Sandberg, die ehemalige Co-Geschäftsführerin von Facebook, forderte in privaten Beziehungen dazu auf: »Make your partner a real partner.«

In einer Beziehung sollten beide auf Augenhöhe agieren, auch bezüglich der finanziellen und häuslichen Pflichten. Das ist für viele Frauen immer noch unerreicht. Trotzdem oder gerade deswegen müssen wir hier den Finger in die Wunde legen, denn Frauen leisten hierzulande unbezahlte Care-Arbeit zu über 75 Prozent – on top zum Beruf, versteht sich. Kindererziehung, Haushalt, Angehörigenpflege, Nachbarschaftshilfe, die Organisation des Soziallebens – all das ist

Frauenarbeit. Das sollte im 21. Jahrhundert dringend geändert werden, nicht nur, weil es unfair ist. Stress schadet der Gesundheit – insbesondere der von Frauen.

Generelle Anti-Stress-Strategien

Die Erwerbsarbeit und die Care-Arbeit in der Partnerschaft, im Haushalt und innerhalb der Familie sollten darum fair verteilt sein. Kommt niemand auf die Idee, freiwillig Unterstützung anzubieten, sollte diese aktiv eingefordert werden. Die folgenden Maßnahmen können Stress reduzieren.

Delegieren, Nein sagen und Abgeben

Das fällt vielen Frauen schwer. Doch diese Möglichkeiten können trainiert werden. Es kann zur Abwechslung jemand anderes mit dem Hund rausgehen; die Kollegin kann auch einmal das Büro als letzte abschließen; andere Familienangehörige können ebenso den Einkauf erledigen, die Spülmaschine ausräumen oder die Wäsche aufhängen. Frauen glauben oft, die Dinge seien schneller getan und nur dann in perfekter Ausführung, wenn sie von ihnen selbst erledigt werden. Frauen glauben ebenfalls häufig, allein für die gute Stimmung zu Hause zuständig sein zu müssen und dass diese nur dann gewährleistet sei, wenn sie schuften und die anderen chillen können. Verantwortung, Harmoniebedürfnis und das akzeptierte oder unausgesprochene Rollenverständnis erhöhen das Stresslevel für Frauen.

Aber: Als Frau darf man delegieren, man darf Nein sagen und abgeben. Man darf sich genauso taub stellen wie andere bei der Verteilung von Aufgaben und muss nicht als Erste »Hier« rufen. Man darf sich gegen Kolleginnen, Kollegen oder Kinder wehren, die gern mit diversen Ausreden aufwarten, warum sie gerade keine Zeit haben. Man kann lernen, die schlechte Laune der anderen, wenn sie eine Aufgabe übernehmen sollen, auszuhalten. Das erfordert eventuell ein wenig Training, aber es geht.

Perfektion überdenken

Kein Mensch ist perfekt. Die Ansprüche vieler Frauen an sich selbst sind hochgesteckt. Das betrifft sowohl das eigene Aussehen als auch das Rollenverständnis, sei es als Partnerin, Mutter, Gastgeberin, Geliebte und so weiter. Den Anspruch an Perfektion darf man überdenken, 80 Prozent reichen auch. Das ist ein wesentlicher Schritt zu gesunder Stressprävention. Eine Frage, die dabei helfen kann, sich zu bremsen, lautet: »Ist das in einer Woche (einem Monat, einem Jahr, fünf Jahren) noch wichtig?« Nicht selten kann diese Frage mit Nein beantwortet werden und liefert damit einen guten Anlass, um auch mal fünf gerade sein zu lassen.

Prioritäten setzen

Frauen sind gut darin, viele Bälle gleichzeitig in der Luft zu halten. Man nennt das Multitasking. Viele Frauen sind das fleißige Bienchen für alle anderen, obwohl sie bereits gestresst sind. Man darf sich aber erlauben, Prioritäten zu setzen und nur eine Sache gleichzeitig zu erledigen. Eine Prioritätenliste kann helfen: In die erste Spalte kommt alles, was dringend getan werden muss, in die zweite Spalte das, was bis morgen Zeit hat, in die dritte die Dinge, die gar keine Priorität haben, in die vierte Spalte alles, was delegiert oder im Team erledigt werden kann.

Eine Tätigkeit abschließen

Gerade wenn die Arbeit zu Hause noch weitergeht, durch Doppelbelastung eventuell sogar verstärkt, sollte man zwischen beiden Tätigkeiten aktive Pausen setzen. Das kann schon dadurch geschehen, dass man den Schreibtisch ordnet, die Bürotür hinter sich schließt und tief durchatmet, wenn man aus dem Gebäude geht. Bestenfalls macht man noch einen Spaziergang, setzt sich für zehn Minuten auf eine Parkbank, meditiert, trinkt einen Tee oder geht eine Runde joggen. Das tut einem selbst gut, und der Partner, die Partnerin oder die Familie wird sich freuen, dass man entspannter nach Hause kommt.

Stressreduktion durch Ernährung

Auch durch die Art der Ernährung fördern oder mindern wir Stressreaktionen unseres Körpers. Zucker stresst den Körper zusätzlich, denn er führt zu Schwankungen des Insulinspiegels. Für einen gleichmäßigen Insulinspiegel sorgen zuckerfreie Getränke, ungesüßter Tee, Gemüse und Vollkornprodukte statt Weißmehlprodukte, Fruchtsäfte und Süßigkeiten. Reduzieren Sie neben Zucker auch Ihren Kaffeekonsum, denn Koffein gießt Öl ins Feuer Ihres angespannten und auf Hochtouren laufenden Stresssystems.

MEIN TIPP: BEEREN ESSEN

Ob Erdbeeren, Himbeeren oder Blaubeeren – Beeren fördern guten Schlaf und wirken stressreduzierend. Sie sind reich an Antioxidantien, speziell an Anthocyanen. Die positive Wirkung ist durch Studien belegt: Eine Tasse Blaubeeren täglich verbessert unter anderem Gedächtnisleistung, Beweglichkeit und Gangsicherheit. Heidelbeeren, Blaubeeren und Cranberrys beugen zudem Blasen- und Harnwegsentzündungen vor.

Erholsamer Schlaf

Im Schlaf regeneriert und erholt sich der Körper vom Stress des Tages. Funktioniert diese natürliche Auszeit nicht mehr, erhöht sich das Stresslevel von Tag zu Tag. Darum bedeutet Schlafmangel für Körper und Psyche Dauerstress. Die gesundheitlichen Folgen sind schwerwiegend: Leistungsabfall, Konzentrationsprobleme, ein erhöhtes Risiko für Übergewicht, Schlaganfall, Demenz, Herz-Kreislauf-Erkrankungen, um nur einige zu nennen.

Stress am Arbeitsplatz, Schichtdienst, persönliche Probleme und die angespannte Weltlage – es gibt genug Gründe, nicht einschlafen zu können. Viele Frauen neigen beim Einschlafen zum Grübeln über die

Probleme des Tages oder über das, was am nächsten Tag erledigt werden muss. Auslöser für Einschlaf- oder Durchschlafstörungen sind also allzu häufig beruflicher oder privater Stress in unserer multimedialen Zeit. Laut der Barmer Krankenversicherung leiden über sechs Millionen Menschen hierzulande an Schlafstörungen (Stand 2022). Seit 2012 ist das ein Plus von 36 Prozent, in der Gruppe der 40- bis 49-Jährigen sogar von 40 Prozent. Ab 60 Jahren leiden 13 Prozent der Menschen unter Schlafstörungen.

Schlafstörungen werden befeuert durch Elternschaft, das Alter und bei Frauen zusätzlich durch die Wechseljahre. Das schlaffördernde Progesteron fehlt zu Beginn der Perimenopause, später sorgt auch Östrogenmangel für einen schlechteren Schlaf. Dieser bewirkt zusätzlich eine Erschlaffung der Atemwegsmuskulatur. Frauen ab 50 Jahren können daher auch plötzlich zu schnarchen beginnen. Eine Erkrankung bei Frauen nach den Wechseljahren, die mit Schnarchen einhergeht, ist das Upper Airway Resistance Syndrom (UARS). Sollte Schnarchen bei Ihnen neu und anhaltend auftreten, dann lassen Sie dies bitte abklären. Durch die Verlegung der Atemwege beim Schnarchen kommt es nämlich zu einer Unterversorgung mit Sauerstoff. Das kann die Ursache von anhaltender Müdigkeit und Erschöpfung sein.

Schlafstörungen sind oft auch das erste Anzeichen eines Burn-outs oder einer Depression. Und umgekehrt: Schlafstörungen fördern das Risiko für psychosomatische Erkrankungen, Burn-out und Depressionen. Die gute Nachricht für Frauen lautet: Sie sind zwar anfälliger für Schlafstörungen, haben aber, wenn sie ungestört schlafen können, eindeutig eine bessere Schlafqualität als Männer, vor allem einen besseren Tiefschlaf.

Wer schlecht schläft, fühlt sich matt, zerschlagen, kränklich, schlecht gelaunt oder sogar depressiv. Das ist keine Einbildung. Aus Studien wissen wir, dass Schlaf eine überlebenswichtige Funktion besitzt. Im Schlaf wird Erlerntes gefestigt, und Erinnerungen werden gespeichert. Schlafmangel schwächt das körpereigene Immunsystem und andere Zellsysteme. Abwehr-, Nerven-, Immun-, und Gewebezellen benötigen Ruhephasen für Regenerations- und Reparationsprozesse. Finden diese nicht statt, wird der Körper anfälliger für Erkältungen, Bakterien- und Virusinfektionen sowie schwere Erkrankungen.

Schlafen ist eine dynamische Angelegenheit, die verschiedene Phasen durchläuft: Einschlaf-, Leichtschlaf-, Tiefschlaf- und Traumschlafphasen. Traumschlaf- und Tiefschlafphasen scheinen bedeutsam zu sein, denn bei Schlafentzug versucht der Körper, insbesondere diese Phasen nachzuholen. Wer unter Schlafstörungen leidet, schläft nicht ein, nicht durch, unruhig, hat Albträume und so weiter.

Ehe Menschen über Schlafprobleme klagen, ist der Schlaf oft seit vielen Wochen, Monaten oder sogar seit Jahren aus der Bahn geworfen. Um das Schlafverhalten wieder ins Lot zu bringen, empfiehlt sich eine Verhaltensänderung, medizinisch spricht man von Schlafhygiene. Dazu gehören folgende Maßnahmen:

Schlafcharakter berücksichtigen

Passen Sie grundsätzlich Ihren Schlafrhythmus Ihrem »Schlafcharakter« an. Ob man Frühaufsteherin ist oder Nachtschwärmerin, ist genetisch bedingt. Man hat sozusagen eine Schlafnatur. Der Frühaufsteher sollte nicht zu oft die Nacht zum Tag machen und der Nachtschwärmer nicht um 6 Uhr früh aufstehen müssen. Wenn man seinen Schlafcharakter mit den eigenen Arbeitszeiten und mit dem Privatleben vereinbaren kann, dann ist schon viel Schlafqualität gewonnen.

Koffein, Teein und andere aufputschende Substanzen sollten nur bis mittags getrunken werden. Sie regen den Kreislauf an, die Wirkung kann bis zu 14 Stunden betragen und verhindert dann ein ruhiges Einschlafen. Auch grüner Tee enthält übrigens Teein und hat eine aufputschende Wirkung.

Leichtes Abendessen zu sich nehmen

Abends sollte nicht zu spät, nicht zu reichhaltig und nicht zu fett gegessen werden. Denn dann wird die Nahrung bis in die Nacht hinein verdaut. Auch das verhindert einen entspannten Schlaf. Kohlenhydrate in zuckerhaltigen Produkten und Süßigkeiten führen zu Blutzuckerspitzen mit anschließendem Blutzuckerabfall, dadurch wacht man mitten in der Nacht auf. Schlaffördernd ist ein proteinreiches Abendessen, bestenfalls nicht aus tierischen Produkten, sondern rein pflanzlich. Also kein Steak, sondern Hülsenfrüchte. Auf größere Mengen Alkohol sollte abends verzichtet werden. Alkohol macht zwar müde, enthält aber große Mengen Zucker. Außerdem wird Alkohol in der Leber abgebaut, die statt schlafen zu dürfen, dann aktiv werden muss. Dadurch können Durchschlafprobleme in der ersten Nachthälfte auftreten.

Aufregung vermeiden

Vor dem Zubettgehen sollte man nicht zu intensiv Sport treiben oder anderweitig den Kreislauf anregen. Ein Streit oder zum Beispiel die als Stress empfundene Steuererklärung oder auch ein Krimi treiben bei vielen Menschen den Blutdruck in die Höhe. Dann sitzt man wach im Bett.

Lichtquellen ausschalten

Vorsicht abends mit Licht, vor allem mit Licht aus Handy, Tablet oder Laptop. Licht unterdrückt die Ausschüttung des Schlafhormons Melatonin. Aktivieren Sie Ihren Blaulichtfilter oder schalten Sie auf den Nachtmodus, wenn Sie vor dem Zubettgehen noch am Handy oder Tablet sind.

Rituale und Grübeltagebuch

Die meisten von uns kennen Einschlafrituale noch aus der Kindheit. Sie signalisieren der Psyche, dass es Zeit ist, zu Bett zu gehen. Herzschlag, Blutdruck, Stoffwechsel und Gehirnfunktion werden dadurch heruntergefahren. Einschlafrituale für Erwachsene können zum Beispiel sein, vor dem Zubettgehen in einem Buch zu lesen, zu meditieren, eine Tasse heiße Milch zu trinken oder ein warmes Fußbad zu nehmen. Ein Grübeltagebuch hat sich bewährt, wenn einem abends noch zu viele Dinge durch den Kopf gehen. In dieses Heft schreiben Sie vor dem Schlafengehen alle Gedanken auf und was Sie sonst noch belastet. Dann schließen Sie das Heft und legen es weg. Auf diese Weise sind die Gedanken aus dem Kopf in das Buch transferiert und dort besser aufgehoben.

Schlafzimmer optimieren

Das Schlafzimmer sollte dunkel, nicht zu kalt, nicht zu warm und vor allem ruhig sein. Geht es zur Straße raus, dann lieber bei geschlossenem Fenster schlafen. Schnarcht der Partner oder die Partnerin, dann sollten getrennte Schlafzimmer in Erwägung gezogen werden. Das ist nicht das Ende der Beziehung, sondern geschieht aus Liebe und Gesundheit für den nicht schnarchenden Partner.

Nachthemd oder Schlafanzug tragen

Bei Schlafstörungen sollte man bekleidet schlafen, weil die Körpertemperatur nachts in der Zeit von 2 bis 6 Uhr morgens biologischerweise um 1 bis 1,5 Grad Celsius fällt. Schläft man nackt, dann wacht man auf, weil der Körper auskühlt.

Magnesium zu sich nehmen

Magnesium entspannt die Muskeln und wirkt beruhigend auf die Nerven. Schlaf unterstützend kann die Einnahme von 400 Milligramm Magnesium eine halbe Stunde vor dem Zubettgehen sein.

MIT PHYTOMEDIZIN DEN STRESS REDUZIEREN

Auch noch auf andere Art können wir von innen heraus Stress vermindern. Neben Stressreduktion, dem Erlernen von Entspannungs- und Atemtechniken sowie guter Schlafhygiene gibt es Unterstützung aus der Phytomedizin. Pflanzliche Mittel wirken gezielt Stresssymptomen entgegen und unterstützen Körper und Psyche in angestrengten Zeiten.

Adaptogene

Adaptogene sind biologisch aktive Pflanzenwirkstoffe, die den Körper darin unterstützen, besser mit Stress umzugehen. Adaptogene regulieren die Ausschüttung von Cortisol und gelten als Alleskönner: Sie bewirken eine Stressreduktion, Energiesteigerung, die Verbesserung der Gehirnfunktionen sowie eine Stärkung des Immunsystems. Je nach individueller Beschwerde ist die Einnahme von zum Beispiel Heilpilzen, Sibirischem Ginseng oder Ashwagandha sinnvoll. Besprechen Sie das für Sie passende Mittel mit einem Therapeuten oder einer Therapeutin. Man sollte sich immer an die empfohlene Dosis halten, denn auch pflanzliche Stoffe haben Nebenwirkungen.

Ashwagandha

Ashwagandha ist das bekannteste Adaptogen. Der grüne Strauch ist als Schlafbeere, Indischer Ginseng oder Winterkirsche bekannt und trägt den Namen »König der ayurvedischen Kräuter«. Ashwagandha senkt den Cortisolspiegel und wirkt darum auf psychischer, emotionaler und körperlicher Ebene stressreduzierend. Auf Zellebene unterstützt es die Mitochondrien, die Kraftwerke der Zellen, und wirkt bei Erschöpfungszuständen energetisierend. Bei innerer Unruhe und Ängsten wirkt es beruhigend und schlaffördernd.

Sibirischer Ginseng

Der Sibirische Ginseng ist ein grüner Strauch, der bis zu 6 Meter hoch wachsen kann. Die bioaktiven Inhaltsstoffe seiner Wurzel (Lignane, Cumarine und Glucane) wirken angstlösend. Sibirischer Ginseng fördert darüber hinaus den Schlaf.

Rosenwurz

Der Sibirische Rosenwurz ist eine Heilpflanze gegen Stress. Sie wirkt regulierend auf die Cortisolausschüttung, angstlösend, antidepressiv und energetisierend.

Igelstachelbart

Der Igelstachelbart ist ein Baumpilz, der aufgrund seines Aussehens auch als Affenkopfpilz oder als Löwenmähne bezeichnet wird. In der TCM wird er als Vitalpilz eingesetzt gegen stressbedingte Magengeschwüre, depressive Verstimmung oder Antriebslosigkeit.

Shiitake-Pilz

Auch der Shiitake-Pilz ist ein Vitalpilz mit adaptogenen Eigenschaften. Er beruhigt, unterstützt das Immunsystem und senkt den Cholesterinspiegel.

Reishi-Pilz

Der Reishi-Pilz wird in Japan »göttlicher Pilz« genannt. Es ist ein dunkelfarbiger, glänzender Pilz, der gegen Stress und Erschöpfung hilft. In der TCM wird er auch wegen seiner antientzündlichen Eigenschaften geschätzt.

Kurkuma

Die Kurkuma wächst als eine Ingwersorte in Südasien und tropischen Ländern. Ihr Inhaltsstoff ist das Curcumin, das unter anderem den Stoffwechsel anregt, gegen Verdauungsbeschwerden wie Darmträgheit und Entzündungen hilft und antioxidative Eigenschaften besitzt.

Vitamine und Mineralien

Stress betrifft den ganzen Körper, er dringt bis in die Gewebe und Zellen ein. Das Immunsystem leidet, das Risiko für Entzündungen, Erkältungen, Krankheiten steigt, und – ich betone es hier noch einmal – insbesondere Wechseljahressymptome können sich verschlechtern. Der Körper verbraucht bei Stress mehr Nährstoffe und Mineralien. Vor allem B-Vitamine, Vitamin C, Kalium und Magnesium werden bei chronischem Stress vermehrt gebraucht. Stresssymptome können durch die Einnahme dieser Vitamine und Mineralien verbessert werden. B-Vitamine gehören zu den essenziellen Vitaminen, das heißt, der Körper kann sie nicht selbst bilden. Sie müssen mit der Nahrung aufgenommen werden. Für den Körper sind B-Vitamine unverzichtbar für starke Nerven, kräftige Haare, Abläufe im Eiweiß- und Energiestoffwechsel, für die Blutbildung und Zellteilung.

Vitamin B12

Vitamin B12 wird im Darm resorbiert und in der Leber gespeichert. Die Speicher reichen für mehrere Jahre. Sie werden normalerweise über die Nahrung aufgefüllt, wenn man sich abwechslungsreich ernährt und ein Allesesser ist. Vegetarier und Vegetarierinnen sowie Veganer und Veganerinnen sind nicht auf der sicheren Seite, denn Vitamin B12-reich sind vor allem Fleisch- und Milchprodukte sowie Eier. Darüber hinaus können Medikamente (die Antibabypille, Antidiabetika, blutverdünnende Mittel, Magensäureblocker, Antidepressiva), chronisch entzündliche Darmerkrankungen, eine gestörte Darmflora, ein träger Darm wie in den Wechseljahren, Diäten, Rauchen und hoher Alkoholkonsum die Vitamin-B12-Resorption aus dem Darm blockieren oder vermindern, denn der Verdauungstrakt ist an der Aufnahme von Vitamin B12 beteiligt. Im Magen ist der *Intrinsic Factor* ein wichtiges Protein für die Aufnahme von Vitaminen, der bei chronischer Magenschleimhautentzündung vermindert ist. Da die Speicher in der Leber wie gesagt lange ausreichen, macht sich ein Mangel oft erst spät bemerkbar. Symptome sind unter anderem Müdigkeit, Erschöpfung, Konzentrationsstörungen, Kopfschmerzen, Schwindel und Haarausfall. Als Vegetarierin oder Veganerin sollte man einmal im Jahr den Vitamin-B12-Spiegel beim Hausarzt oder der Hausärztin messen lassen.

MEIN TIPP: ESSEN SIE FERMENTIERTE LEBENSMITTEL

In pflanzlichen Lebensmitteln ist wenig Vitamin B12 enthalten, aber in fermentierten (pflanzlichen) Lebensmitteln befinden sich lebende Bakterien. Sie sind die eigentliche Vitamin-B12-Quelle. Auch im Fleisch und in tierischen Lebensmitteln sind sie die eigentliche Vitamin-B12-Quelle, denn die Tiere essen zumindest bei Weidehaltung Gras und die auf dem Gras lebenden Bakterien. Fermentierte Lebensmittel sind zum Beispiel frisches Sauerkraut, Hefe und Rohmilchkäsesorten. Auch Nori-Algen enthalten Vitamin B12, sie sind selbst Mikroorganismen.

Bei Einnahme eines Vitamin-B12-Präparates sollten Sie den Vitamin-B12-Spiegel überprüfen lassen und die Dosierung absprechen, denn bei Überdosierung besteht ein erhöhtes Risiko für Lungenkrebs und andere Krebsvorstufen.

Vitamin B6

In der anerkannten Fachzeitschrift *Human Psychopharmacology* wurde 2022 eine Studie publiziert, die zeigte, wie wichtig Vitamin B6 für den Nervenstoffwechsel ist. So mindert Vitamin B6 in hohen Dosen unter anderem Angstattacken. Sprechen Sie gegebenenfalls Ihren Arzt auf die Behandlungsoption an. Auch bei Vitamin B6 bitte nicht eigenhändig ein Präparat einnehmen, denn Überdosierungen können dem Körper schaden.

Vitamin C

Vitamin C unterstützt das Immunsystem. Eine Studie konnte zeigen, dass Vitamin C bei Leberschäden, die durch psychischen Stress bedingt sind, unterstützend wirkt. Der Zusammenhang ist der, dass sich viele Menschen in stressigen Zeiten ungesünder ernähren und vermehrt Alkohol trinken. Zudem nehmen chronisch gestresste Menschen mehr Medikamente ein wie Schlaf- und Schmerztabletten oder Antidepressiva. Ihre Wirkstoffe werden in der Leber verstoffwechselt.

Magnesium

Stress kann Magnesium rauben, denn mit den Stresshormonen Adrenalin, Noradrenalin und Cortisol, die bei akutem und chronischem Stress ausgeschüttet werden, setzt der Körper Magnesium frei. Es wird für die Stressreaktion in Geweben und Zellen verbraucht. Der Körper benötigt Magnesium aber für lebenswichtige Prozesse, einschließlich für das Funktionieren von Herz- und Muskelzellen. Wenn bei chronischem Stress ein Magnesiummangel vorliegt, sollte man diesen ausgleichen.

Stress kann auch direkt mit Angstzuständen, Nervosität und Muskelverspannungen einhergehen. Die zusätzliche Einnahme von Magnesium wirkt entspannend und schlaffördernd. Es empfiehlt sich daher, ein Präparat bevorzugt abends einzunehmen.

Kalium

Kalium ist wichtig für den Elektrolyt- sowie den Säure-Basen-Haushalt des Körpers. Auch für die Weiterleitung von Nervenimpulsen und Muskelkontraktionen auf Zellebene wird Kalium gebraucht. Allerdings ist die therapeutische Breite gering, und Überdosierungen sind gefährlich bis hin zu Lähmungen und Herzstillstand. Darum die Einnahme bitte immer mit dem Arzt oder der Ärztin besprechen.

ENTSPANNUNGSTECHNIKEN, BODY-MIND-MEDIZIN

Aktive Entspannungsmethoden führen dazu, dass der Organismus grundsätzlich und langfristig entspannter ist, der Blutdruck absinkt und der Herzschlag sich beruhigt. Das Erlernen von Entspannungsmethoden ist gesundheitsfördernd und stärkt das Immunsystem sowie die Psyche. Man wird merken, dass man ausgeglichener ist und nicht gleich bei jedem Auslöser nervös wird oder in die Luft geht. Jede Entspannungstechnik hat zudem einen positiven Einfluss auf die persönliche Weiterentwicklung. Viele Kurse werden von den Krankenkassen unterstützt, erkundigen Sie sich bei Ihrer Krankenkasse. Im folgenden Abschnitt stelle ich einige Stressentspannungsmechanismen vor.

Body-Mind-Medizin

Eine bekannte Methode der Stressreduktion durch Achtsamkeit ist die MBSR (Mindfulness-Based Stress Reduction). MBSR wurde von dem amerikanischen Medizinprofessor Jon Kabat-Zinn an der University of Massachusetts entwickelt. Dieses Stressreduktionsprogramm, das in einer Gruppe erlernt wird, besteht aus Atemtechniken, Sitzmeditation, Wahrnehmung von Körperempfindungen sowie Beobachten der eigenen Emotionen und Gedanken. MBSR-Kurse dauern acht Wochen und finden in der Regel in einer Gruppe statt, sie werden hierzulande von einigen Krankenkassen finanziell bezuschusst.

MBSR reduziert Stress, Angst und Schmerzen bei chronischen Krankheiten und stärkt nachweislich das Immunsystem. Durch verschiedene Übungen wird das System beruhigt, indem unter anderem die eigenen Gedanken beobachtet werden. Das Entscheidende ist, diese Gedanken nicht zu bewerten oder an ihnen festzuhalten. Dadurch werden Verhaltensmuster durchbrochen. Man beobachtet zum Beispiel eine Situation mit innerem Abstand und gewinnt die eigene Kontrolle zurück, anstatt sich von dieser (stressigen) Situation durch Herzrasen oder Panik überwältigen zu lassen.

Eine wichtige Übung beim MBSR ist der *Bodyscan*. Man spürt systematisch nach einem festgelegten Ablauf in den ganzen Körper hinein und lernt so, im Alltag durch Stress ausgelöste Körperreaktionen direkt zu erkennen, etwa Herzrasen, Muskelverspannungen oder einen trockenen Mund. Darüber hinaus erfahren Menschen mit chronischen Schmerzen, dass auch andere Körperempfindungen möglich sind, etwa eine tiefe Entspannung in den schmerzenden Muskeln. Der Bodyscan sowie andere Übungen werden im Kurs unter Anleitung eingeübt und im Anschluss regelmäßig zu Hause durchgeführt. Dadurch werden alte Reaktionsmuster auf körperlicher und seelischer Ebene ersetzt.

Bevor man auf Stress zum Beispiel ärgerlich oder wütend reagiert – so wie man es womöglich immer getan hat –, geht man nun erst einmal in den Beobachtungsmodus. Man tritt sozusagen geistig zwei Schritte zurück und fragt sich, was mit einem gerade passiert. Das durch Achtsamkeitstraining geschulte Gehirn lernt mit der Zeit, mit Überforderungen im Alltag anders umzugehen, also erst innezuhalten, die Situation zu reflektieren und dann zu handeln. Dadurch ist man dem Stress nicht mehr machtlos ausgeliefert.

Im Rahmen des Kurses lernt man zudem, das eigene Wertesystem zu hinterfragen. Gerade Frauen sind oft zu selbstkritisch. Vielleicht verurteilt man nicht nur sich selbst, sondern auch andere zu hart. Das Selbstvertrauen sinkt bei vielen Frauen in den Wechseljahren, weil sie so gestresst, unsicher und traurig sind. Mit dem Erlernen von Achtsamkeit beginnt oft eine intensive, spannende Reise zu sich selbst. Achtsamkeit kann dabei also nicht nur den Stress im Alltag reduzieren und mehr Ruhe in die Abläufe hineinbringen, sondern führt auch zu mehr Zufriedenheit und Leichtigkeit. Oft wird durch einen MBSR-Kurs Ballast jeglicher Art abgeworfen, sei es, dass man sich weniger ablenkt durch Social Media, weniger Statussymbole für sein Glück benötigt, toxische Beziehungen beendet oder sogar den Job wechselt.

Die acht Säulen des MBSR sind:

1. **Hier und Jetzt:** Spüren Sie, was in Ihrem Körper passiert, wenn Sie in diesen Moment hineinfühlen.

2. **Geduld:** Für alles im Leben existiert der richtige Moment. Sie können nichts erzwingen oder überstürzen. Dinge passieren genau zur richtigen Zeit, gerade für Ihren persönlichen Wachstumsprozess.
3. **Vertrauen:** Vertrauen Sie Ihrem Körper und achten Sie auf Veränderungen und Signale wie Herzrasen oder Ihr Bauchgefühl.
4. **Ehrlichkeit:** Wenn Sie Ihren Zustand vor sich selbst oder anderen verleugnen, werden Sie nichts ändern. Ehrlich sein und annehmen, was der Körper Ihnen zeigt, ist der Schlüssel zur Heilung.
5. **Wertfreies Handeln:** Sich selbst oder andere in ein zu enges Wertekorsett stecken, baut Gefängnisse. Sich selbst und andere hingegen (wieder) offen, vorurteilsfrei und neugierig zu betrachten, führt zu innerer Ruhe und Frieden.
6. **Absichts- und zielloses Handeln:** Seien Sie achtsam in der Gegenwart, statt Ziele in der Zukunft zu fokussieren. Versuchen Sie, (wie ein Kind) wieder im Jetzt zu leben.
7. **Verantwortung:** Wenn Sie niemand anderen für Ihr Glück verantwortlich machen, übernehmen Sie die Verantwortung für das eigene Leben. Das schützt vor Enttäuschung und verhindert, dass Sie sich selbst als Opfer der Umstände sehen.
8. **Loslassen:** Ungute Gedanken, Überzeugungen, quälende Erinnerungen und toxische Freundschaften dürfen losgelassen werden.

Diese acht Säulen lesen sich nicht nur anspruchsvoll, sie sind es auch. Man erlernt sie nicht alle auf einmal, weder inhaltlich noch zeitlich. Darum dauert der MBSR-Kurs auch acht Wochen. Doch es lohnt sich: Wenn man sich mit Achtsamkeitstraining beschäftigt, wird diese Erfahrung in alle Lebensbereiche hineinstrahlen. Für die Gesundheit ist sie eine Präventionsmaßnahme, weil man die Sensibilität für neu auftretende körperliche Symptome trainiert.

Meditation

Meditation ist nicht nur im MBSR eine wichtige Übung zur Stressreduktion. Seit Jahrtausenden ist Meditation in der Traditionellen

Chinesischen Medizin (TCM), im Ayurveda, im Yoga und vielen anderen Heilmethoden eine Geistesübung. Mittels Meditation werden Körper, Geist und Seele beruhigt, Blockaden gelöst und der Energiefluss gefördert.

Meditation ist hilfreich bei chronischen Krankheiten, in der Schmerztherapie und bei Depressionen. Sie wirkt präventiv und senkt das Risiko für Rückfälle. Auch Krebspatienten profitieren von Meditation. Die Wirkung wurde durch Studien bewiesen. Regelmäßiges Meditieren lindert vor allem auch chronische Schmerzen und stärkt das Immunsystem. In einer Studie empfanden die Teilnehmer, die schon lange meditierten, Schmerzreize zu 22 Prozent weniger intensiv und hatten zu 29 Prozent weniger Angst vor dem nächsten Schmerzreiz. Forscher der University of British Columbia konnten in einer Metastudie 2016 zeigen, dass Meditation bestimmte Gehirnstrukturen morphologisch nachweisbar verändert. Das betrifft acht Gehirnregionen, die für Aufmerksamkeit, Gedächtnis, Kommunikation der beiden Gehirnhälften und sensorische Empfindungen wichtig sind.

Eine Meditationsmethode ist die Transzendentale Meditation (TM), die von dem indischen Lehrer Maharishi Mahesh Yogi begründet und in den 1950er-Jahren in den Westen gebracht wurde. Bei der TM erhält man von seinem Meditationslehrer ein Mantra, einen weisen Satz. Zu diesem Mantra wird täglich still meditiert. Die Beruhigung von Geist und Körper geschieht wesentlich über die Konzentration auf die Atmung. Dadurch können stressende Gedanken und Grübeln aufhören, man lernt, jeden Gedanken, der ins Bewusstsein kommt, vorüberziehen zu lassen. Ob man dabei auf einem Meditationskissen, einem Stuhl oder auf dem Boden sitzt, ist jedem selbst überlassen. Das Stillsitzen ist anfangs die größte Herausforderung. Damit das nicht in Stress ausartet, steigert man als Anfängerin langsam die Meditationszeit. Man beginnt mit drei oder fünf Minuten täglich, dann morgens und abends je zehn Minuten, und später meditiert man über längere Zeiträume. Sinnvoll ist das Erlernen der Meditation in einem Kurs und/oder mit einem Meditationslehrer.

Atmen

Atmen heißt Leben. Täglich atmet der Mensch circa 18 000-mal ein und aus. Durch die Einatmung werden alle Körperzellen mit frischem Sauerstoff versorgt, durch die Ausatmung wird kohlendioxidreiche Luft abgeatmet. Bewusstes und tiefes Atmen wird bei allen Entspannungsmethoden praktiziert. Dadurch beruhigen sich das vegetative Nervensystem, die Herzfrequenz und der Blutdruck sowie die Gedanken. Sie kommen zur Ruhe. Es existieren unterschiedliche Atemschulen aus dem TCM und dem Yoga:

- **Pranayama:** Man atmet doppelt bis dreifach so lange aus wie ein. Meist wird dabei gezählt: bis drei oder vier beim Einatmen und bis sechs oder acht beim Ausatmen. Beim Einatmen wölbt sich der Bauch nach außen, bei der Ausatmung geht er automatisch nach innen. Dadurch kommen Atmung und Körper zur Ruhe.
- **Kapalabhati-Atmung:** Bei dieser bevorzugt im Yoga angewandten Atmung wird durch die Nase eingeatmet und stoßweise kräftig durch den Mund ausgeatmet. Es fördert die Abatmung von Kohlendioxid, das beruhigt den Organismus.
- **Anuloma-Viloma:** Bei dieser Wechselatmung aus dem Yoga atmet man abwechselnd durch beide Nasenlöcher, indem man zuerst mit dem rechten Daumen das rechte Nasenloch zuhält und über das linke Nasenloch tief einatmet. Dann werden beide Nasenlöcher mit rechtem Daumen und rechtem Ringfinger verschlossen. In dieser Zeit hält man den Atem vier Sekunden lang an. Danach atmet man durch das rechte Nasenloch aus und wieder ein, hält anschließend wieder beide Nasenlöcher zu und atmet daraufhin durch das linke Nasenloch aus. Durch die Wechselatmung können Blutdruck, Herzfrequenz und Cortisolspiegel gesenkt werden, sie ist also eine gute Methode, um das Stresslevel im Körper zu senken.

Yoga

Yoga ist in Indien eine anerkannte, traditionelle Heilmethode und hat dort sogar einen offiziell anerkannten Stellenwert: Seit 2014 gibt es in Indien ein eigenes Ministerium für Yoga. Yoga besteht aus Übungen für Körperhaltung (Asanas), Atmung (Pranayama), Konzentration (Meditation), Entspannung und Regeneration. Yoga kommt also gleichermaßen Körper, Geist und Seele zugute. Er stärkt erwiesenermaßen die Konzentrationsfähigkeit, das Herz-Kreislauf-System und das Immunsystem.

Es gibt viele Yoga-Stile, informieren Sie sich in einem Yogastudio über die für Sie passende Methode. Hier ein kurzer Einblick:

- **Hatha-Yoga:** Es handelt sich um eine sanfte Methode, die sich gut für Einsteiger eignet. Die Übungen sind durch An- und Entspannung gekennzeichnet und werden ruhig ausgeführt. Sie fördern die Geist-und-Körper-Balance.
- **Yin-Yoga:** Im Yin-Yoga werden das weibliche Yin und das männliche Yang in Balance gebracht, und zwar auf geistiger und körperlicher Ebene. Auch diese Yogaform eignet sich sehr gut für Einsteiger.
- **Vinyasa-Yoga:** Atmung und Körperhaltung stehen bei dieser Form im Mittelpunkt. Alles soll im Flow sein. Die Bewegungen folgen der Atmung und nicht umgekehrt. Dadurch werden geistige und körperliche Blockaden gelöst.
- **Kundalini-Yoga:** Kundalini dient nicht der Fitness, sondern ist eine Lebensform, die aus vielen Yogastilen zusammengesetzt ist. Stärkung und Reinigung von Körper und Geist stehen im Mittelpunkt. Eine Übungseinheit besteht aus einer festgelegten Serie von Atemübungen, Asanas, Meditationen und Mantras. Eine solche Reihe bezeichnet man als *Kriya*.

Progressive Muskelentspannung

Als Begründer der progressiven Muskelentspannung gilt der amerikanische Physiologe Edmund Jacobson (1888–1983). Er hatte beobachtet, dass bei nervlicher Unruhe oder Erregung korrespondierend Muskeln angespannter sind sowie umgekehrt. Angst lässt sich reduzieren, wenn es gelingt, die Muskeln zu entspannen. Die progressive Muskelentspannung ist leicht zu erlernen und wissenschaftlich untersucht. Darum wird sie von vielen Ärzten und Therapeuten empfohlen.

Die Übungen werden im Liegen oder in einem Sessel sitzend durchgeführt. Man spannt dabei eine bestimmte Muskelgruppe nach der anderen an, hält sie für kurze Zeit und lässt dann los. Dabei befolgt man eine bestimmte Reihenfolge. Man beginnt mit der rechten Hand über die Arme bis zu Gesicht und Nacken, Rücken, Bauch, Beinen und Füßen. Während der An- und Entspannung wird die Aufmerksamkeit auf die mit der Muskeltätigkeit verbundenen Empfindungen gelenkt. Im Laufe des Trainings lernt man zu unterscheiden, wie sich ein normaler und ein angespannter Muskel anfühlen. Je bewusster der Körper wahrgenommen wird, desto besser kann man entspannen. Wie beim autogenen Training geht es auch bei dieser Methode um das Loslassen von Stress.

Autogenes Training

Das autogene Training wurde von dem Arzt Johannes H. Schultz (1884–1970) entwickelt. Er hatte sich mit Hypnose und Suggestion beschäftigt. Das Prinzip besteht darin, durch eine Form der Selbsthypnose körperliche vegetative Funktionen wie Puls und Atmung zu beruhigen. Man kommt also über die gedankliche Konzentration in die Ruhe. Dafür führt man spezielle Körperhaltungen aus und spricht dabei bestimmte Sätze, wie »Ich bin vollkommen ruhig« oder »Mein linker Arm ist ganz warm«. Indem man diese Sätze mehrfach wiederholt, stellt sich der Entspannungszustand ein.

Feldenkrais

Die Feldenkrais-Methode wurde von seinem Namensträger, dem Physiker und Judomeister Moshé Feldenkrais (1904–1984) entwickelt. Ich führe diese Methode hier unter Stressreduktion an, obwohl sie streng genommen nicht als Entspannungsmethode gilt. Die Erfahrung zeigt aber, dass Menschen, die regelmäßig Feldenkrais praktizieren, stressresistenter werden. Beim Feldenkrais stimulieren bestimmte Bewegungssequenzen das Nervensystem und schaffen neue Bewegungsmuster. Feldenkrais ist eine Bewegungstherapie und erhöht das Bewusstsein für den eigenen Körper. Dadurch werden Bewegungsabläufe verbessert, Schmerzen gelindert, die Konzentration und Leistungsfähigkeit gesteigert.

Kommen wir nun im nächsten Kapitel dazu, wie Sie die vielen allgemeinen und auch die spezifischen Wechseljahresbeschwerden effektiv lindern können.

8

WECHSELJAHRESBESCHWERDEN LINDERN VON KOPF BIS FUSS

Wechseljahresbeschwerden lassen sich durch allgemeine Maßnahmen wie eine antientzündliche Ernährung und regelmäßige Bewegung lindern. Gegen spezifische Symptome wie Hitzewallungen, Konzentrationsstörungen oder Gewichtszunahme helfen gezielte Maßnahmen. Hormonschwankungen und Hormonmangel können durch Hormonersatz und Phytoöstrogene ausgeglichen werden.

Nicht jede Frau in den Wechseljahren hat Beschwerden. Welche Symptome auftreten, ist von Frau zu Frau unterschiedlich, also individuell. Das betrifft sowohl den Zeitpunkt des Auftretens der Symptome als auch die Dauer und die Intensität. Keine Frau muss ihre Beschwerden ertragen im Sinne von »da muss man eben durch«. Linderung gibt es in vielfältiger Weise. Im vorhergehenden Kapitel habe ich Maßnahmen zur Stressreduktion vorgestellt. In diesem Kapitel finden Sie zunächst weitere generelle Maßnahmen, mit denen sich Beschwerden bessern lassen. Zudem gebe ich Tipps für spezifische Wechseljahresbeschwerden, je nach Symptom. Schauen Sie hier immer wieder nach, denn es ist normal, dass sich Symptome im Verlauf der Wechseljahre ändern, einige hören auf, andere kommen neu hinzu. Weiterhin gebe ich in diesem Kapitel Ernährungstipps, und ich stelle Maßnahmen aus der Naturheilkunde und Mittel zur Hormonregulation wie zum Beispiel Phytohormone vor. Ich nenne auch das Pro und Kontra für eine Hormonersatztherapie. Es gibt wirklich viele Möglichkeiten für die Gesundheit und Ihr emotionales Wohlbefinden während dieser Zeit.

ALLGEMEINE MASSNAHMEN GEGEN BESCHWERDEN

Alle Studien der letzten Jahre kommen zu dem gleichen Ergebnis: Die vier großen Pfeiler Bewegung, Ernährung, Stressreduktion und guter Schlaf schützen und verbessern die Gesundheit, und zwar auf körperlicher, psychischer und seelischer Ebene. In den Wechseljahren spielen diese vier Säulen eine noch bedeutsamere Rolle, um gesund und fit durch diese Lebensphase zu kommen. Bewegung, Ernährung, Stressreduktion und guter Schlaf können dazu beitragen, dass Wechseljahresbeschwerden gar nicht erst oder zumindest milder auftreten oder gelindert werden können.

Wir Menschen und insbesondere wir Frauen sind im positiven Sinne sehr anpassungsfähig. Frauen sind ihr ganzes Leben immer wieder gefordert, mit Hormonveränderungen zurechtzukommen. Bei einer Schwangerschaft verändert sich der eigene Körper über neun Monate dramatisch und anschließend in der Rückbildungsphase nach der Geburt noch einmal. Es ist ein langer Prozess in die eine und in die andere Richtung; bis Stoffwechsel, die Muskulatur, Gebärmutter, Brüste, ja, der gesamte Körper wieder in dem Zustand vor der Schwangerschaft sind, braucht es Zeit. Aber auch eine Frau, die kein Kind zur Welt bringt, wird jeden Monat mit den körperlichen und psychischen Auswirkungen durch die Hormonveränderungen im Rahmen des weiblichen Zyklus konfrontiert.

Überträgt man diese Anpassungsfähigkeit auf die Wechseljahre, dann kann jede Frau das Vertrauen haben, diesen Wandel gut zu meistern. Es ist wertvoll, mit einem starken Mindset auch diesen Veränderungen gegenüber positiv eingestellt zu sein, sich bewusst für die Veränderungen zu interessieren und sich mit den eigenen Gefühlen auseinanderzusetzen. Es macht Sinn, sich frühzeitig mit dem Thema Wechseljahre zu befassen. Dann kann man in diese Phase ganz bewusst eintreten. Man kann sich bewusst für Bewegung und Sport entscheiden. Man kann bewusst seine Ernährung verändern und dadurch Wechseljahresbeschwerden und sein Allgemeinbefinden verbessern. Und man kann bewusst Stress reduzieren. Nachdem wir uns im letzten Kapitel die beiden großen Säulen Stressreduktion und Schlafhygiene angeschaut haben, werfen wir nun einen Blick auf die beiden anderen großen Säulen Ernährung und Bewegung.

Grundsätzlich verändern sich der Stoffwechsel, die Zusammensetzung des Mikrobioms, Verdauungsprozesse sowie die Verträglichkeit von gewissen Nahrungsmitteln bei vielen Frauen in den Wechseljahren. Selbst wenn man sein Leben lang problemlos ein Marmeladenbrot zum Frühstück oder ein üppiges Abendessen mit Kartoffeln, Fleisch und Soße vertragen hat, so kann sich das mit Beginn der Hormonschwankungen schlagartig ändern. Ich spreche hier noch nicht über die Gewichtszunahme, die wie ein Damoklesschwert über den meisten menopausalen Frauen hängt, sondern darüber, wie der Körper auf Nahrungsmittel anders reagiert. Auf ein Marmeladenbrot zum Frühstück folgen nun womöglich plötzlich verstärkte Blutzuckerspitzen am Vormittag, die dann zu Hungerattacken führen. Auf ein kohlenhydrat- und fetthaltiges Abendessen folgen auf einmal Schlafstörungen. Und Weizen- oder Milchprodukte können unverhofft Blähungen und Verstopfung hervorrufen. Die Ursache hierfür ist oft im Darm zu finden: Mit dem Hormonabfall verändert sich die Zusammensetzung der Darmbakterien. Das ändert alles. Darum möchte ich mit dem Mikrobiom beginnen.

Das Mikrobiom stärken

Das Mikrobiom ist kein in Stein gemeißeltes Konstrukt, sondern ein lebendiger Organismus. Die Zusammensetzung der Darmbakterien ändert sich unter anderem durch die Auswahl der Nahrungsmittel, durch Umwelteinflüsse, das Klima, unser Sozialleben, Hormone und das Alter. Die Darmbakterien selbst produzieren Hormone, Botenstoffe, Eiweiße und Antioxidantien oder regen andere Zellen dazu an. Im Darm werden 90 Prozent aller Immunzellen produziert oder trainiert, darum steht und fällt ein starkes Immunsystem mit einer ausbalancierten Darmflora. Wir sprechen auch vom Bauchgefühl, das uns bei Entscheidungen beeinflusst. In der Tat ist in der Wissenschaft die

Rede von einem Bauchgehirn, denn es besteht eine direkte Nervenautobahn zwischen Darm und Gehirn. Über diese werden Impulse in beide Richtungen geschickt. Darum beeinflusst die Psyche den Darm und umgekehrt. Viele Menschen leiden in diesem Sinne nicht von ungefähr unter Verdauungsproblemen in aufregenden oder belastenden Situationen. Ein ausbalanciertes Mikrobiom spielt hierbei eine Schlüsselrolle und beeinflusst entsprechend in entscheidendem Maße unsere Gesundheit.

Für Frauen in den Wechseljahren ist es wichtig zu wissen, dass die Darmbakterien Einfluss auf die Produktion von Hormonen nehmen, unter anderem von Östrogenen, Testosteron, Cortisol und Schilddrüsenhormonen. Über Enzyme aus dem Darm werden Hormone reguliert. Das betrifft die Mengen an freien Hormonen, die dem Körper zur Verfügung stehen: Stresshormone werden herunterreguliert, Schilddrüsenhormone Richtung Normalspiegel. Eine gesunde Darmflora hält Östrogene und Progesteron in Balance und kann hormonelle Schwankungen sogar bis zu einem gewissen Maße ausgleichen.

Auch wenn sich bei allen Menschen vier große Bakterienstämme – neben vielen kleineren – identifizieren lassen (*Firmicutes*, *Bacteroidetes*, *Proteobakterien* und *Aktinobakterien*), so ist der einzelne Anteil der Stämme am Gesamtmikrobiom eines Menschen individuell. Hinzu kommen geschlechtsspezifische Unterschiede; Männer haben aufgrund ihres Testosterons ein anderes Mikrobiom als Frauen. Die individuelle Zusammensetzung bleibt lange Jahre relativ konstant, wenn man in demselben kulturellen Umfeld und Klima wohnen bleibt. Im Alter ändert sich die Zusammensetzung. Das Mikrobiom besteht dann aus weniger unterschiedlichen Bakterienstämmen. Allerdings kann ein intensives Sozialleben und eine abwechslungsreiche Ernährung dem entgegenwirken. Personen in einem Haushalt besitzen meist ähnliche Darmbakterienarten. Sie werden über die gemeinsame Benutzung von Bad, Küche und Bett ausgetauscht.

Eine Ernährungsumstellung, ein Umzug in ein anderes Klima, die hormonellen Veränderungen in der Lebensmitte, Stress, Medikamenteneinnahme und vieles mehr können das Mikrobiom zu jeder Zeit im Leben verändern. Kurzum: Das Mikrobiom ist ein Anpassungskünstler.

Wissenschaftler der Harvard University in Boston konnten zeigen, dass sich das Mikrobiom zudem extrem schnell anpassen kann. Isst jemand 24 Stunden kein Fleisch, sondern ernährt sich vegetarisch, dann verändert sich in den Bakterienstämmen die Menge der Mikroben. Bei Fleischessern sind mehr Gallensäure abbauende Bakterien des Stammes *Bilophila wadsworthia* vorhanden, bei Vegetariern mehr Buttersäure produzierende Bakterien. Das hat Folgen: Erstere werden mit chronisch-entzündlichen Darmerkrankungen in Verbindung gebracht, letztere wirken entzündungshemmend.

Sie sehen, dass wir über unsere Ernährung die Zusammensetzung des Mikrobioms in positivem, gesundheitsförderndem Sinne beeinflussen können. Das Mikrobiom besitzt hier große Macht, um gegen Krankheiten präventiv zu wirken sowie bestehende Beschwerden zu bessern. Auch viele wichtige Vitamine werden im Darm gebildet:

- **Vitamin B1 (Thiamin)** stärkt die Nerven und ist zum Beispiel in Getreide, Hülsenfrüchten und Walnüssen enthalten.
- **Vitamin B2 (Riboflavin)** ist wichtig für den Protein- und Energiestoffwechsel und findet sich unter anderem in Vollkorn- und Milchprodukten.
- **Vitamin B6 (Pyridoxin)** unterstützt das Immunsystem und kommt in Kartoffeln und verschiedenen Kohlsorten vor.
- **Vitamin B12 (Cobalamin)** ist für den Fettsäureabbau und die Blutbildung verantwortlich und befindet sich in Fisch, Eiern und fermentierten Lebensmitteln.
- **Vitamin K2 (Menachinon)** kräftigt die Knochen und wirkt präventiv gegen Arteriosklerose und ist in verschiedenen Kohlsorten sowie Sojabohnen enthalten.
- **Vitamin H (Biotin)** stärkt Haut und Nägel und kommt in Sojabohnen, Nüssen und Haferflocken vor.

Sie können Ihr Mikrobiom in den Wechseljahren auf zweierlei Arten unterstützen: Zum einen können Sie die Menge an guten Darmbakterien direkt zuführen. Produkte mit lebenden Bakterien heißen Probiotika. Auch natürliche Lebensmittel enthalten diese »guten« lebenden Bakterien. Dazu gehören Joghurtprodukte, Rohmilchkäsesorten und fermentierte Lebensmittel wie Tempeh, Kimchi, Sauerkraut, Sauerteigbrot oder Bier. Man kann sein Mikrobiom stärken, also die Anzahl der guten Bakterien steigern, indem man zum Beispiel vier Wochen lang jeden Abend zwei Esslöffel rohes, frisches Sauerkraut isst (Bioqualität, nicht aus der Dose). Ist das Mikrobiom in große Dysbalance geraten, zum Beispiel durch eine Antibiotikatherapie, kann man gezielt Darmbakterien-Präparate aus der Apotheke einnehmen.

Zum anderen unterstützt man sein Mikrobiom, indem man es gezielt füttert. Die Darmbakterien leben im letzten Abschnitt des Darms. Nahrungsmittel, die nicht schon vorher verdaut werden, es also bis hierhin schaffen, sind Ballaststoffe (s. Seite 225).

Ein ausgeglichenes Mikrobiom hat viele Vorteile in den Wechseljahren: Es verbessert die Verdauung, bringt diese in Schwung und beugt Blähungen und Unwohlsein im Bauch vor. Gerade zu Beginn der Wechseljahre gleicht es ein Hormonungleichgewicht zwischen Östrogenen und Progesteron aus. Ein balanciertes Mikrobiom unterstützt das Immunsystem, es reduziert Stresshormone, sorgt für stärkere Nerven, weniger Stimmungsschwankungen und ein stabileres Gewicht.

Auf Nahrungsmittelunverträglichkeiten reagieren

In den Wechseljahren treten bei vielen Frauen Nahrungsmittelunverträglichkeiten neu auf, insbesondere Gluten-, Histamin- oder Laktoseunverträglichkeit. Nahrungsmittelunverträglichkeiten sind eine der Ursachen für Verdauungsstörungen, also Blähungen und Verstopfung. Viele Frauen fühlen sich unwohl, der Bauch grummelt permanent, die Luft im Bauch kann schmerzhaft sein.

MEIN TIPP: ERNÄHRUNGSTAGEBUCH FÜHREN

Durch das Weglassen oder auch das gezielte Essen bestimmter Nahrungsmittel können Beschwerden gelindert werden. Es macht also Sinn, die eigene bisherige Ernährung auf den Prüfstand zu stellen. Ich empfehle, einmal über 14 Tage ein Ernährungstagebuch zu führen. In dieses Buch tragen Sie alles ein, was Sie essen. Nach dem Essen beobachten Sie, wie der Körper reagiert oder sich Stimmung, Energie und Konzentration verändern. Dadurch können Sie gezielt herausfinden, wie Ihr Körper in den Wechseljahren auf bestimmte Lebensmittel reagiert.

Wie gesagt, die Nahrungsmittelunverträglichkeiten können plötzlich auftreten, und zwar unabhängig davon, ob die Lebensmittel gesund sind. Eine große Schale Quark oder Joghurt mit Obst vertragen viele Frauen nun nicht mehr sehr gut und bekommen davon starke, schmerzende Blähungen. Hier eine Übersicht über die häufigsten Unverträglichkeiten:

Laktoseintoleranz

Bei einer Laktoseintoleranz werden Milchprodukte nicht mehr gut vertragen. Der in ihnen enthaltene Milchzucker (Laktose) wird bei einer angeborenen Laktoseintoleranz gar nicht oder bei der erworbenen Form nur unvollständig verdaut. Das Enzym Laktase, das den Milchzucker verdaut, wird nicht (mehr) in ausreichender Menge im Dünndarm produziert, wo die Laktose physiologischerweise abgebaut wird. Die Laktose gelangt nun in den Dickdarm und wird hier von den Darmbakterien verstoffwechselt. Dabei entstehen große Mengen Gase. Diese verursachen dann die typischen Bauchschmerzen, Durchfall, Übelkeit und schmerzhafte Blähungen.

Fruktoseintoleranz

Bei einer Fruktoseintoleranz leiden die Betroffenen unter den gleichen Beschwerden, allerdings nach dem Verzehr von Obst, Trockenobst und Honig. Der im Obst enthaltene Zucker, die Fruktose, wird im Dünndarm unzureichend verdaut. Der Fruchtzucker gelangt in den Dickdarm und löst die Beschwerden aus.

Histamin-Intoleranz

Bei einer Histamin-Intoleranz wird der Neurotransmitter Histamin in der Dünndarmschleimhaut nicht ausreichend abgebaut. Normalerweise gelangen beim gesunden Abbau nur geringe Mengen Histamin ins Blut. Ist die Menge Histamin nun größer, reagiert der Körper mit Kopfschmerzen, Übelkeit, Durchfall, Sodbrennen, Bauchschmerzen oder Hautausschlag. Fermentierte Lebensmittel können größere Mengen Histamin enthalten.

Glutenunverträglichkeit

Die »echte« Glutenunverträglichkeit ist eine angeborene Autoimmunkrankheit (genetische Disposition), sie wird Zöliakie oder Sprue genannt. Gluten ist ein Pflanzeneiweiß, das unter anderem in Roggen, Hafer, Weizen und Gerste vorkommt. Glutenhaltige Nahrungsmittel lösen im Dünndarm eine Immunreaktion aus, bei der die Darmwand geschädigt wird. Die Schleimhaut kann sich entzünden und zu Durchfall, fettigen Stühlen, Bauchschmerzen, Müdigkeit, Blutarmut und Vitaminmangel führen.

Unter Zöliakie leidet 1 Prozent der Bevölkerung. Hierfür besteht eine genetische Disposition. In den letzten Jahren hat die Glutensensitivität zugenommen. Im Jahr 2012 wurde die Glutensensitivität in der Fachzeitschrift *British Medical Journal* als eigenständiges Krankheitsbild beschrieben. Gründe für die Zunahme der Reaktionen auf Gluten sind der erhöhte Weizenkonsum und die Zunahme von Gluten im Weizen in den letzten Jahrhunderten fast auf das Zehnfache durch neue Züchtungen.

Die Symptome bei Glutensensitivität sind Blähbauch, Durchfall, Allergien, Hautprobleme, Müdigkeit, Reizbarkeit sowie Nährstoffmangel. Aber auch Blutarmut und Osteoporose sind mögliche Folgen. Zusätzlich kann die Unverträglichkeit auch im Rahmen einer Hashimoto-Thyreoiditis auftreten oder durch ein aus der Balance geratenes Mikrobiom.

Ersetzen Sie gegebenenfalls Weißmehlprodukte durch ballaststoffreiche Vollkorn- oder Dinkelprodukte. Möglicherweise können durch die Umstellung anfangs vermehrt Blähungen auftreten. Aber bleiben Sie dran, denn langfristig lohnt sich die Umstellung. Abgesehen von der Beschwerdebesserung bei Glutensensitivität sind 30 bis 40 Gramm Ballaststoffe pro Tag ein gutes Futter für die Darmbakterien, stabilisieren den Blutzucker, verbessern Brainfog, Schlafstörungen und das Gewicht.

Zucker, Alkohol und tierisches Protein reduzieren

Ein großes Thema ab 40 Jahren ist die *Silent Inflammation*, die stille Entzündung. Die Fettverteilung in den Wechseljahren verändert sich; statt an Hüften und Oberschenkeln werden Fettspeicher nun am Bauch angelegt. Dieses Bauchfett ist einer der größten Risikofaktoren für stille Entzündungen, denn die Fettzellen bilden vermehrt Entzündungsstoffe. Viele Studien zeigen, dass Zucker, Alkohol und tierisches Protein stille Entzündungen verstärken oder auch auslösen können. Krankheiten, die mit Entzündungen einhergehen, sind unter anderem Polyarthritis, Hashimoto-Thyreoiditis und chronisch entzündliche Darmkrankheiten. Eine antiinflammatorische Ernährung enthält wenig Zucker, wenig Alkohol und wenig tierisches Protein. Tatsächlich kann eine Ernährungsumstellung in den Wechseljahren das Wohlbefinden und die Gesundheit in vielerlei Hinsicht verbessern. Der Darm beruhigt sich, Entzündungen gehen zurück, das Gewicht normalisiert sich.

Man muss nicht alles auf einmal umstellen, sondern kann damit starten, in der ersten Woche auf Zucker zu verzichten, danach Fleisch zu reduzieren und danach den Alkoholkonsum zu überdenken.

Zucker

Zucker oder zuckerreiche Produkte fördern Blutzuckerschwankungen. Insulin ist das Hormon, das aus der Bauchspeicheldrüse ausgeschüttet wird, um Zucker aus dem Blut in die Zellen zu schleusen. Insulin wirkt hier wie ein Schlüssel, der die Zellen aufschließt. Bei einem permanent zu hohen Zuckerangebot lassen die Zellen sich nicht mehr aufschließen, sie reagieren nicht mehr auf das Insulin. Man spricht dann von einer Insulinresistenz. Diese erhöht das Risiko für eine Glukoseintoleranz und Diabetes Typ 2.

Eine zuckerreiche Ernährung kann auch Konzentrations- und Schlafstörungen fördern sowie eine Dysbiose im Darm. Die »guten« Darmbakterien ernähren sich von Ballaststoffen, ungünstige Bakterienstämme eher von Zucker. Beim Zuckerabbau entstehen Gärstoffe, die für Blähungen verantwortlich sind.

Alkohol

Alkohol enthält in großen Mengen Zucker und schädigt das Mikrobiom. Schon geringe Mengen Alkohol führen dazu, dass sich im Dünndarm Darmbakterien aus dem Dickdarm ansiedeln. Die Erkrankung nennt sich SIBO (Small Intestinal Bacterial Overgrowth). Dadurch werden Nährstoffe bereits im Dünndarm aufgebraucht mit der Folge eines Nährstoffmangels und vermehrten Blähungen und Bauchkrämpfen. Alkohol wird insbesondere zu Beginn der Perimenopause schlechter vertragen, er wird wie Östrogene in der Leber abgebaut.

Tierisches Protein

Der Verzehr von Fleisch und Milchprodukten – insbesondere aus Massentierhaltung – kann Wechseljahresbeschwerden vor allem bei Östrogendominanz verstärken. Zur Mästung und Gewinnsteigerung werden die Tiere oft mit Hormonen behandelt. Die Hormone sind dann naturgemäß im verarbeiteten Fleisch enthalten und werden mitgegessen. Milchkühe werden nach dem Gebären des Kalbes sofort wieder geschwängert, denn nur dann geben sie pausenlos Milch und sind ertragreich. Die Verdauung von Fleisch im menschlichen Körper benötigt mehr Energie und dauert länger als bei pflanzlicher Kost. Gerade wenn Fleisch am Abend gegessen wird und der Darm in der Nacht aktiv sein muss, beeinträchtigt das den Schlaf. Die Erfahrung zeigt, dass Veganerinnen und Vegetarierinnen in der Regel weniger unter Wechseljahresbeschwerden leiden. Probieren Sie aus, wie sich mögliche Wechseljahressymptome verändern, wenn Sie Fleisch und Aufschnitt reduzieren oder weglassen.

Gemüse, Ballaststoffe und pflanzliche Öle essen

Es gibt noch einen weiteren Grund, weshalb Vegetarierinnen und Veganerinnen weniger unter Wechseljahresbeschwerden leiden: Sie essen mehr Gemüse und Obst mit wertvollen Phytoöstrogenen.

Obst und Gemüse

Der Körper braucht Vitamine und Mineralstoffe. Ideale Quellen sind Obst und Gemüse, sie toppen sogar Supplements, also eine reine Vitamintherapie. Studien zeigen, dass Gemüse nicht nur die jeweiligen Vitamine, sondern in großer Menge und Vielfalt sekundäre Pflanzenstoffe plus Ballaststoffe beinhalten. Dadurch können die Vitamine vom Darm und von den Körperzellen optimal aufgenommen werden. Man spricht vom *Pathway* der Nährstoffe, also vom Weg, den sie gehen.

Sekundäre Pflanzenstoffe schützen die Pflanze in der Natur gegen Insekten und Fressfeinde, helfen bei der Speicherung von Lichtenergie als Chlorophyll und schützen gleichzeitig vor schädlicher UV-Strahlung. Für den Menschen besitzen sie entzündungshemmende und antioxidative Wirkungen. Folgende sekundäre Pflanzenstoffe gibt es:

- **Polyphenole** sind Pflanzenfarbstoffe und vor allem in buntem Obst, Gemüse und Kräutern enthalten.

- **Terpene** sind Duftstoffe und zum Beispiel in Zitrusfrüchten enthalten.
- **Saponine** dienen Pflanzen zur Verteidigung und sind unter anderem vermehrt in Linsen, Erbsen, Spargel und Hafer zu finden.
- **Schwefelverbindungen** schützen die Pflanzen ebenfalls vor Fressfeinden und sind in Knoblauch und Kohlsorten enthalten. Man erkennt sie an ihrem spezifischen Geruch.

Achten Sie beim Obst- und Gemüsekauf auf die Reife und die Herkunft. Je intensiver die Farbe, also je dunkler die Kirsche oder je grüner der Grünkohl ist, über desto mehr sekundäre Pflanzenstoffe und Antioxidantien verfügt die Frucht. Mit saisonalem, regionalem Bioobst und -gemüse machen Sie nichts falsch. Wenn man reichlich Gemüse isst, unterstützt man seinen Körper aber nicht nur mit Vitaminen, Mineralien und sekundären Pflanzenstoffen, sondern auch mit Ballaststoffen.

Ballaststoffe

Ballaststoffe sind unverdauliche Nahrungsbestandteile. Dazu zählen schwer verdauliche Kohlenhydrate wie resistente Stärke und Inulin. Sie verbessern die Verdauung, machen den Stuhl weich und verhindern Verstopfung. Laut der Deutschen Gesellschaft für Ernährung (DGE) wirken Ballaststoffe positiv auf Übergewicht (Adipositas), Diabetes Typ 2, bei Bluthochdruck, koronarer Herzkrankheit und Fettstoffwechselstörungen. Studien beweisen, dass Ballaststoffe das Risiko für Darmkrebs senken. Tauschen Sie eventuell die Gemüsesorte bei Blähungen gegen eine andere aus, die Sie besser vertragen. Hier eine Auswahl ballaststoffreicher Nahrungsmittel:

- **Getreide:** Roggenvollkornschrot und -mehl, Weizenvollkornschrot und -mehl, Dinkel, Gerste, Hafer, Leinsamen, Amaranth
- **Gemüse:** Artischocke, Möhren, alle Kohlsorten, Fenchel, Chicorée, Kartoffel (gekocht und abgekühlt als Kartoffelsalat), Süßkartoffel, Steckrübe, Spinat, Kürbis

- **Obst:** alle Beerensorten wie Johannisbeeren oder Himbeeren sowie Apfel, Pfirsich, Birne, Pflaume
- **Nüsse:** Walnüsse, Haselnüsse, Pistazien, Sesam, Sonnenblumenkerne
- **Hülsenfrüchte:** Erbsen, Kichererbsen, Linsen, Bohnen, Sojabohnen

Pflanzliche Öle

Pflanzliche Öle sind ein Hauptbestandteil der mediterranen Diät, die als die gesündeste Ernährungsform gilt. Pflanzliche Öle beziehungsweise Fette enthalten große Mengen an sekundären Pflanzenstoffen, ungesättigte Fettsäuren, Antioxidantien und Vitamine. Alle pflanzlichen Öle sind zu empfehlen, die gesundheitsfördernde Wirkung insbesondere von Olivenöl ist in vielen Studien belegt. Olivenöl enthält reichlich Vitamin E, bis zu 80 Prozent einfache ungesättigte Fettsäuren wie das Oleocanthal, Phenolverbindungen wie Hydroxytyrosol sowie sekundäre Pflanzenstoffe. Olivenöl senkt das schädliche LDL-Cholesterin, ein Transportenzym für Cholesterin im Blut, und hält den sogenannten HDL/LDL-Quotienten im Gleichgewicht. Dieses Verhältnis bestimmt das Risiko für Arteriosklerose. Die empfohlene Menge liegt bei zwei bis vier Esslöffeln pflanzlichem Öl pro Tag.

Sport treiben und sich bewegen

Man spricht vom inneren Schweinehund oder von der berühmten Couch-Potato, wenn es schwerfällt, sich zum Sport aufzuraffen. Dabei senkt regelmäßige Bewegung das Risiko für Diabetes und Herz-Kreislauf-Erkrankungen. Die folgenden Zahlen und Informationen steigern vielleicht Ihre Motivation: Untersuchungen der britischen Gesundheitsbehörde Public Health England (PHE) zeigen die großen gesundheitlichen Vorteile eines täglichen, nur zehnminütigen zügigen Spaziergangs. Er verbessert die kardiovaskuläre Gesundheit, die Stimmung und senkt das Risiko für Typ-2-Diabetes und einige Krebsarten. Wenn man zügig geht, müssen es auch nicht immer die berühmten 10 000 Schritte am Tag sein.

Sport stabilisiert nicht nur das Gewicht und unterstützt den Gewichtsverlust, sondern hilft auch, Bauchfett abzubauen. Dadurch beugt man den bereits erwähnten stillen Entzündungen vor. Dieser Zusammenhang wurde an der Universität Greifswald nachgewiesen. Daten von 1500 Probandinnen und Probanden zwischen 20 und 81 Jahren zeigten, dass der Entzündungsmarker CRP (C-reaktives Protein) im Blut bei sportlichen Menschen niedriger ist. Je fitter die Probanden waren, desto niedriger war der CRP-Wert.

An 9 Prozent aller Brustkrebs- und 10 Prozent der Darmkrebserkrankungen in Europa ist mangelnde Bewegung schuld. Bei Speiseröhrenkrebs kann regelmäßige Bewegung das Risiko um 21 Prozent senken. Selbst bei einer Krebserkrankung wie Brustkrebs unter Chemotherapie lindert laut aktueller BENEFIT-Studie des Nationalen Centrums für Tumorerkrankungen Heidelberg regelmäßige Bewegung die Nebenwirkungen. Außerdem werden durch Sport Rezidive, also Rückfälle des Tumorgeschehens verhindert.

Regelmäßige Bewegung in Verbindung mit Nikotinverzicht, Alkoholverzicht und Salz in Maßen kann einen leichten Bluthochdruck auf das Normalniveau (135/85 mmHg) senken.

Sport stabilisiert die Knochen und beugt einer Osteoporose vor. Das geschieht zusätzlich durch trainierte Muskeln. Muskelbewegungen ziehen am Knochen und fördern dadurch den Knochenaufbau. Gut trainierte Muskeln verbrauchen zudem Kalorien. Bewegen Sie sich mindestens zweieinhalb Stunden in der Woche. Diese Sportarten sind für Frauen in den Wechseljahren ideal:

- Konditionstraining
- Schwimmen
- Radfahren
- Pilates
- Joggen
- Muskeltraining
- Yoga
- HIIT

GEZIELT BESCHWERDEN LINDERN

In Kapitel 2 habe ich erklärt, welcher Hormonmangel die entsprechende Beschwerde auslösen kann und was auf der physiologischen Ebene im Körper passiert. In diesem Abschnitt finden Sie Maßnahmen und Tipps für Wechseljahresbeschwerden, unter denen die meisten Frauen leiden. Schauen Sie unter Ihrer aktuellen Beschwerde nach. Es ist vollkommen normal, dass Symptome auftreten und wieder verschwinden oder möglicherweise eine neue Beschwerde dazukommt.

Schlafstörungen

Schlafstörungen und Schlaflosigkeit werden in den Wechseljahren dringlicher. Hier zwei natürliche Mittel bei Schlaflosigkeit:

- Das Schlafhormon **Melatonin** als Medikament ist momentan sehr angesagt. Es gibt frei verkäufliche und rezeptpflichtige Präparate. Mittel mit Melatonin helfen vor allem beim Einschlafen. Schlafexperten empfehlen diese erst ab dem 55. Lebensjahr und halten den früheren Einsatz für rausgeschmissenes Geld, da die Wirkung dieser Mittel mit zunehmendem Alter besser ist. Ich bin aber immer dafür, dass man ausprobiert, was einem persönlich hilft.
- Dasselbe gilt für **L-Tryptophan**. Tryptophan ist die Vorstufe von Melatonin. Ein Tryptophanmangel besteht vor allem bei Menschen, die sehr zuckerreich oder sehr einseitig essen. Tryptophanhaltige Gemüse sind zum Beispiel alle Kohlsorten und Spinat. Ein grüner Smoothie vor dem Schlafengehen kann das Einschlafen fördern. L-Tryptophan-haltige Medikamente (0,5 bis 5 Milligramm) zur Behandlung von Schlafstörungen werden etwa eine halbe Stunde vor dem Schlafengehen eingenommen.

Hitzewallungen

Vermeiden Sie alle Nahrungsmittel, die die Schweißproduktion anregen. Menschen in südlichen Ländern trinken bevorzugt bei 40 Grad Hitze heißen Tee und keine Kaltgetränke. Das ist schlau, denn der Körper ist immer bemüht, Temperaturveränderungen gegenzuregulieren. Bei kalten Speisen und Getränken wirft er sozusagen die Heizung an, bei heißen Speisen und Getränken das Kühlaggregat. Vermeiden Sie darum alles, was den Körper dazu anregt, zusätzlich zu schwitzen. Schränken Sie den Genuss von Kaffee, schwarzem Tee, Alkohol sowie stark gewürzten, eiskalten und schwer verdaulichen Speisen ein.

Mehrgewichtige Frauen neigen stärker zu Hitzewallungen. Bei Übergewicht kann eine Gewichtsreduktion Hitzewallungen bessern. Eine Diät kann sich also lohnen.

Auch Stressreduktion, Akkupunktur, atmungsaktive Kleidung, Wechselduschen oder Teilgüsse auf Unterarm oder Unterschenkel können Linderung bringen. Ein Hausrezept gegen Schwitzen ist Salbeitee. Seine ätherischen Öle hemmen die Schweißproduktion. Trinken Sie mehrere Tassen am Tag.

Sollten die Hitzewallungen so belastend sein, dass der Alltag stark eingeschränkt ist, empfiehlt die Deutsche Gesellschaft für Gynäkologie und Geburtshilfe (DGGG) eine Hormonersatztherapie. Diese hilft bei 95 Prozent der Frauen gegen Hitzewallungen.

Konzentrationsstörungen und Brainfog

Viele Frauen in den Wechseljahren sind besorgt über ihre Gedächtnisschwankungen und Konzentrationsstörungen. Es lohnt sich, den eigenen Lebensstil zu überprüfen. *Haben Sie Stress? Sind Sie überarbeitet oder übermüdet? Schlafen Sie gut? Ernähren Sie sich gesund? Wie steht es um die Selfcare?* Alle diese Faktoren beeinflussen unser Gedächtnis. Vor allem die Tatsache, dass Frauen immer viel um die Ohren haben, kann die Gedächtnisleistung beeinflussen, denn das Gehirn fokussiert sich auf drohende Gefahren, die es abwenden muss. Da hat man dann keinen Kopf für andere Erinnerungen, außer denen, die dem Überleben dienen. Bei Stress werden darum im Job Details übersehen oder vergessen. Überprüfen Sie bei Konzentrationsstörungen darum immer auch Ihr Stresslevel.

Wenn man den eigenen Stress objektivieren möchte, kann ein Tagebuch sinnvoll sein. Hier trägt man alles ein, was am Tag erledigt wird, von der ersten Spülmaschine, die man ein- oder ausräumt, über das Telefonat mit der Schwiegermutter bis zu Diskussionen mit den Kolleginnen. Da kommt oft viel mehr zusammen, als man denkt.

Kopfschmerzen am Abend nach einem stressigen Tag, an dem man zu wenig getrunken hat, sind keine Seltenheit. Das Gehirn braucht Flüssigkeit. Laut einer Studie der Universität Barcelona kann schon ein minimaler Wassermangel von 2 Prozent – man spricht hier von Dehydrierung – massive Konzentrationsstörungen auslösen. Trinken Sie daher täglich 2 bis 3 Liter Wasser oder ungesüßte Getränke.

Das Gehirn ist das Organ im Körper, das im Verhältnis zu seiner Größe am meisten Energie verbraucht. Der Stoffwechsel des Gehirns ist aerob, das bedeutet, das Gehirn benötigt Sauerstoff, um zu funktionieren. Der Sauerstoff, den wir einatmen, gelangt über die Lunge ins Blut und von dort ins Gehirn. Spazierengehen an der frischen Luft macht darum den Kopf wieder klar und fördert die Konzentration.

Als Energie für das Gehirn sollte man statt Zucker- und Weißmehlprodukten lieber Ballaststoffe essen. Diese sorgen für einen gleichmäßigen Blutzuckerspiegel. Bei Zucker- und Weißmehlprodukten schüttet der Körper große Mengen Insulin aus. Das räumt den Zucker aus dem Blut rasch in die Zellen. In der Folge sinkt der Blutzuckerspiegel, und man bekommt wieder Hunger, also isst man wieder Zucker – ein Teufelskreis. Der Blutzuckerspiegel schwankt dadurch sehr, und das beeinträchtigt die Konzentration.

Chronischen Konzentrationsstörungen kann ein Vitamin-B-Mangel zugrunde liegen. Gerade wenn man sich vegetarisch oder vegan ernährt, ist diese Gefahr groß, denn Vitamin-B-reich sind insbesondere Eier, Milchprodukte, Fleisch und Fisch. Fermentierte Lebensmittel wie Sauerkraut und Kimchi enthalten ebenfalls Vitamin B, allerdings reichen die Mengen oft nicht für eine gute Versorgung aus. Lassen Sie Ihren Vitamin-B-Spiegel gegebenenfalls bei Ihrem Hausarzt oder Ihrer Hausärztin überprüfen.

Auch ein Vitamin-D-Mangel kann Brainfog fördern. Vitamin D wird durch Sonne in der Haut gebildet und kann in unseren Breitengraden in den dunklen Monaten fehlen. Es macht daher Sinn, auch den Vitamin-D-Spiegel einmal im Jahr überprüfen zu lassen und einen Mangel gegebenenfalls durch Supplementierung auszugleichen.

Energieverlust und Müdigkeit

In den Wechseljahren ist es in Abhängigkeit von den Hormonschwankungen normal, dass man sich morgens manchmal so fühlt, als hätte jemand den Stecker aus dem Körper herausgezogen. Am Folgetag fühlt man sich wieder so fit, als wäre nichts gewesen. Diese Aufs und Abs können zermürbend sein. Wichtig ist es jetzt, den Körper mit gesunden, frischen Nahrungsmitteln zu unterstützen. Dazu gehören Vollkornprodukte, Ballaststoffe und reichlich grünes Gemüse.

Verzichten Sie auf Zucker – da ist er wieder –, denn die Verstoffwechslung von weißem Zucker raubt dem Körper Energie. Auch größere Mengen tierisches Protein kann Frauen jetzt belasten und müde machen. Oft ist die Müdigkeit am Tag dem schlechteren Schlaf in dieser Lebensphase geschuldet. Bei starkem nächtlichen Schwitzen verliert der Körper zudem Flüssigkeit in der Nacht. Gleichen Sie direkt am Vormittag diesen Flüssigkeitsverlust großzügig aus.

Stimmungsschwankungen

Beobachten Sie, in welchen Situationen Ihre Stimmungsschwankungen auftreten oder sich verschlechtern. Häufig spielt auch hier wieder der Stress eine große Rolle. Die Nerven liegen blank, wenn man zu viel um die Ohren hat. Seien Sie achtsam, setzen Sie Grenzen und versuchen Sie, Zeit für sich selbst einzuplanen. In dieser Zeit darf Sie niemand stören. Es ist vollkommen egal, wie Sie die Zeit für sich nutzen, ob Sie nur auf dem Sofa liegen und in den Himmel schauen, Wellness machen oder ein Telefonat mit einer lieben Freundin führen – das ist allein Ihre Sache und trägt dazu bei, die Stimmung zu heben.

Gewichtszunahme

Trinken Sie morgens auf nüchternen Magen ein bis zwei Gläser warmes Ingwerwasser, das kurbelt den Stoffwechsel an. Beachten Sie, dass Sie weniger Kalorien brauchen, wenn der Zyklus nicht mehr regelmäßig ist. Diese Kalorien sollten Sie nun einsparen, um die schleichende Gewichtszunahme in den Wechseljahren zu verhindern (s. Seite 57). Viele Frauen nehmen ungewollt 1 Kilo pro Jahr zu, das sind nach zehn Jahren dann 10 Kilos.

Essen Sie zum Frühstück sattmachende Ballaststoffe in Form von Porridge, Müsli, Dinkelgrießbrei, Vollkornbrot oder Ähnliches. Auch ein (grüner) Gemüse-Smoothie ist empfehlenswert, jedoch keine Obst-Smoothies. Letztere enthalten große Mengen Fruchtzucker. Das wird meist unterschätzt und in Zusammenhang damit auch der Kaloriengehalt. Gemüse ist in der Regel kalorienärmer.

Überdenken Sie auch Zwischenmahlzeiten. Wenn Sie diese in einem stressigen Alltag brauchen, greifen Sie statt zu Obst lieber zu Nüssen, Rohkost oder einem zuckerfreien Müsli-, Getreide- oder Proteinriegel. Selbstverständlich ist Obst gesund, doch wenn man sein Gewicht halten möchte oder sogar abnehmen will, dann ist Obst eine unterschätzte Kalorienquelle.

Vorsicht ist auch mit dem abendlichen Glas Wein geboten. Alkohol hat viele Kalorien. In alkoholfreien Cocktails, Fitness- und Elektrolytgetränken sollte man allerdings ebenfalls auf den Zuckergehalt achten. Eine Weinschorle kann eine gute Lösung sein, denn sie ist kalorienärmer als das Glas Weißwein.

Nicht zuletzt kurbeln Sport und Bewegung den Stoffwechsel an (s. Seite 226).

Muskel- und Gelenkbeschwerden

Bewegung ist für Muskeln und Gelenke so wichtig wie Öl für den Motor im Auto. Bewegung schmiert die Gelenke, trainiert die Muskeln, stärkt die Knochen und durchblutet die Faszien. Muskel- und Gelenkschmerzen in den Wechseljahren bessern sich durch regelmäßige Bewegung.

In den Wechseljahren sind Ausdauer- und Krafttraining ideal. Dadurch werden die Muskeln gestärkt, und das Wachstum der Knochenzellen wird angeregt. Yoga und Rückentraining können Rückenschmerzen vorbeugen oder diese verbessern. Bei Arthrose sorgt Bewegung für die Produktion und Verteilung der »Gelenkschmiere« in den großen Gelenken wie Knie, Schulter und Hüfte sowie in den kleinen Fingergelenken.

Auch bei Gelenkentzündungen kann regelmäßige Bewegung helfen. Die Entzündungsstoffe werden durch die intensive Durchblutung abtransportiert. Gelenkschonend sind Schwimmen, Radfahren, Yoga, Pilates oder Qigong.

MEIN TIPP: KOHLWICKEL BEI ENTZÜNDETEN GELENKEN

Studien zeigen, dass ein Kohlwickel zur natürlichen Behandlung von Knieschmerzen genauso wirksam ist wie das Eincremen mit Ibuprofensalbe. Für den Wickel ein dickes Blatt eines gekühlten Weißkohls abnehmen und auf einem Holzbrett weichklopfen. Die Fasern des Blattes geben dann die enzymreiche Flüssigkeit frei. Legen Sie das weichgeklopfte Blatt auf das schmerzende Gelenk und umwickeln Sie es mit einem Handtuch. Lassen Sie es eine halbe Stunde einwirken.

Magnesium als Bad oder oral eingenommen entspannt die Muskeln. Als Tablette, Brausetablette oder Kapsel können Sie 400 Milligramm Magnesium pro Tag einnehmen – bevorzugt abends, denn Magnesium macht auch müde. Für ein Vollbad können Sie in 50 Liter Wasser 1 Kilogramm Magnesiumchlorid (aus dem Drogeriemarkt) bei 37 Grad Wassertemperatur auflösen. Baden Sie 15 bis 20 Minuten darin. Das Magnesium im Wasser gelangt über die Haut in die verspannten Muskeln.

Auch mit Ihrer Ernährung können Sie Muskel- und Gelenkbeschwerden lindern. Omega-3- und Omega-6-Fettsäuren in fettem Seefisch oder in pflanzlichen Ölen sind für Gelenke ideal. Zwei- bis dreimal pro Woche darf daher frischer Seefisch auf den Teller. Alternativ können Sie einen Esslöffel Leinöl pro Tag zu sich nehmen.

Trockene Haut und dünnere Haare

Haut, Schleimhäute und Haare werden durch den Östrogenmangel trockener. Man kann sie aber von außen und innen unterstützen.

Bei trockener Haut hilft Folgendes:

- **Äußerlich:** Pflegeprodukte sollten Feuchtigkeit und Fett beinhalten. Eine reichhaltige, alkoholfreie Pflegecreme schützt die Hautbarriere. Achten Sie auf einen hohen UV-Schutz, denn die dünnere Haut ist anfälliger für Sonnenschäden. Massagen und Berührungen setzen Glückshormone wie Dopamin frei.
- **Innerlich:** Wie eine Pflanze braucht auch die Haut Flüssigkeit. Trinken Sie 2 bis 3 Liter pro Tag und essen Sie viel grünes Gemüse. Omega-3-Fettsäuren aus fettem Seefisch und Alpha-Linolensäure aus Leinöl oder Weizenkeimöl halten die Haut von innen geschmeidig. Spermidinreiche Lebensmittel wie Weizenkeime, Vollkornprodukte und Pilze schützen die DNA und haben einen verjüngenden Effekt. Zusätzlich braucht die Haut B-Vitamine, Vitamin C, Zink und Kalzium aus der Nahrung oder als Nahrungsergänzungsmittel.

Für schöne Haare:

- **Äußerlich:** Haare und Kopfhaut sind nun in der Regel trockener und fetten weniger. Darum sollte man seine Haare nicht mehr täglich waschen, das entzieht zusätzlich Fett und Feuchtigkeit.

Achten Sie auf Shampoos ohne Sulfate. Regelmäßiges Färben, vor allem Blondieren, strapaziert, darum bei dünner werdenden Haaren oder Haarausfall lieber tönen oder die natürliche Haarfarbe tragen. Der Trend geht eh aktuell zu natürlichen Grautönen.

- **Innerlich:** Biotin wie in Tomaten, Spinat, Kartoffeln, Fisch und Weizenkeimen fördert das Wachstum der Haarwurzeln. Die empfohlene tägliche Biotinzufuhr beträgt 40 Mikrogramm. Bei einem Biotinmangel kann eine höhere Dosis bis 2,5 Milligramm täglich über einen begrenzten Zeitraum eingenommen werden. Vorsicht bei Nierenerkrankungen. Bei einer geplanten Blutabnahme bitte die Praxis über die Einnahme informieren, denn Biotinpräparate können die Laborergebnisse verfälschen. Haare benötigen auch das Spurenelement Zink, das zum Beispiel in Fleisch, Fisch, Milchprodukten, Hafer und Linsen reichlich enthalten ist. Die DGE empfiehlt 10 Milligramm Zink pro Tag. Vorsicht vor Überdosierung; Symptome sind Übelkeit, Bauchschmerzen und Durchfall.

Vulvovaginale Atrophie

Sexuelle Funktionsstörungen bei Frauen werden häufig nicht erkannt, obwohl 18 Prozent der Frauen in Deutschland Probleme mit Libido oder Orgasmus sowie Schmerzen beim Geschlechtsverkehr haben (Stand 2023). Gegen vulvovaginale Atrophie mit Jucken, Brennen und Schmerzen beim Sex helfen Vaginalsalben. Besprechen Sie mit der Gynäkologin oder dem Gynäkologen Ihre individuelle Situation. Es gibt hormonfreie Präparate sowie auch leichte Östriolsalben, die helfen können. Vermeiden Sie zu häufiges Waschen des Intimbereichs, denn dadurch kann die Vaginalflora zusätzlich in Dysbalance geraten oder zerstört werden. Ein regelmäßiges Bad mit Mandelöl kann den Bereich geschmeidig halten.

Herzrhythmusstörungen

In hormonellen Umbruchphasen treten häufiger Herzrasen und Herzrhythmusstörungen auf. Bei einer Tachykardie schlägt der Puls mehr als 100 Schläge in der Minute. Dies ist sonst nur bei körperlicher Anstrengung oder psychischer Aufregung ein normaler Vorgang. Eine frauentypische Herzrhythmusstörung ist die AV-Knoten-Reentry-Tachykardie. Dabei tritt plötzliches Herzrasen ohne Grund auf. Durch das sogenannte Valsalva-Manöver kann man sein Herz beruhigen. Ist die Tachykardie zu stark, beängstigend oder hält dauerhaft an, sollte unbedingt eine kardiologische Untersuchung stattfinden.

MEIN TIPP: DEN PULS SELBST BERUHIGEN

Durch einen erhöhten Druck im Brustkorb wird mit dem sogenannten Valsalva-Manöver der Vagusnerv stimuliert. Dadurch werden Nervenimpulse weitergeleitet, die die elektrischen Reize im Herzen verlangsamen. So geht's:

- **Methode 1:** Legen Sie sich mit leicht erhobenem Oberkörper (etwa auf einem Kissen) auf den Rücken. Spannen Sie Ihre Bauchmuskeln an und pressen Sie die Luft aus Ihren Lungen in den Bauch.
- **Methode 2:** Halten Sie den Mund geschlossen und sich selbst die Nase zu. Atmen Sie dann kräftig gegen geschlossene Nase und Mund aus. Machen Sie zehn dieser Atemzüge hintereinander.
- **Methode 3:** Trinken Sie alternativ ein kaltes Glas Wasser in einem Zug aus, auch das beruhigt den Puls.

Bei einer Bradykardie schlägt das Herz langsamer als 60 Schläge in der Minute. Für ein Sportlerherz ist dies normal. Auch Medikamente wie Blutdrucksenker, Betablocker, Schilddrüsenhormone oder Antidepressiva können zu einer Bradykardie führen. Ist der Herzschlag plötzlich oder über lange Zeit viel zu langsam, besteht die Gefahr eines Herzstillstandes. Dann wird ein Herzschrittmacher implantiert. Extraschläge des Herzens bemerkt man als Herzstolpern oder Aussetzer. Der Puls fühlt sich dann unregelmäßig an. Bis zu 500 Extraschläge am Tag sind normal, zum Beispiel durch Freude, Aufregung und Stress. Auch Koffein, Fieber, Sport und starkes Schwitzen können den Puls verändern.

Die häufigste Form der Herzrhythmusstörung ist das Vorhofflimmern. Es tritt auf, wenn die Vorhöfe unkoordiniert schlagen. Das Risiko, insbesondere auch bei Frauen, für einen Schlaganfall durch Mikrothromben und große Gerinnsel wird dadurch erhöht. Darum ist es wichtig, bei Vorhofflimmern unbedingt gerinnungshemmende Medikamente regelmäßig einzunehmen.

HORMONE AUSGLEICHEN – PHYTOÖSTROGENE UND HORMONERSATZTHERAPIE (HET)

Zur Linderung der Wechseljahresbeschwerden gibt es Kräuter und Pflanzen mit hormonähnlicher oder hormonregulierender Wirkung. Man nennt sie daher *Phytoöstrogene*. Die Wirkung einiger dieser »Frauenmittel« ist inzwischen evidenzbasiert. Die viele Jahrtausende alte Erfahrung im Umgang mit diesen Mitteln durch Ärztinnen und Ärzte, Hebammen und Heilerinnen ist also durch die heutige Schulmedizin bestätigt. Wenn Sie sich für ein Mittel entscheiden, klären Sie bitte Ihre individuelle Dosis mit einer erfahrenen Therapeutin oder einem Therapeuten ab. Die Wirkung kann von Frau zu Frau unterschiedlich sein, bei manchen Frauen helfen diese natürlichen Präparate sehr gut, bei anderen zeigen sie keinen durchschlagenden Effekt. Am besten, man probiert es aus und hat Geduld, denn die Wirkung setzt oft erst nach mehreren Wochen ein.

Phytoöstrogene

Phytoöstrogene sind pflanzliche Verbindungen, die eine ähnliche Struktur wie das weibliche Hormon Östrogen aufweisen und an

Östrogenrezeptoren andocken. Darum besitzen sie eine dem menschlichen Hormon ähnliche Wirkung. Phytoöstrogene kommen natürlicherweise in einigen Pflanzen und Gemüsesorten vor, insbesondere in Sojaprodukten und Leinsamen. Sie können aber auch supplementiert werden. Ich stelle Ihnen die wichtigsten vor.

DIM (Diindolylmethan)

DIM ist eine pflanzliche Verbindung aus Kreuzblütlern. Mehrere Studien haben das antioxidative Potenzial von DIM unter anderem zum Schutz vor hormonabhängigen Krebsarten untersucht. Die Forschungsergebnisse deuten darauf hin, dass DIM das Immunsystem positiv beeinflusst, den natürlichen Zelltod fördert und dadurch Tumorwachstum verhindert. Zudem reguliert DIM den Östrogenhaushalt, es wandelt ungünstige Östrogene in günstige um und kann einer Östrogendominanz entgegenwirken. Darum eignet sich DIM zu Beginn der Perimenopause. DIM-reich sind Kohlgemüse wie Brokkoli und Blumenkohl. Das Gemüse sollte roh gegessen werden, kocht man es, enthält es nur noch circa die halbe Menge DIM.

Isoflavone

Isoflavone, enthalten unter anderem in Sojabohnen, binden an Östrogenrezeptoren und schützen Zellen vor übermäßigem Wachstum. Zusätzlich schützen sie die Blutgefäße. In den Leitlinien der Deutschen Gesellschaft für Gynäkologie und Geburtshilfe (DGGG) werden Sojapräparate vor allem gegen Hitzewallungen empfohlen. Ein Sojajoghurt oder eine Portion Tofu pro Tag reicht allerdings für die Linderung von Beschwerden nicht aus. Für einen wirkungsvollen Effekt sollte die Menge 30 bis 60 Milligramm Isoflavone pro Tag betragen. Soja in dieser Dosierung gibt es als Nahrungsergänzungsmittel.

Mönchspfeffer (Agnus castus)

Mönchspfeffer ist ein Strauch oder Baum, der als Inhaltsstoffe unter anderem Diterpene, Flavonoide, Ölsäure und ätherische Öle enthält. Mönchspfeffer kann einem Progesteronmangel entgegenwirken. Es kann daher zu Beginn der Perimenopause Wechseljahressymptome wie die Schlaflosigkeit lindern. Man muss allerdings Geduld haben: Die Wirkung setzt erst nach mehreren Wochen ein.

Silberkerze (Cimicifuga racemosa)

Die Silberkerze ist eine Staude mit weißen, länglichen Blüten. Ihre Inhaltsstoffe können Hitzewallungen und Stimmungsschwankungen mildern. Auch bei trockenen Schleimhäuten wird Silberkerze empfohlen.

Leinsamen

Leinsamen enthalten die Phytoöstrogene Lignane. Als geschroteter Leinsamen oder Leinöl können Sie Leinsamen in Ihren täglichen Speiseplan einbauen. In Supplements gegen Wechseljahressymptome sind Lignane oft zugesetzt.

Hopfen

Hopfen ist ebenfalls ein Phytoöstrogen und unter anderem in Bier enthalten. Dass Östrogene das Wachstum der Brüste fördern, erkennt man daher auch bei Männern, die regelmäßig Bier trinken. Natürlich rate ich nicht zu täglichem Bierkonsum gegen Wechseljahresbeschwerden, aber Hopfen in konzentrierter Form als Supplement kann bei Symptomen helfen und wird bei Schlafstörungen, Nervosität, Ängstlichkeit und trockenen Schleimhäuten empfohlen.

Roter Ginseng

Roter Ginseng wächst als Kraut in China, Sibirien und Korea. Es wird bei Hitzewallungen, Müdigkeit, Schlafstörungen und depressiven Verstimmungen eingesetzt. Auch Roten Ginseng gibt es als Supplement.

Hormonersatztherapie (HET)

Zu dem Thema Hormonersatz gibt es nach wie vor viel Unsicherheit, sowohl in der Ärzteschaft als auch bei den Frauen. Die viel zu späte Anwendung viel zu hoher Dosierungen künstlicher Hormone führte in den 1990er- und 2000er-Jahren bei postmenopausalen Frauen zu einer stark erhöhten Brustkrebsrate. Östrogene fördern das Gewebewachstum, und Brustkrebs ist der häufigste weibliche Geschlechtstumor. Das ist eine Tatsache. Man weiß heute allerdings, dass Krebstumoren durch viele Faktoren ausgelöst werden, unter anderem durch Hormone. Mangelnde Bewegung, Übergewicht, eine genetische Veranlagung, Rauchen, Alkohol, der Verzehr von tierischem Protein, Umweltgifte und bestimmte Chemikalien gelten als krebsfördernd. Die DGGG führt in ihren aktuellen Leitlinien Folgendes in Bezug auf das Risiko einer Krebserkrankung im Zuge einer Hormonersatztherapie (HET) an:

- **Brustkrebs:** Bei einer kombinierten HET (Östrogene und Gestagene) über fünf Jahre erkranken zwei von 10 000 Frauen mehr im Jahr an Brustkrebs. Nach Absetzen der HET sinkt das Brustkrebsrisiko innerhalb von zwei bis drei Jahren auf das der Frauen, die keine Hormone eingenommen haben.
- **Eierstockkrebs:** Bei einer kombinierten HRT erkranken neun von 10 000 Frauen mehr pro Jahr.
- **Gebärmutterschleimhautkrebs:** Das Risiko unter einer HRT ist nur dann erhöht, wenn nicht ausreichend Gestagen/Progesteron als Schutz für die Schleimhaut eingenommen wird. Wenn das an zehn bis zwölf Tagen erfolgt, ist das Risiko nicht erhöht.

- **Darmkrebs:** Das Risiko wird nachweislich durch eine HRT um die Hälfte gesenkt, wenn die Frauen neun bis 14 Jahre Hormone einnehmen.
- Frauen, die an einem hormonabhängigen Krebs erkrankt sind oder waren, sollten keine HRT bekommen, da diese das Rückfallrisiko erhöht.

Hormonersatz in den Wechseljahren wird nach Abwägung aller individuellen Risikofaktoren empfohlen, wenn die Symptome so stark sind, dass der Alltag nicht bewältigt werden kann. Die Abwägung muss das Alter, den Zeitpunkt der Menopause, Vorerkrankungen wie Gerinnungsstörungen, Thrombosen, Lebererkrankungen, Tumorerkrankungen, familiäre Krebsbelastungen, Rauchen, Übergewicht und eben den Leidensdruck durch die Wechseljahressymptome berücksichtigen. Man spricht hier von Risikoabwägung. Ob man Hormone einnehmen möchte oder nicht, ist eine persönliche Entscheidung. Die DGGG empfiehlt in ihren Leitlinien eine HET vor allem bei starken Hitzewallungen.

Studien zeigen, dass der Nutzen einer HET am größten ist, wenn frühzeitig damit begonnen wird, also dann, wenn die ersten Beschwerden auftreten. In jedem Fall muss unbedingt innerhalb von zehn Jahren nach der letzten Regelblutung mit der HET begonnen werden, um das Brustkrebs- und Eierstockrisiko zu minimieren. Aktuelle Studien zeigen, dass die HET dann auch einen gewissen Schutz gegen Osteoporose, Herz-Kreislauf-Erkrankungen wie Herzinfarkt und Schlaganfall, Darmkrebs und Demenzerkrankungen bietet.

Für eine HET gibt es synthetische und bioidentische Präparate. Als Applikationsformen, also Anwendungsmöglichkeiten, kann man die Hormone über die Haut (transdermal), als Pille (oral) und vaginal anwenden. Bei der herkömmlichen synthetischen Therapie wird ein synthetisches Östrogenpräparat (Estrogen) eingenommen. Das Präparat hat östrogenähnliche Eigenschaften, seine chemische Struktur ist nicht mit der des menschlichen Östrogens identisch. Darum besitzen auch die Zwischen- und Abbauprodukte andere chemische Strukturen. Das Präparat wird wie die Pille eingenommen. Es gibt hier verschiedene Kombinationsmöglichkeiten, d.h. Präparate mit Östrogenen und Gestagenen, die 21 Tage oder 28 Tage lang eingenommen werden. Das Gestagen schützt vor Gebärmutterkrebs.

Bioidentische Hormone ähneln in ihrer Molekülstruktur den natürlichen Hormonen. Ausgangsstoff ist das Phytohormon Diosgenin aus der wilden Yamswurzel. Diosgenin wird im Labor zwar chemisch weiterverarbeitet, aber Ausgangsstoff und Abbauprodukte ähneln denen im weiblichen Körper. Heutzutage geht der Trend zu bioidentischem Hormonersatz. Dieser ist als Medikament rezeptpflichtig. Frei verkäufliches Yamswurzelextrakt ist kein bioidentisches Hormon, sondern ein Supplement. Homöopathische »Hormone« sind keine HRT. Die Wirkung einer HRT, also eine Besserung der Hitzewallungen, der psychisch-seelischen Verfassung und anderer Beschwerden setzt nach wenigen Wochen ein.

Die Beschwerden in den Wechseljahren erlebt jede Frau anders, so wie wir alle eine unterschiedliche Biografie haben. Diese bestimmt unser Verhalten, Schmerzempfinden, den Umgang mit Gesundheit und Krankheit. Es kann darum hilfreich sein, auch zur Beschwerdelinderung, die eigenen Lebensthemen anzuschauen und zu lösen. Für viele Frauen sind die Wechseljahre dafür nun die richtige Zeit. Um dieses Thema geht es im folgenden Kapitel.

9

LEBENSTHEMEN, ERKENNTNISSE, NEUANFÄNGE

Die Wechseljahre markieren den Abschied von der Jugend. Doch gerade das Älterwerden ist mit Glücklichsein und Freiheit assoziiert, man spricht vom Paradox des Älterwerdens und vom Dolce-Vita-Effekt. In dieser Zeit ist es möglich, zu den eigenen Gefühlen zurückzufinden und sich mit wichtigen Themen in seiner Vergangenheit auszusöhnen. Wie können wir das Potenzial von unterdrückten Gefühlen für ein glückliches Leben nutzen? Und wie können wir die Vergangenheit liebevoll annehmen, um dankbar in der Gegenwart zu leben?

Mit Mitte 40, Anfang 50 hadern viele Frauen (und Männer) nicht nur mit dem Thema Älterwerden; oft werden auch wichtige ungelöste Themen aus der Vergangenheit an die Oberfläche gespült. Warum jetzt? Einer der Gründe besteht darin, dass das Leben vorher meist auf der Überholspur gelebt wurde und der Alltag seinen Tribut forderte, sodass vieles zwangsläufig liegengeblieben ist. Verletzte Gefühle, Traurigkeit und Wut sind ungelöste Emotionen und brennen auf der Seele. Sie bestimmen mitunter das eigene Verhalten, die Beziehung zum Partner oder zur Partnerin, zur Familie, zu Kollegen und anderen Mitmenschen oft so sehr, dass sie nicht mehr ignoriert werden können. Themen wollen angeschaut und gelöst werden. Dazu gehören Fragen wie: *Warum komme ich immer wieder an denselben Punkt in meinem Leben?* Eine mögliche Antwort lautet: weil ich immer wieder dieselben Entscheidungen treffe. *Warum bin ich wieder mit einer Narzisstin oder einem Narzissten als Chefin bzw. Chef konfrontiert?* Eine mögliche Antwort lautet: weil ich mich wieder von dem vermeintlichen Charme dieses Menschenschlages habe einlullen lassen. *Warum kann ich immer noch nicht Nein sagen?* Weil ich vielleicht immer noch von jedem geliebt werden will.

Es ist nicht unüblich, dass ungelöste Konflikte oder Traumata, die Folgen sexuellen Missbrauchs und Ähnliches oft über Jahrzehnte nicht im Bewusstsein sind. Emotionale Verletzungen können so lebensbedrohlich gewesen sein, dass sie vom Gehirn in eine tiefere Ebene weggeräumt wurden. Ähnlich wie man ein unangenehmes Schreiben vom Finanzamt oder eine Kündigung nicht öffnen und anschauen will und diese ganz nach unten unter den To-do-Stapel schiebt.

Der Sinn des Verdrängens von Gefühlen besteht darin, im Überlebensmodus zu bleiben und in seinem Leben voranzukommen. Die Gründe müssen nicht immer schwerwiegend sein. In jedem Fall kann die Beschäftigung mit diesen Themen, das Suchen und Finden von Antworten auf wichtige Fragen einen Meilenstein in der persönlichen Entwicklung darstellen. Antworten helfen bei der Orientierung, wie man in die nächste Lebensphase eintreten möchte, welche Entscheidungen zu treffen sind, was bewahrt oder endlich losgelassen werden will. Dadurch erhält man die Chance, mit seinem Leben ins Reine zu kommen.

Ein großes Lebensthema für Frauen ist die äußere Schönheit, über die es in diesem Buch ein ganzes Kapitel gibt (s. Seite 77). Es ist oft allerdings weniger die Sehnsucht nach einem faltenfreien Gesicht als nach den Jahrzehnten, in denen man sich noch jung fühlte, die einen umtreibt. Das Älterwerden an sich macht vielen Menschen Angst. Dabei ist es doch ein Privileg. Niemand möchte jung sterben wie Marilyn Monroe oder Amy Winehouse oder wie andere Menschen, die schon in ihren Vierzigern oder Fünfzigern von dieser Welt gegangen sind. Ich möchte daher dieses Kapitel mit Gedanken über das Jungsein und Älterwerden beginnen.

VOM JUNGSEIN UND ÄLTERWERDEN

Alle Lebewesen – ob Tiere, der Mensch, Bäume oder Pflanzen – werden geboren, wachsen, blühen auf, sind fruchtbar, vermehren sich, werden älter und sterben. Kein einziges Lebewesen hat jemals diesen natürlichen Prozess außer Kraft setzen können. Kein einziger Mensch war jemals unsterblich oder hat es geschafft, seine Jugend für immer zu bewahren. Wenn wir über die Wechseljahre sprechen, sollten wir die Sehnsucht des Menschen nach Jugend und Unsterblichkeit anschauen. Denn immer schon hat der Mensch versucht, seine Biologie zu bezwingen, um nicht älter zu werden. In unzähligen berühmten Romanen und Filmen wurde dieses Thema aufgegriffen. Im Roman *Das Bildnis des Dorian Grey* von Oscar Wilde altert das Porträt der reichen und schönen Hauptfigur Dorian Grey statt seiner selbst. Der Roman endet tragisch, so viel sei verraten. Im Film *Orlando* von Sally Potter, der auf dem gleichnamigen Roman von Virginia Woolf basiert, wird die Hauptfigur vier Jahrhunderte lang immer wieder geboren, abwechselnd als Mann oder Frau. Doch auch diese Person ist nicht glücklich. Weil sie schon alles gesehen und erlebt hat, langweilt sie sich fürchterlich. Schließlich sehnt sie sich danach, nicht noch einmal wiedergeboren zu werden. Auch der Film *Der seltsame Fall des Benjamin Button* mit Brad Pitt in der Hauptrolle zeigt uns keine glückliche Lösung für die Sehnsucht, das Älterwerden zu vermeiden: Brad Pitt wird als Greis geboren und lebt sein Leben rückwärts, das heißt, er verschwindet am Ende seines Lebens als Baby im Geburtskanal der Mutter.

Das berühmteste Bild für die Sehnsucht nach Jugend ist »Der Jungbrunnen« von Lucas Cranach dem Älteren von 1546. Es stellt ein riesiges Wasserbecken dar, in das auf der einen Seite alte Frauen ins Wasser hineinsteigen, die auf der anderen Seite als junge Frauen wieder herauskommen. Komischerweise sind keine Männer gezeigt, die in den Brunnen steigen. Das sagt viel darüber aus, wie mit Schönheit verfahren wird, leider bis heute. Männern ist das Älterwerden gestattet. Es gibt so absurde Sprüche wie: »Männer sind wie Wein – mit den Jahren werden sie besser.« Das soll heißen, je älter ein Mann wird und je reifer ihn seine vielen Falten, sein graues Haar oder seine Glatze aussehen lassen, als desto attraktiver gilt er – ganz so wie ein lang gelagerter, teurer Rotwein.

Es sind nicht nur diese Vorurteile in der Gesellschaft, die das Älterwerden bei Frauen zu einem unerfreulichen Thema werden lassen.

Gerade schöne Frauen wie Schauspielerinnen und Models, an deren Äußeres ein besonders hoher Maßstab gelegt wird und die mit ihrer Attraktivität Geld verdienen, trifft das Älterwerden oft besonders hart. Ein ästhetischer Chirurg drückte es einmal so aus: »Das Älterwerden ist die Tragik der schönen Frauen.« Weil sich das Leben über so viele Jahre um die äußere Schönheit gedreht hat, wird irgendwann mit aller Macht versucht, die Jugend zu konservieren. Das erzeugt dann mitunter durchaus groteske Gesichtszüge, wie wir sie nicht selten bei älteren prominenten Frauen sehen. Selbstverständlich kann jede Frau äußerlich älter werden, wie sie möchte, ob mit oder ohne mitunter gewaltiger Mengen Filler, Botox, Eigenfett oder Faceliftings in regelmäßigen Abständen. Doch die Verzweiflung ist groß, wenn alle diese Maßnahmen nicht zum gewünschten Ergebnis führen. Denn es ist nicht nur der äußere Blick auf die eigene Schönheit, sondern immer auch ein tieferer auf die vergehende Zeit und der verzweifelte Kampf dagegen, der einen zu diesen Maßnahmen treibt. Wenn man sich allerdings mit diesem Thema nicht anfreunden kann, wird sich nie Zufriedenheit einstellen über den Blick in den Spiegel, sodass die Sehnsucht nach Jugend in die Sucht nach Schönheits-OPs führt oder gar in einem Krankheitsbild münden kann.

Doch wie kann es mental gelingen, sich mit seinem Spiegelbild zu versöhnen? Denn wenn wir das Thema Schönheit und Älterwerden objektiv betrachten, dann haben wir uns heute längst Lucas Cranachs Jungbrunnen angenähert.

Chronologisches und biologisches Alter

Vergleicht man die Menschen aus der Zeit des 16. Jahrhunderts mit Gleichaltrigen heutzutage, so sind wir dem Ziel der Verjüngung schon sehr nahegekommen. 60-Jährige sehen heute ganz ohne Masken-Liftings wie 50- oder 40-Jährige aus und fühlen sich auch so fit.

Laut einer YouGov-Umfrage aus dem Jahr 2020 fühlt sich jeder zweite Deutsche jünger, als er ist. Vor allem ab 45 Jahren fühlen sich die Menschen jünger, als es die Zahl in ihrem Pass vermuten lassen würde. Im Schnitt sind es rund elf Jahre weniger. Das biologische Alter berücksichtigt den körperlichen und psychischen Zustand beziehungsweise die Gesundheit und nicht nur das faktische Alter. Frauen sind heute mit 50 Jahren gesünder, fitter und jugendlicher und erleben nach der Menopause viel mehr glückliche Jahre, als es jemals in der Menschheitsgeschichte der Fall war. Das Wissen um diese – zumindest statistischen – vielen Jahre ist vielleicht sogar der wertvollste psychologische Schatz der Menopause.

Die Verfassung des Körpers und das Empfinden des eigenen Alters entsprechen also bei vielen Menschen nicht dem Geburtsdatum. Darum unterscheidet man heute zwischen dem chronologischen Alter und dem biologischen Alter. Das chronologische Alter gibt schlicht die Zahl der Lebensjahre an laut Geburtsurkunde. Es sagt nicht viel über den Zustand der körperlichen Verfassung aus. Die eine 50-jährige Frau ist vielleicht schon erschöpft, wenn sie statt des Aufzugs zwei Stockwerke zu Fuß läuft, die andere 50-Jährige trainiert gerade für den nächsten Triathlon. In welcher körperlichen und mentalen Verfassung jemand ist, berücksichtigt das biologische Alter.

Das biologische Alter kann mittels Indikatoren und Biomarkern gemessen werden. Dazu gehören Blutdruck, Seh- und Hörfähigkeit, Gelenkigkeit, Länge der Telomere, Cholesterinwert, Proteine sowie Entzündungsmarker.

Die Telomere spielen eine entscheidende Rolle bei der Zellalterung. Es handelt sich dabei um die Schutzkappen auf den Chromosomen, die man sich vorstellen kann wie die kleinen Stahlkappen an den Schnürsenkeln, damit diese nicht ausfransen. Bei jeder Teilung der Zelle verkürzen die Telomere sich; hat sich die Zelle vielfach geteilt, ist ihre Schutzfunktion aufgebraucht. Das reduziert die Fähigkeit zur Reparatur und führt zum Funktionsverlust der Zelle. Ein Enzym mit Namen Telomerase kann jedoch dafür sorgen, dass die Telomere wieder verlängert werden. Dieses Enzym ist durch den Lebensstil beeinflussbar und kann den Alterungsprozess der Zelle verlangsamen. Für diese Erkenntnisse erhielt die australisch-amerikanische Molekularbiologin Elizabeth Blackburn 2009 den Nobelpreis für Physiologie oder Medizin.

Ein spezielles Verfahren zur Messung des biologischen Alters ist die epigenetische Uhr. Man weiß heute, dass der Einfluss der Gene viel geringer ist, als man jahrzehntelang dachte. Unsere Gene bestimmen nur zu 20 bis 30 Prozent, wie wir uns körperlich und geistig im Leben entwickeln, der Rest wird durch die Umwelt geprägt. Umwelteinflüsse und Erlebnisse können sogar während des Lebens in unsere Gene einfließen und von Eltern an ihre Kinder vererbt werden. Unsere Gene sind also veränderbar. Diese Möglichkeit hielt die Wissenschaft bis in die 2000er-Jahre hinein für absolut ausgeschlossen.

Umwelteinflüsse sind zum Beispiel dafür verantwortlich, dass eineiige Zwillinge, die eine identische DNA-Sequenz besitzen, ein unterschiedliches genetisches Material haben können. Hier spielt die epigenetische Markierung, die sogenannte DNA-Methylierung, eine Rolle. Sie verändert sich in älter werdenden Zellen. Der Altersforscher Steve Horvath hat einen Algorithmus entwickelt, um diese DNA-Methylierungsstellen herauszufiltern und daraus zu berechnen, wie alt bestimmte Zellen und Gewebe im Körper tatsächlich sind. Aus dieser epigenetischen Uhr kann dann das biologische Alter ermittelt werden.

Wenn Sie Ihr biologisches Alter testen lassen und dann feststellen, dass Ihre Zellen zehn Jahre jünger sind als Ihr »wahres« Alter, fragen Sie sich vielleicht, ob Sie mit dieser Erkenntnis nun glücklicher sind. Die Antwort können nur Sie sich geben. Es ist aber wahrscheinlich, dass Sie mit zunehmendem Alter sowieso glücklicher werden.

Paradox des Alters und Dolce-Vita-Effekt

Viele Studien zeigen, dass Menschen ab 55 Jahren glücklicher sind als 20- bis 30-Jährige und auch glücklicher als Menschen mit 40 Jahren. Die Sozialwissenschaft nennt dieses Phänomen Paradox des Alters. Die meisten Menschen haben in ihrer Lebensmitte einige Höhen und Tiefen erlebt. Sie wissen, dass sie schwere Phasen überstehen und trotzdem wieder fröhlich sein können. Man ist mit zunehmendem Alter also besser in der Lage, mit schwierigen und belastenden Gefühlen umzugehen. Man weiß jetzt, dass nach traurigen, belastenden Situationen auch wieder gute Phasen kommen.

Viele Menschen können im mittleren Alter auf positive Erfahrungen, Erfolge und erfüllende Momente zurückschauen. Das Selbstwertgefühl von Männern und Frauen ist stabiler als in ihren 20ern, die Persönlichkeit ist innerlich gefestigter. Die Lebenszufriedenheit steigt. Frauen, die die Menopause hinter sich gebracht haben, sagen, dass jetzt die wirklich glückliche Zeit im Leben beginnt, dass sie positiver und kreativer denken sowie öfter an schönere Dinge. Und noch etwas passiert: der *Dolce-Vita-Effekt*. Dieser Begriff stammt aus der Psychologie und bezeichnet die Veränderung der eigenen Persönlichkeit durch äußere Umstände. Der Name ist angelehnt an den Titel des Films *La Dolce Vita* von Frederico Fellini aus dem Jahr 1960. In diesem Klassiker der Filmgeschichte steigt die Schauspielerin Anita Ekberg in den Trevi-Brunnen in Rom. Einfach so, weil es ihr Spaß macht.

50-Jährige haben schon sehr viel geleistet in ihrem Leben, sie haben berufliche, familiäre und gesellschaftliche Pflichten erfüllt. Sie wollen sich jetzt die Freiheit nehmen, sich über Konventionen hinwegzusetzen. Sie dürfen es sich sozusagen erlauben, denn sie haben keinen Ruf mehr zu verlieren – was für eine Freiheit! Nun liegt der Fokus auf anderen Dingen: Das eigene Wohlbefinden rückt in den Mittelpunkt, es werden Freundschaften intensiviert. Man wendet sich erfüllenden Aufgaben zu. Weil das Leben endlich ist, setzt man Prioritäten. Die Psychologie spricht in diesem Zusammenhang von *emotionaler Selektivität*: Man eruiert, was einem guttut und was nicht.

Alle diese Aspekte zusammen führen dazu, dass sich unsere Persönlichkeit mit zunehmendem Alter noch einmal stärker verändern kann, als man bisher angenommen hat. Interessanterweise kann sie sich vergleichbar intensiv wie im jungen Erwachsenenalter verändern. Das ist das Ergebnis einer deutsch-amerikanischen Studie, in der Daten von mehr als 23 000 Menschen ausgewertet wurden.

Auch die Gelassenheit nimmt mit dem Alter zu und unterstützt den Dolce-Vita-Effekt. Das betrifft nicht nur den Umgang mit Menschen und Situationen, sondern auch mit dem eigenen Körper. Die meisten

Menschen über 50 Jahre haben gelernt, ihren Körper zu akzeptieren, das können »Schönheitsfehler« sein, Falten, ein paar Kilos mehr oder ein nicht mehr ganz so festes Bindegewebe. Gute Vorbilder sind Mütter und Großmütter, die diesen Prozess schon durchlebt haben und nicht mit ihrem Alter hadern – Frauen, die harmonisch, zufrieden und selbstbewusst zeigen, wie das Älterwerden gelingen kann. Man denke an Iris Apfel, die amerikanische alte Dame mit den großen Brillen, die mit 97 (!) Jahren ihren ersten Modelvertrag abschloss. Sie lebte nach dem Motto, sich nicht von dem Trend der ewigen Jugend anstecken zu lassen. Ihre Devise: Lieber sich selbst treu bleiben und sich auch mit Falten schön finden. In ihren eigenen Worten drückte sie es so aus: »Wenn man alles für alle sein will, wird man nichts für niemanden.«

Überrascht hat es die Wissenschaft, dass auch in anderen Kulturen die individuelle Lebenssituation bestimmend dafür ist, ob das eigene Älterwerden positiv oder negativ assoziiert ist, also mit Gewinn oder Verlust, mit Stärke oder Schwäche. Die persönliche Situation ist also bedeutender dafür, wie man das eigene Älterwerden erlebt, als die politisch oder gesellschaftlich vorherrschende Sicht.

LEBENSTHEMEN ANSCHAUEN, AUSSÖHNUNG MIT DER VERGANGENHEIT

Oft werden sich Frauen erst im Alter von Anfang, Mitte 50 über das Maß ihrer Lebensleistung bewusst – für die Familie und Angehörige, innerhalb der Ehe oder Partnerschaft, in ihrem Job und für die Gesellschaft. Auch wenn ihr Engagement emotional bereichernd und erfüllend war, so fällt vielen Frauen jetzt auf, dass es als selbstverständlich betrachtet wurde, dass sie für weniger oder kein Geld tätig waren. Das hat nämlich nicht nur Folgen für die Altersabsicherung, sondern schränkt sie auch in ihren Zukunftsplänen ein. Frauen bemerken jetzt auch häufig, dass sie für wenig oder keine Anerkennung durch den Partner, die Familie oder die Gesellschaft so lange »den Laden am

Laufen gehalten haben«. Diese Erkenntnis, »plötzlich abgehängt zu sein« – so beschreiben es viele Frauen –, erzeugt nicht nur eine tiefe Erschütterung des Selbstwertes, sondern auch Gefühle wie Ohnmacht, Verletzung und Wut. Das Gefühl, vom Leben unfair behandelt worden zu sein, kann in Selbstverachtung umschlagen. Frauen machen sich selbst Vorwürfe, dass sie in jungen Jahren besser darauf hätten achten müssen, gut aufgestellt zu sein.

Die Unfairness der Care-Arbeit

Immer noch liegt die Mehrarbeit bei der Frau, vor allem in der Babyboomer-Generation und erst recht in den Generationen davor. Auch wenn in den letzten Jahren in diesem Bereich politisch manches auf den Weg gebracht wurde, kennen die heute 40- bis 60-jährigen Mütter ihr ganzes Leben lang den Spagat zwischen Familie und Job. Und auch diejenigen, die mit ihrer gesamten Kraft und Energie für ihre Familie jahrzehntelang im Einsatz gewesen sind, sehen sich nach dem Auszug der Kinder mit Fragen nach ihrem Selbstwert konfrontiert.

Ob eine Frau berufstätig war und Kinder hatte oder sich »nur« um die Kinder gekümmert hat – unter der Oberfläche brodeln viele Themen. *Wie viel hat man versäumt, wenn man sich im häuslichen Umfeld mit Kindern und Familie bewegt hat? Wie steht es um die Frage der eigenen Finanzen und der Fairness? Wer hat die fast immer unbezahlte Care-Arbeit geleistet?* Wenn das nicht in der Partnerschaft geklärt ist oder ausgeglichen wird, bedeutet das meistens für die Frau eine benachteiligte oder schlechter gestellte finanzielle Situation. Dies impliziert Abhängigkeiten von demjenigen, der jahrelang mehr oder das ganze Geld verdient hat. Das war eventuell nie ein Thema in der Partnerschaft. Doch mit den Hormonveränderungen und der Anzahl der Beziehungsjahre und der damit einhergehenden, sich verändernden Liebe (nicht unbedingt herzloser, aber durchaus pragmatischer) bemerken Frauen, dass sie auf eine Bank eingezahlt haben, bei der es keine Zinsen gibt, zumindest nicht in Bezug auf die materiellen existenziellen Güter. Inwiefern man das Muttersein und Partnerinnensein als ein großes emotionales Geschenk betrachtet, ist ein anderes Summenspiel. Die meisten Frauen wertschätzen diese erfüllenden Aufgaben. Nichtsdestotrotz haben sie Energie und Lebenszeit verbraucht, die nicht vergütet wurden. Vielleicht haben Frauen ihre Karrieren aufgegeben, ihre Wünsche, ihre Träume und glauben, dass nach der Familienzeit nun der Zug abgefahren ist. Wut über diese Ungerechtigkeit kann sich über die Jahre aufgestaut haben und das Nachsehen wird zu einem Lebensthema.

Für die Lösung ist es entscheidend, in welchem gesellschaftlichen Umfeld man sich bewegt, ob im Namen der Aufrechterhaltung des Status quo diese Themen in der Beziehung oder Ehe unterdrückt werden müssen oder konstruktiv gelöst werden können. Dafür ist es nie zu spät, bestenfalls kann zusammen mit dem Partner über die (berechtigten) Anliegen offen kommuniziert werden. Wenn dies nicht möglich ist, sollte man sich einem professionellen Gesprächspartner wie einem Coach oder Therapeuten anvertrauen. Auch ein Termin bei einem Anwalt oder einer Anwältin – ohne Trennungsabsicht – kann sinnvoll sein, um sich über Optionen zu informieren und Argumente zur Hand zu haben.

Zu den eigenen Gefühlen zurückfinden

Es ist wichtig, zu seinen Gefühlen zurückzufinden. Viele Frauen berichten über eine innere Leere. Sie spüren sich selbst nicht mehr oder finden zu ihren ehemaligen Gefühlen wie der Liebe zum Partner keinen Zugang mehr. Möglicherweise weil sie sich für Gefühle schämen, die sie für inadäquat halten. Dazu gehören Wut, Verachtung, Hass und Gleichgültigkeit.

Der Umgang mit den eigenen Gefühlen wird in der Kindheit erlernt. Ob Gefühle zugelassen werden durften oder verdrängt werden mussten, ist im Gehirn gespeichert. Gefühle lassen sich im positiven Sinne leicht abrufen, im negativen Sinne verunsichern sie und wirken auf Aktionen hemmend.

Leidet man unter »Gefühlsverschüttung« oder wertet man eigene unstimmige oder als negativ empfundene Gefühle ab, dann ist es umso wichtiger, sich mit diesen zu beschäftigen. Die aktive Auseinandersetzung mit seinen Gefühlen kann verhindern, dass man in eine Abwärtsspirale wie eine depressive Verstimmung hineingerät oder der Selbstwert leidet und immer mehr verloren geht.

MEIN TIPP: GEFÜHLE REFLEKTIEREN UND AUFSPÜREN

Als Erstes sollte man sich fragen, welches Gefühl vorherrscht und wen es betrifft. Betrifft es einen selbst oder hat man diese Empfindung in Bezug auf jemand anderen, zum Beispiel den Partner? Anschließend gehen Sie auf Erklärungsreise: Warum fühlen Sie so? Gab es einen Anlass, der möglicherweise Jahre oder Jahrzehnte zurückliegt? Haben Sie eine emotionale Entscheidung vor langer Zeit gefällt, von der Sie damals schon wussten oder ahnten, dass sie nicht Ihrem ehrlichen Gefühl entspricht? Gibt es seit Ihrer Kindheit ein Verhaltensmuster, das heißt, reagieren Sie auf emotionale Situationen immer mit denselben Gefühlsregungen?

Wenn Sie diese Beobachtung machen, lohnt es sich, die Thematik mit einem Coach oder einer Therapeutin zu bearbeiten. Gefühle, die nicht durch frühe Erfahrungen verstärkt wurden und in tieferen Körper- und Gehirnebenen versteckt sind, können mit psychotherapeutischer Hilfe aufgespürt werden.

ZWISCHEN WUT UND VERGEBUNG

Viele Frauen in den Wechseljahren sprechen darüber, dass sie jetzt so wütend sind. Sie erkennen sich selbst nicht wieder, wenn sie Türen knallen, laut werden oder wütend aus dem Zimmer rennen – oder alles auf einmal. Die Wut wird als unangenehm empfunden, als peinlich, viele Frauen fühlen sich ihr machtlos ausgeliefert, vor allem wenn die Wut eine enorme Zerstörungskraft in Gang setzt. Es gibt allerdings auch Frauen, die ihre Wut als großartig und kreativ empfinden.

Die körperliche Ursache für dieses starke Gefühl ist das veränderte Verhältnis von Östrogenen und Progesteron zu Testosteron und seinen Vorstufen. Letztere werden im weiblichen Körper quasi nicht mehr in Schach gehalten. Als Folge können typisch männlich besetzte Charakterattribute durchschlagen: ein neues Selbstbewusstsein, Durchsetzungskraft, Aggression und verstärkte Libido. Das klingt alles sehr nach Geschlechterklischee, ist aber eine medizinische Tatsache. Das männlichere Verhaltensmuster ist nun direkter und weniger harmoniebedürftig. Ob man das generell als eher positiv oder negativ bewertet, ist eine Frage der persönlichen Einstellung und der Grenzen. Kein Mensch, ob Mann oder Frau, sollte mit seinem Verhalten Grenzen bei anderen überschreiten dürfen. Ansonsten gibt es keinen Grund, warum nicht auch Frauen wütend werden und »auf den Putz hauen« dürfen. Selbstverständlich sollte das Ziel darin bestehen, unseren Teil dazu beizutragen, dass Konflikte friedlich ausgetragen werden, im kleinen Rahmen wie in der Beziehung und Familie als auch in großem Rahmen wie in unserer Gesellschaft.

Dennoch kann Wut, die sich in den Wechseljahren ihren Weg sucht, im positiven Sinne dazu beitragen, sich selbst zu spüren, innere Spannungen abzubauen und bestehende Verhältnisse zu verändern. Beispielsweise wurden die Suffragetten als »wütende Frauen« berühmt, die in England für das Frauenwahlrecht auf die Straße gingen. Heute leben wir die Veränderung, die diese Frauen mit ihrer Wut damals angestoßen haben. Die Voraussetzung besteht wie gesagt immer darin, dass niemand durch die eigene Wut zu Schaden kommt.

Evolutionsbiologisch schützte die nach außen hin erkennbare Wut sehr wahrscheinlich vor einer Eskalation der Gewalt. Wer wütend ist, sieht auch so aus: Durch die Stresshormone Noradrenalin und Adrenalin steigen Blutdruck sowie Herz- und Atemfrequenz. Man spannt seine Muskeln an – auch die im Gesicht, und das verleiht eine unfreundliche Mimik. Damit schüchtert man sein Gegenüber ein, bestenfalls zieht es sich dann kampflos zurück.

Menschen, die ihre Wut nicht rauslassen, sondern auf sich selbst projizieren, können depressiv werden. Jemand, der überzeugt davon ist, dass er sich nicht wehren kann, erlebt sich als machtlos und verzweifelt. Die Stresshormone, die das Unterdrücken der Wut erzeugen, können unter anderem zu Bluthochdruck, Bruxismus (unbewusstes nächtliches Zähneknirschen), chronischen Rückenschmerzen, Magendrücken, Herzrhythmusstörungen sowie Haut- und Verdauungsproblemen führen. Bei Suchterkrankungen wie die Alkoholkrankheit oder Essstörungen leiden die Betroffenen ebenfalls häufig unter einer unterdrückten Wut.

Welche Ursache es für unterdrückte oder angestaute Wut gibt, ist individuell. Frauen in den Wechseljahren begründen ihre Wut beispielsweise mit dem Gender-Pay-Gap, den schlechteren Karrierechancen aufgrund von Doppelbelastung, dem Ungleichgewicht in der Verteilung der häuslichen Pflichten und Aufgaben, dem Bewusstwerden über verpasste Chancen, dem Älterwerden und Schwinden der weiblichen Jugend, den zugenommenen Kilos, dem eventuell egoistischen Verhalten des Partners und dem Verlassenwerden für eine jüngere Partnerin. Ja, auch hier hält das Leben viele Klischees für menopausale Frauen bereit. Frauen realisieren, dass sie nicht gut aufgestellt sind, weder familiär noch beruflich noch existenziell. Doch gerade heutzutage in Zeiten von Personalmangel in fast jeder Branche gibt es viele Chancen und Angebote für Frauen, wieder in ihren Beruf oder einen anderen einzusteigen, wenn man das möchte. Es ist also keineswegs zu spät, im Gegenteil.

Die Wut auf die große Leere, die existenzielle Frage oder auch die nach einer befriedigenden, sinnvollen Aufgabe, darf sich in Kreativität entladen. *Wie kann Geld verdient werden, um sich noch einen Traum zu erfüllen, vielleicht ein eigenes Geschäft zu gründen oder eine Traumreise zu planen? Wer will einen noch – in diesem Alter?* Plötzlich wird alles in Bezug auf die Zeit gesetzt, die Menge der vergangenen Jahre im Vergleich zur Zukunft. Die vergangene Zeit wird bedauert, es wird verglichen, warum andere Menschen vermeintlich besser aufgestellt sind, und Vergleiche machen immer traurig und vor allem wütend.

Die Beschäftigung mit der eigenen Wut ist im präventiven Sinn wichtig, um zu verhindern, dass sie sich gegen einen selbst richtet. Denn wie gesagt, negative Gefühle können krank machen. Wut ist ein Gefühl, das entsteht, wenn man sich persönlich angegriffen, herabgesetzt oder respektlos behandelt fühlt. Natürlich gibt es übergriffiges, respektloses Verhalten anderer. Das ist auch nicht zu tolerieren. Löst dieses aber ein übermäßig starkes Wutgefühl aus und sind es nicht nur Menschen, sondern auch das schlechte Wetter, die unpünktliche Bahn oder der Stau, was einen wütend macht, dann hat das oft mit dem eigenen mangelnden Selbstwertgefühl zu tun.

Werden immer wieder eigene Erwartungen zum Beispiel an den Partner oder die Partnerin nicht erfüllt, dann sollte man die eigenen Erwartungen einem Realitätscheck unterziehen. *Ist es realistisch und berechtigt, was ich erwarte? Oder ist mein Anspruch zu hoch, zu unfair, zu egoistisch?* Eine ehrliche Betrachtung kann einer zerstörerischen Wut den Boden entziehen und dann das Gegenteil bewirken. Wut kann nämlich durchaus hilfreich sein. Wut kann Energie freisetzen, um Aufgaben zu stemmen, sich aus schwierigen, vielleicht sogar lebensbedrohlichen Situationen zu befreien und Vorhaben in die Tat umzusetzen. Wut kann eigene, unterdrückte Bedürfnisse hinausschleudern, wie Magma aus einem explodierenden Vulkan. Diese Energie kann genutzt und in Aktivität umgesetzt werden. Dadurch lösen sich Gefühle wie Machtlosigkeit und Angst vor Kontrollverlust auf, die häufig mit Wut vergesellschaftet sind. In diesem Sinne kann Wut auch ein Katalysator sein, um sich selbst zu spüren und zu seiner eigenen Stärke zurückzufinden.

MEIN TIPP: WUT LENKEN

Wut kann durch Atmen und Achtsamkeit gelenkt werden. Das ist insbesondere dann wichtig, wenn der Wut vor allem Enttäuschung zugrunde liegt. Die Enttäuschung wird berechtigt sein. Umso heilender ist es, sich oder anderen zu verzeihen. Es wäre wünschenswert, auch einem

Menschen verzeihen zu können, der einem schweres persönliches Leid zugefügt hat. Wenn dies nicht möglich ist, muss auch nicht verziehen werden. Das Verzeihen mindert nicht die Schwere der Tat und bei einer Straftat muss die Täterin oder der Täter zur Rechenschaft gezogen werden. Das Verzeihen ist aber wichtig für einen selbst, um weitergehen zu können. Ohnmächtige Wut nach Missbrauch, Trauma und Trauer sollte immer professionell begleitet und behandelt werden durch eine erfahrene Psychologin oder einen Psychotherapeuten.

MEIN TIPP: WUT SYMBOLISCH LOSLASSEN

Symbolische Handlungen können helfen, Enttäuschungen und Verletzungen loszulassen. Hier ein paar Inspirationen:

- **Wut anerkennen.** Schreiben Sie einen Brief an sich selbst mit viel Verständnis für das eigene Gefühl. Das gelingt, indem Sie schauen, welche Funktion die Wut hat. Vielleicht soll die Wut Sie schützen. Vielleicht soll Ihnen die Wut die Augen öffnen. Erkennen Sie das Gefühl an.
- **Wut loslassen.** Schreiben Sie das negative, wütende Gefühl und den Grund dafür auf einen Zettel und verbrennen Sie diesen.
- **Wut umwandeln.** Lenken Sie den Fokus auf die positiven Folgen der Wut und schreiben Sie diese auf. Vielleicht können Sie das Gefühl der Wut so in Dankbarkeit überführen.

Aus der Hirnforschung wissen wir, dass das Gehirn während des ganzen Lebens eine lebendige, flexible Struktur ist. Nervenbahnenverknüpfungen können in einem gesunden Gehirn jederzeit neu gebildet werden. Das geschieht auch in Bezug auf Erinnerungen und das Reflektieren der Vergangenheit. Die Wissenschaftlerin Monisha Pasupathi, Psychologin an der Universität von Utah, forscht seit 20 Jahren zu dem Thema Erinnerungen. Sie hat beobachtet, wie hilfreich das Erzählen von Erinnerungen etwa in einer Gruppe ist. Brüche, Schicksalsschläge, berührende

Situationen, Misserfolge, große Emotionen – betrachtet man auch die weniger guten Lebensphasen in der Gesamtschau, dann erschließen sich oft größere Zusammenhänge. Menschen erkennen oft sogar einen Sinn in den persönlichen Schicksalsschlägen und kommen später zu dem Ergebnis, dass sie ziemlich viel ziemlich gut gemeistert haben.

Die klinische Psychologin Maggie Schauer, Professorin an der Universität Konstanz, hat mit ihrem Team eine Therapieform entwickelt, die sich *Narrative Expositionstherapie* nennt. Mit professioneller Begleitung erinnern sich ihre Klientinnen und Klienten Schritt für Schritt entlang ihrer Lebenslinie an wichtige Situationen. Unterschieden wird zwischen Erinnerungen, die mit starken Emotionen und Empfindungen wie Geräuschen, Gerüchen und anderen körperlichen Reaktionen verbunden sind, und rein rationalen Erinnerungen. Indem man sich explizit erinnert, wird das Erlebte eingeordnet. Manches, das einem schwierig oder dramatisch erschien, erhält einen anderen Wert. Man kann zum Beispiel zu dem Ergebnis kommen, dass die traurige Scheidung wichtig war, weil man erst dadurch in seine eigene Kraft gekommen ist oder bereit war für die neue große Liebe.

Viele Frauen erkennen genau hierin, in der Akzeptanz der Vergangenheit und Umwandlung vermeintlich negativer Gefühle in etwas Positives das wahre Transformationspotenzial der Wechseljahre. Indem sie ihre Wut loslassen, vergangene Erfahrungen einordnen und mit Zuversicht in die Zukunft blicken, öffnen sie sich für einen neuen Lebensabschnitt voller Möglichkeiten und innerer Stärke.

Nun kommen wir zum letzten Kapitel dieses Buches. Angesichts der vielen wünschenswerten kostbaren, glücklichen Jahre, die noch kommen, ist es essenziell, für sich selbst gut zu sorgen, positiv zu bleiben und gefährliche Krankheiten frühestmöglich zu erkennen. Deshalb behandelt das letzte Kapitel diese Themen.

10

VORSORGE FÜR GESUNDHEIT, SCHÖNHEIT UND GLÜCK

Resiliente Menschen überstehen schwere Momente im Leben, ohne an diesen zu zerbrechen. Resilienz kann erlernt werden, ebenso wie Selbstfürsorge. Beides erleichtert das Weitergehen durch die Wechseljahre und darüber hinaus. Frauen haben heute eine so hohe Lebenserwartung wie nie zuvor in der Menschheitsgeschichte. Welch schönere Motivation kann es geben, um die vielen kostenlosen Vorsorgeuntersuchungen unseres Gesundheitssystems in Anspruch zu nehmen und gesundheitlich gut aufgestellt zu sein?!

Wer möchte nicht fit und mobil, schmerzfrei und gesund sein, und das im besten Fall auch bleiben? Wir haben in Deutschland ein Gesundheitssystem, das den Schwerpunkt auf die Behandlung von Krankheiten legt. Darum werden Maßnahmen unterstützt und bezahlt, durch die sich die Krankheit verbessern oder heilen lässt. Abgesehen vom Arbeitsschutz, Impfungen und den Vorsorgeangeboten gegen Tumorerkrankungen werden Maßnahmen und Medikamente zur Prävention, also zum Erhalt der Gesundheit, größtenteils nicht bezahlt. Die Krankenkassen tragen zum Beispiel die Kosten für Vitamin-D-Präparate bei Osteoporose erst dann, wenn die Diagnose gestellt wurde und es möglicherweise schon zu Knochenbrüchen gekommen ist. Man spricht dann von einer Vitamin-D-Substitution im Rahmen der Sekundärprävention, also der Verhinderung von weiteren Brüchen. Wie man an diesem Beispiel sieht, das nur eins von vielen ist, werden leider wichtige Chancen im Vorfeld zum Gesunderhalt vergeben. Ich möchte hier die Definition der WHO zitieren: »Gesundheit ist ein Zustand des vollständigen körperlichen, geistigen und sozialen Wohlergehens und nicht nur das Fehlen von Krankheit oder Gebrechen.«

Rufen wir uns noch einmal ins Bewusstsein: Wenn die Hormonspiegel schwanken und erste Wechseljahressymptome auftreten, haben Frauen heute noch eine durchschnittliche Lebenserwartung von 35 bis 40 Jahren. Das ist kein Sprint, sondern ein Marathon. Bleiben wir bei diesem Bild, dann kann man seine Gesundheit trainieren, um es gut bis ins Ziel zu schaffen: Man kann die Muskeln stärken durch regelmäßige Bewegung, man kann sich vor dem Wettkampf herzgesund ernähren und während der Strecke Elektrolyte trinken gegen Muskelkrämpfe. Alles das wäre Prävention, denn läuft man einen Marathon ohne vorbereitendes Training, dann ist es wahrscheinlich, dass Muskelkrämpfe auftreten, Herz und Lunge beim Tempo nicht mithalten und jeder Kilometer zur Qual wird. Die Chance, es dann gut und frohen Mutes bis ins Ziel zu schaffen, ist nicht sehr hoch.

In diesem Kapitel geht es nicht um ein taffes Sportprogramm oder eine entbehrungsreiche Diät für den Marathon des Lebens, sondern um gesunde Selbstfürsorge. *Was braucht man? Was tut einem gut? Was raubt Energie? Und wo bekommt man Unterstützung?* Ich gehe auch auf das Thema Resilienz ein, dem Geheimnis der inneren Stärke.

SELFCARE

Selfcare ist das englische Wort für Selbstfürsorge. Darunter versteht man, dass jemand die eigenen Bedürfnisse ernst nimmt. Sich um sich selbst zu kümmern, dafür Sorge zu tragen, dass es einem körperlich und psychisch gut geht, indem man unter anderem gesunde Grenzen setzt, ist kein Egoismus. Was Selfcare für Sie persönlich heißt, ist individuell. Selfcare ist immer ein gesunder Umgang mit sich selbst. Das impliziert, dass man sich mit seinen Stärken und Schwächen annehmen kann, denn gerade Frauen sind selbstkritisch, jede kennt Glaubenssätze wie: »Das schaff ich nie. Ich bin nicht perfekt. Ich bin nicht gut genug. Ich bin nicht schön genug.« Diese oft seit der Kindheit tief verinnerlichten Abwertungen führen dazu, dass Frauen oft unbewusst (zu) hohe Anforderungen an sich selbst und auch an andere stellen. Das führt zu einer innerlichen Zerrissenheit zwischen dem Bild, das für die anderen erzeugt und aufrechterhalten wird, und dem Bedürfnis, sein wahres Ich zeigen zu können. Es führt möglicherweise auch zu dem Gefühl, in sich selbst gefangen zu sein. Das erzeugt einen inneren Groll, manchmal sogar Selbsthass. Man fühlt sich nicht würdig, geliebt zu werden, so wie man ist. Zur Selbstfürsorge gehört es, milde mit sich selbst zu sein und sich das eigene Glücklichsein zu erlauben, egal, was die anderen über einen denken. Natürlich ist das leichter gesagt als getan.

Ein Anfang besteht darin, gesunde Grenzen zu setzen und Energieräuber auszuschalten. Energieräuber sind nicht nur Tätigkeiten, sondern auch Personen, mitunter sogar Freundinnen. In den letzten Jahren hat sich der Begriff *toxische Beziehungen* ausgeweitet, man versteht heute darunter nicht nur eine schädliche Zweierbeziehung mit dem Partner oder der Partnerin, sondern auch andere ungesunde Beziehungen. Gerade im persönlichen Umfeld ist man oft bereit, grenzüberschreitendes Verhalten und Respektlosigkeit hinzunehmen. Innerhalb von Familien herrschen rüde Umgangsformen, möglicherweise einfach deshalb, weil sie sich über die Jahre etabliert haben. Bei all dem, was man im Alltag um die Ohren hat, ist es oft weniger mühsam, nicht jedes Fass aufzumachen und nicht um jeden respektvollen Satz zu kämpfen. Aber in hormonellen Umbruchzeiten wie den Wechseljahren wird man als Frau empfindsamer. Als würden einem die Augen geöffnet, registriert man plötzlich das Verhalten seiner Umgebung. Zur Empfindsamkeit gehört auch ein größeres Maß an Enttäuschung. Betrachten wir zunächst die wichtige Fähigkeit, zu lernen, Grenzen zu setzen. Diese sind nicht nur im Berufsalltag wichtig zur Stressprävention, sondern auch im Privatleben.

Überstunden müssen manchmal sein, zum Beispiel weil eine Kollegin erkrankt ist. Werden sie zur Selbstverständlichkeit oder zur täglichen Gewohnheit in dem Sinne, dass die gleiche Menge Arbeit nur noch auf weniger Schultern verteilt wird, dann erhöht sich die Gefahr für die anderen Mitarbeiter und Mitarbeiterinnen, über kurz oder lang auszubrennen. Manchen Vorgesetzten ist das egal; aus ärztlicher und humaner Sicht muss man eine Warnung aussprechen.

Gerät man in eine Mobbingsituation, dann sollte man sich neutrale Hilfe holen. Das ist wichtig, um nicht in der Opferrolle steckenzubleiben und um das Mobbing im Sinne der Selbstermächtigung aktiv zu beenden. Generell sollte man emotional anspruchsvolle, übergriffige und belastende Situationen identifizieren. Oft ist man über viele Jahre so sehr daran gewöhnt, sich nicht gesund abzugrenzen, dass das Gefühl dafür, was noch normal ist, abhandengekommen ist. Hören Sie hier auf Ihren Körper. Zeichen der Überforderung sind etwa Bauch- oder Kopfschmerzen nach langen Telefonaten mit »guten« Freundinnen, die es sehr schätzen, dass Sie immer ein offenes Ohr für ihre Probleme haben. Vielleicht haben Sie auch schon bemerkt, dass es umgekehrt nicht so ist und dass es kein Interesse oder Verständnis für Ihre Themen gibt.

Freundschaften und soziale Kontakte sind unersetzlich, das ist keine Frage. Aber auch in dieser Hinsicht darf man Grenzen setzen. Eine Methode, die eigenen Kapazitäten zu schützen, besteht darin, die Telefonate oder Kontakte zeitlich zu beschränken. Viele Frauen berichten, dass es ihnen besser geht, sie wieder zu Kräften kommen und sie auch psychisch ausgeglichener sind, wenn sie sich abgrenzen. Dazu gehört es, das kraftvolle Wort »Nein« aktiv zu gebrauchen. Das muss nicht brüsk geschehen; es gelingt auch, ohne den anderen vor den Kopf zu stoßen. Man braucht hier keine Notlügen oder Ausreden zu bemühen, sondern kann ehrlich sagen: »Es passt mir heute nicht, gerne ein anderes Mal.« Oder: »Ich brauche gerade Zeit für mich, ich habe etwas anderes vor.« Das braucht gewiss ein wenig Übung, vor allem, wenn man lange Zeit selbstverständlich für andere da gewesen ist. Diese schöne Charaktereigenschaft sollte man sich bewahren, aber eben mit seinen Kräften haushalten.

Fragen Sie sich: Habe ich genügend Energie übrig oder benötige ich meine Kraft gerade selbst, weil das Absinken der Hormone seinen

Tribut fordert? Es macht auch Sinn, zu beobachten, ob man sich immer als Erste meldet, wenn im Kollegium etwas organisiert werden muss. Zur Selbstfürsorge gehört es, nicht immer selbstverständlich bereitzustehen, sondern nur dann, wenn man wirklich Kapazitäten frei hat.

Als Raum und Ort des Rückzugs gilt das Refugium. Das kann eine Ecke in der Wohnung sein oder ein Raum im Haus, aber auch ein Ort wie eine Stelle im Park. Manche Frauen haben einen Sehnsuchtsort, an den sie reisen und Kraft schöpfen. Andere Frauen konzentrieren sich auf die innere Stille, wenn alles um sie herum zu viel wird. Der physische Rückzug, um Ruhe zu finden, um zu lesen, zu meditieren oder einfach nur ein paar Minuten oder Stunden abschalten zu können, gehört ebenfalls in die Kategorie Selbstfürsorge.

RESILIENZ

Im Zusammenhang mit dem Wort Resilienz spricht man auch vom »seelischen Immunsystem« oder vom »Geheimnis der inneren Stärke«. Resiliente Menschen lassen sich weniger von Misserfolg, Ablehnung oder Kritik verunsichern. Sie besitzen Vertrauen in ihre eigenen Fähigkeiten. Sie sind nicht passiv, sondern handeln und gestalten ihren Alltag aktiv. Man bezeichnet diese Menschen auch als Stehaufmännchen – oder sagen wir *Stehauffrauen*. Warum aber bleiben manche Personen am Boden liegen und anderen gelingt das Aufstehen?

Die psychische Widerstandskraft gegenüber Belastungen und traumatischen Erlebnissen ist von Mensch zu Mensch unterschiedlich stark ausgeprägt. Oft liest man, resiliente Menschen seien körperlich und seelisch gesund. Das ist vermessen und greift sicherlich zu kurz, vor allem dann, wenn in Ratgebern für Führungskräfte die Resilienz als das Nonplusultra in der Auswahl von fähigen Mitarbeiterinnen und Mitarbeitern genannt wird. Die menschliche Psyche ist kompliziert, und darum ist auch die Antwort, was eine resiliente Psyche ausmacht, vielschichtig. Resilienz ist ein komplexer psychischer Mechanismus, der wissenschaftlich noch nicht vollständig aufgeklärt ist. Viele einzelne Faktoren sind bestimmend. Studien zeigen, dass trotz belastender Umstände resiliente Menschen ihre psychische Gesundheit aufrechterhalten können oder nach einem Trauma keine schweren psychischen Schäden davontragen. Die gleiche Situation, etwa ein Zugunglück, kann bei einer Person eine chronische Angststörung und Depression auslösen, bei der anderen Person Dankbarkeit, überlebt zu haben, und in der Folge eine positive Einstellung zum Leben.

Zum Thema Resilienz gibt es eine berühmte Langzeitstudie. Die amerikanische Psychologin Emmy Werner begleitete über 30 Jahre lang den Lebensweg von 700 Kindern aus Hawaii. Die Kinder wurden in nicht privilegierte Verhältnisse hineingeboren, sie hungerten, wurden vernachlässigt oder misshandelt. Ein Drittel der Kinder wurde als Erwachsene selbst verhaltensauffällig und brach die Schule ab. Viele von ihnen wurden alkoholkrank. Ein Drittel der Kinder konnte aber sein Schicksal wenden. Es gelang ein anderes Leben, ohne Verhaltensauffälligkeiten, ohne Drogen und Alkohol. Einige der Kinder aus dieser Gruppe studierten. Was machte den Unterschied? Im Leben dieser Kinder, die nicht verhaltensauffällig oder psychisch krank wurden, gab es zumindest einen Menschen, dem sie vertrauen konnten und der sie förderte. Es war nicht entscheidend, ob diese Person aus der eigenen Familie stammte oder ein Verwandter, ein Lehrer oder jemand anderes war. Der- oder diejenige gab den Kindern das Gefühl der Wertschätzung.

Man weiß heute, dass eine verlässliche Bezugsperson in der Kindheit und bestenfalls ein verlässliches soziales Umfeld die Weichen dafür stellen, als erwachsener Mensch über ein gewisses Maß an psychischer Widerstandsfähigkeit zu verfügen. Darum geht die Wissenschaft heute davon aus, dass Resilienz keine angeborene Eigenschaft ist, sondern im Laufe des Lebens entwickelt oder erlernt wird.

Aus Beobachtungen weiß man, dass resiliente Menschen in oder nach schweren Lebenskrisen aktiv sind. Sie handeln. Man nennt dies auch Selbstwirksamkeitserwartung. Darunter versteht man die

Überzeugung, dass man aus eigener Kraft sein Leben verändern kann. Man vertraut seinen Fähigkeiten. Resiliente Menschen suchen nicht nach einem Schuldigen, den sie verantwortlich machen für ihr Unglück. Sie werden nicht zum Opfer und lassen sich durch das Erlebte, so schlimm es auch gewesen sein mag, nicht ausbremsen und lähmen. Es ist wichtig, ob man in einer schweren Situation sozial aufgefangen wird; ebenso wichtig ist allerdings die Einsicht, Hilfe annehmen zu können.

Laut Professor Klaus Lieb, Co-Direktor am Deutschen Resilienz-Zentrum der Universität Mainz, gibt es circa 100 Faktoren, die die Resilienz beeinflussen. Unter anderem setzen sich resiliente Menschen Ziele. Sie verfolgen diese, grübeln weniger und sind generell optimistisch. Psychologinnen und Psychologen sehen Fragebögen zur individuellen Resilienzbestimmung, wie sie manchmal in Zeitschriften abgedruckt werden, kritisch, denn diese Fähigkeit macht sich erst bemerkbar, wenn man tatsächlich eine traumatische Situation durchlebt, die eigene Psyche sich also zeigen und »beweisen« muss.

Man kann aber Resilienz trainieren und Optimismus und Selbstwirksamkeit stärken und beeinflussen, unter anderem durch Stressreduktion oder indem man entscheidet, wen man in seiner Nähe haben möchte und in welchem sozialen Umfeld man sich bewegt. Zumindest bis zu einem gewissen Grad ist das möglich. Es bewirkt, dass man ausgeglichener ist und mit negativen Ereignissen und Nachrichten besser umgehen kann.

Die American Psychological Association (APA) hat einen Zehnpunkteplan für das Stärken von Resilienz entwickelt:

1. **Netzwerke bilden und gegenseitige Unterstützung fördern.** Wenn man weiß, auf wen man sich im Notfall verlassen kann (Familie, Freunde, Kollegen, Nachbarn, Geschwister), lebt man grundsätzlich entspannter.
2. **Veränderungen als zum Leben dazugehörend betrachten.** Es ist wichtig, Wandel zu akzeptieren und darin Chancen zu sehen nach dem Motto: Geht eine Tür zu, gehen andere Türen auf.
3. **Krisen als vorübergehende Phasen ansehen.** Man kann darauf vertrauen, dass nach einem Tief wieder ein Hoch kommt.

4. **Realistische Ziele Schritt für Schritt verfolgen.** Die meisten scheitern an unrealistischen Zielen und sehen sich dann als Opfer. Man sollte sich immer fragen: Was kann ich heute tun, um meinem Ziel näher zu kommen?
5. **Selbst aktiv sein und klare Entscheidungen treffen.** Man sollte vor Problemen nicht fliehen, sondern überlegen, wie man diese lösen kann.
6. **Selbstreflexion betreiben.** Indem man sich nach einem Misserfolg fragt, was man daraus für das zukünftige Handeln gelernt hat, macht man nicht Andere für die eigenen Probleme verantwortlich. Dadurch kann man gestärkt aus einer Krise hervorgehen.
7. **Positive Selbstwahrnehmung fördern.** Probleme kann man selbst lösen, vor allem, indem man sie richtig einordnet.
8. **Öfter auf das Bauchgefühl hören.** Ängste, Zweifel oder Wut dürfen zugelassen und reflektiert werden. Gefühle sollten jedoch nicht vorrangig das eigene Verhalten bestimmen.
9. **Optimistisch werden oder bleiben.** Es lebt sich besser, wenn das Glas halb voll ist als ständig halb leer. Das ist Ansichtssache und kann trainiert werden.
10. **Selbstfürsorge betreiben.** Viele Dinge können bis morgen warten und müssen nicht sofort erledigt werden. Machen Sie jeden Abend eine Prioritätenliste für den nächsten Tag.

Wenn man Resilienz in entspannteren Zeiten trainiert, kann dies helfen, zukünftig schwere Situationen besser zu bewältigen. Denn es wurde auch beobachtet, dass resiliente Menschen in schwierigen Situationen weniger festgefahren sind. Sie handeln flexibler und scheinen sich besser an neue Lebenssituationen anpassen zu können. Leben ist Wandel, Wechseljahre sind eine Zeit des Wandels – ich denke, auch dafür können die Tipps der American Psychological Association zur Stärkung der eigenen Resilienz hilfreich sein. Ich möchte Ihnen auch die Erkenntnisse aus der positiven Psychologie nicht vorenthalten. Hintergrund ist der, dass die Aufmerksamkeit in Forschung und Praxis in der Psychologie auf dem Negativen liegt, so gab es bis 2011 in der Literatur circa 46 000 Artikel über Depression und nur etwa 400 über Freude.

Die positive Psychologie besteht als junger Forschungszweig seit Ende der 1990er-Jahre und hat sich innerhalb der Psychologie die Aufgabe gestellt, die Aufmerksamkeit in der Forschung auf das Positive zu lenken und die Fragen nach dem »guten Leben« und der Lebenszufriedenheit in den Vordergrund zu stellen. *Was macht das Leben am meisten lebenswert und wie kann man die Antworten darauf mitsamt Maßnahmen in sein Leben integrieren?*

Nun würde man sagen, es ist individuell: Was den einen Menschen glücklich macht, ist auf den anderen nicht übertragbar. Dennoch sind es einige Merkmale, die von der positiven Psychologie immer wieder als Glücksunterstützer genannt werden. Dazu gehören: Neugierde, Freude am Lernen, Ehrlichkeit, Mut, Freundlichkeit, die Fähigkeit zu lieben und sich lieben zu lassen, Teamwork, Demut, Dankbarkeit, Humor und Spiritualität.

VORSORGEANGEBOTE

Es wird nun zum Schluss bewusst noch einmal medizinisch, denn durch wichtige Vorsorgeuntersuchungen ab dem 50. Lebensjahr kann es gelingen, gefährliche Krankheiten abzuwehren, die das Lebensgefühl erheblich beeinträchtigen. Rufen wir uns noch einmal das Bild von der Marathonläuferin ins Gedächtnis, dann entsprechen die Vorsorgeuntersuchungen dem vorbereitenden Training, ehe man sich auf die lange (Lebens-)Strecke begibt, die noch vor einem liegt.

Gesetzlich Versicherten ab 35 Jahren steht alle drei Jahre ein Gesundheits-Check-up in der Hausarztpraxis zu. Im Rahmen der Untersuchung werden Blut, Urin, Herz, Leber, Schilddrüse sowie die Cholesterin- und Zuckerwerte überprüft. Es werden ein EKG (Elektrokardiogramm) und eventuell eine Lungenfunktionsprüfung sowie ein Hautkrebsscreening durchgeführt. Männer ab 50 Jahren und

Frauen ab 55 Jahren können sich präventiv auf Darmkrebs untersuchen lassen. Frauen steht zudem der jährliche gynäkologische Vorsorgecheck zur Verfügung. Folgende zusätzliche Vorsorgeangebote der Krankenkassen gibt es:

Weibliche Brust

Seit 2009 erhalten Frauen zwischen 50 und 69 Jahren alle zwei Jahre automatisch eine Einladung zum Mammografie-Screening. Zugrunde liegen die Einwohnermeldedaten. Die Altersgrenze wurde erst kürzlich angehoben, sodass sich seit Mitte 2024 auch Frauen zwischen 70 und 75 Jahren zur Mammografie anmelden können, sie müssen den Termin nur selbst vereinbaren. Die Kosten werden von den gesetzlichen Krankenkassen übernommen, die Teilnahme am Screening ist freiwillig.

Eine Screening-Mammografie hat wie jede medizinische Maßnahme Vor- und Nachteile. Je besser man informiert ist, desto besser kann man eine Entscheidung fällen. Die Mehrzahl der Fachleute geht davon aus, dass die Mammografie für Frauen mehr Vorteile als Nachteile hat. Dies unterstützen Daten auch aus anderen Ländern wie Holland, England oder Schweden, die schon länger das Programm anbieten. Der Hauptvorteil: Durch die Mammografie kann Brustkrebs früher erkannt werden als bei Frauen, die nicht daran teilnehmen. Bei einem früher erkannten Tumor kann meist schonender therapiert werden, die Brust kann fast immer erhalten bleiben. Natürlich machen verdächtige Befunde erst einmal Angst, und viele Verdachtsfälle stellen sich als unbegründet heraus. Jeder Verdachtsfall wird mit einer Probebiopsie überprüft. Bei falschem Alarm sind dann diese Probeentnahme und die Sorge unnötig gewesen.

Auf der anderen Seite und obwohl die Mammografie eine gründliche Methode ist, können trotzdem Tumoren übersehen werden. Der Tumor kann sich unter anderem in dem Zeitraum zwischen zwei Untersuchungen, also innerhalb von zwei Jahren, entwickeln. Es ist darum wichtig, dass man regelmäßig seine Brust selbst untersucht und zur Gynäkologin geht, wenn man etwas tastet oder einem etwas am Brustgewebe auffällt.

Bei der Mammografie kann eventuell ein Tumor in einem unheilbaren Stadium entdeckt werden – dann hat man keinen Vorteil von der frühen Diagnose. Im anderen Fall geht man davon aus, dass ein Teil der in der Mammografie entdeckten Tumoren sich erst über Jahrzehnte zu einem Krebs entwickelt hätte, also sehr langsam wächst. Die eigentlich gesunden Frauen hätten aufgrund ihres Alters die Erkrankung nicht mehr erlebt, werden aber jetzt zu Brustkrebspatientinnen. Man spricht dann von Überdiagnosen, das heißt, der Tumor wäre nicht so schnell gewachsen, dass er vor dem Tod der Patientin jemals auffällig geworden wäre. Da man aber nicht weiß, wie sich ein Tumor entwickelt, also ob er schnell oder langsam wächst, sind sich die Fachleute darin einig, dass besser ein Krebsfall zu viel entdeckt und im Zweifel die Frau gerettet wird, als dass ein Tumor zu wenig entdeckt wird.

Das Screening gilt als Standard zur Brustkrebsfrüherkennung, es ist eine Röntgenuntersuchung mit Strahlenbelastung. Die Strahlenbelastung wird allerdings sehr gering gehalten, unter anderem durch das schmerzhafte Zusammendrücken der Brust.

Zusätzlich, alternativ und vor allem für Frauen unter 50 Jahren gibt es Ultraschalluntersuchungen der Brust in der gynäkologischen Praxis und das taktile Abtasten durch sehbehinderte Frauen. Der Ultraschall ist eine sogenannte IGeL-Leistung und muss selbst bezahlt werden. In einigen Städten tasten sehbehinderte Frauen, die speziell in der Brustkrebsfrüherkennung ausgebildet sind, die Brüste ab. Die Organisation nennt sich »discovering hands«. Einige Krankenkassen übernehmen die Kosten.

Der Vorteil dieser Methoden besteht in der Vermeidung der Strahlenbelastung, der Nachteil darin, dass Mikrokalk, der auf eine Brustkrebsvorstufe hinweisen kann, gering ist und nur in der Mammografie erkannt werden kann.

Gebärmutter

Seit 2020 gibt es das Screening auf Gebärmutterhalskrebs. Frauen ab 35 Jahren können alle drei Jahre einen Test auf Humane Papillomviren (HPV) wahrnehmen. Dieser Test wird mit einem Abstrich vom Gebärmutterhals (Pap-Abstrich) kombiniert, um auch dort Zellveränderungen auszuschließen. HPV sind eine Virusgruppe aus mehr als 200 Typen, von denen 14 Arten nachweislich krebsauslösend sein können. Gesetzlich versicherte Frauen erhalten von 20 bis 65 Jahren alle fünf Jahre eine schriftliche Aufforderung zu dieser Vorsorgeuntersuchung im Rahmen der Früherkennung. Es gibt aber keine Altersbegrenzung dieser Untersuchung, darum sollten sie auch Frauen über 65 Jahren in Anspruch nehmen. Man sollte aber nicht bis zur nächsten Untersuchung warten, sondern sofort zur Gynäkologin gehen, wenn ungewöhnliche oder erneute Blutungen, Schmierblutungen, Ausfluss und Schmerzen im Unterleib auftreten.

Darm

Bei Männern und Frauen ist Darmkrebs die dritthäufigste Todesursache. (An erster Stelle stehen Herz-Kreislauf-Erkrankungen, auf Platz 2 finden sich Brust- und Prostatakrebs.) Durch eine frühzeitige Erkennung kann Darmkrebs sogar verhindert werden. Alle Krankenkassen zahlen die Früherkennung ab 50 Jahren: Einmal im Jahr ist hier ein Test auf verstecktes Blut im Stuhl vorgesehen, bei Männern ab 50 Jahren und Frauen ab 55 Jahren alle zehn Jahre eine Darmspiegelung (insgesamt zweimal). Wenn keine Darmspiegelung erfolgt, dann kann alle zwei Jahre eine Stuhluntersuchung stattfinden.

Eine Koloskopie, also eine endoskopische Untersuchung des Darms, muss einem nicht peinlich sein. Man erhält eine Kurznarkose, sodass man von der Untersuchung nichts mitbekommt und sich wundert, dass sie schon vorbei ist, wenn man aufwacht. Unangenehm ist allein die Vorbereitung. Zur vollständigen Entleerung des Darms muss man am Vortag abführen, also den Darm leeren, damit der Untersucher freien Blick auf die Darmschleimhaut und die Darmwand hat. Dafür trinkt man eine salzhaltige Lösung; das ist nicht lecker, aber wirkungsvoll. Für diese Untersuchung werben seit vielen Jahren immer wieder Prominente in Zeitschriften. Sie alle haben eine Darmspiegelung machen lassen und motivieren, sich untersuchen zu lassen. Denn bei einer Darmspiegelung können Darmpolypen als mögliche Krebsvorstufen entfernt werden.

Herz-Kreislauf

Östrogene wirken auf Gefäße und Herz schützend, man spricht von Östrogenen als Gefäßputzer (s. Seite 65). Fehlen Östrogene nach der Menopause, dann nehmen Herz-Kreislauf- Erkrankungen bei Frauen ab circa 60 Jahren dramatisch zu. Das Tückische ist, dass eine chronische Hypertonie, also ein Bluthochdruck, eine stille Erkrankung ist, das heißt, man kann schon zehn Jahre lang unter erhöhten Blutdruckwerten leiden, ohne es zu wissen. Chronischer Bluthochdruck zerstört aber die Gefäße und belastet das Herz.

Ab 50 Jahren sollte man darum regelmäßig seinen Blutdruck in der Apotheke oder in der Arztpraxis messen lassen. Bei erhöhten Werten über 140/80 mmHg bitte unbedingt die Ursache in der hausärztlichen Praxis abklären lassen. Man geht heute davon aus, dass der Arteriosklerose ein Entzündungsgeschehen zugrunde liegt, unter anderem durch *Silent Inflammation* (s. Seite 215). Es macht daher Sinn, schon in den Wechseljahren auf eine antientzündliche Ernährung umzustellen: Pflanzliche Öle statt Butter schmieren die Gefäße, viel Gemüse statt Zucker senkt das Entzündungsrisiko. Grundsätzlich sollte tierisches Protein wie in Butter, Milchprodukten, Aufschnitt und Fleisch durch pflanzliches Protein wie in Leinsamen, Hülsenfrüchten und Vollkornprodukten ersetzt werden. Das muss nicht radikal von heute auf morgen geschehen, sondern kann nach und nach vonstattengehen. Der gute Nebeneffekt: Eine antientzündliche Ernährung beeinflusst so gut wie alle Wechseljahresbeschwerden positiv.

Osteoporose

In Deutschland sind mehr als fünf Millionen Menschen an Osteoporose erkrankt, die Dunkelziffer soll höher sein (s. Seite 65). Obwohl auch Männer erkranken, gilt die Osteoporose als Frauenkrankheit; fast die Hälfte der Frauen über 60 Jahre ist betroffen. Ursache sind die fehlenden Östrogene nach der Menopause. Alkohol, Rauchen und Untergewicht sind weitere Risikofaktoren.

Die Krankheit verursacht lange Jahre keine Symptome wie Schmerzen und wird oft erst dann diagnostiziert, wenn ein Knochen gebrochen ist. Dafür muss es nicht zu einem schlimmen Sturz oder einer großen Gewalteinwirkung gekommen sein. Man spricht dann von Spontanfraktur oder Fragilitätsfraktur. Zeichen für Osteoporose sind darum: ein Abnehmen der Körpergröße um mehr als 4 Zentimeter in einem Jahr, ein Buckel an der Brustwirbelsäule, ein Osteoporosebäuchlein (wenn der Unterbauch plötzlich vorgewölbt ist), anhaltende Rückenschmerzen und ein unsicherer Gang.

Eine Vorsorgeuntersuchung ist die Knochendichtemessung (DXA). Bei dieser Röntgenmethode wird der Mineralsalzgehalt im Oberschenkelknochen und im Wirbelkörper gemessen. Die Krankenkassen zahlen die Untersuchung, wenn der Verdacht auf eine Osteoporose besteht. Als Untersuchungsergebnis wird das Osteoporoserisiko in gering, mittel und hoch eingestuft; entsprechend dem Grad werden Maßnahmen angeordnet. Das reicht von einer kalziumreichen Ernährung über Bewegungsprogramme und Vitamin-D-Gaben bis hin zu einer medikamentösen Therapie, um Knochenbrüchen vorzubeugen.

Demenz und Alzheimer

Meist werden die Begriffe Demenz und Alzheimer synonym benutzt. Es existieren viele Demenzformen, die Alzheimer-Erkrankung ist die häufigste Form der Demenz und bedeutet Verlust der Konzentration, der Sprache und der Erinnerung. Die Forschung hat zwölf Faktoren identifiziert, die das Risiko für eine Demenz um 40 Prozent erhöhen. Das sind: Hörminderung, niedrige schulische Bildung, Rauchen,

Depressionen, übermäßiger Alkoholkonsum, soziale Isolation, traumatische Hirnschädigungen, Feinstaubbelastung, Bluthochdruck, Bewegungsmangel, Übergewicht und Diabetes.

Auch wenn die meisten Menschen große Angst vor einer Altersdemenz haben, so sieht man, dass die meisten Risikofaktoren eine Frage des Lebensstils sind und darum beeinflussbar. Die Forschung geht tatsächlich davon aus, dass ein gesunder Lebensstil das Risiko für eine Demenz verringern kann. Die Studienlage lässt vermuten, dass eine richtige Ernährung, etwa mit Omega-3-Fettsäuren (in fettem Seefisch, Leinsamen und Vollkornprodukten) einen vorbeugenden Effekt haben kann, vor allem in Kombination mit Gedächtnistraining, Bewegung, ausreichend Schlaf und insgesamt wenig Noxen wie Nikotin und Alkohol.

Erholsamer Schlaf ist wichtig, weil die Zellen über Nacht entgiften und Stoffwechselendprodukte abgebaut werden. Für das Gehirn sollte man zweimal mindestens 20 Minuten Sport in der Woche treiben und ins Schwitzen kommen. Es hilft, das Gehirn in jeder Form herauszufordern, indem man Freunde trifft, das Haus verlässt, an Kulturveranstaltungen teilnimmt oder zum Beispiel auch eine neue Sprache lernt. Beim Tanzen verknüpfen sich ebenfalls beide Hirnhälften, darum ist dies ein guter Sport, um sein Gehirn fit zu halten.

Impfungen

Abschließend noch ein Wort zu Impfungen. Wir dürfen nicht vergessen, dass Impfungen gegen tödliche Erkrankungen wie Tetanus, Kinderlähmung, Mumps und Masern eine medizinische Errungenschaft des 20. Jahrhunderts sind, die Millionen Kindern und Erwachsenen weltweit das Leben gerettet haben. In den hausärztlichen Praxen sieht man in den letzten Jahren zunehmend schwere Fälle von Gürtelrosenerkrankungen bei Menschen über 60 Jahren. Auch schwere Lungenentzündungen sind keine Bagatellerkrankungen.

Der Gesetzgeber bietet darum Menschen ab 60 Jahren zwei Impfungen an: die Impfung gegen Gürtelrose und die Pneumokokkenimpfung gegen Lungenentzündung. Besprechen Sie Vor- und Nachteile mit Ihrem behandelnden Hausarzt oder Ihrer Hausärztin.

Im folgenden Ausblick möchte ich Sie mitnehmen wie auf einen Berg oder an den Strand. Für gewöhnlich hat man einen schönen, vielleicht sogar interessanten oder berührenden Ausblick. Am Ende eines Buches ist es ein Gedanke, der einen Blick auf die Zukunft des Themas wagt, in diesem Fall über die Wechseljahre.

EIN PAAR GEDANKEN ZUM SCHLUSS

Ich möchte die letzten Gedanken in diesem Buch mit einem Zitat der Schauspielerin Kate Winslet beginnen. Sie ist heute 48 Jahre alt. Obwohl sie schon mit 21 Jahren das erste Mal für einen Oscar nominiert wurde und seitdem für ihre Jugend und Schönheit bewundert wird, sagt sie erst heute, mehr als 25 Jahre später: »Ich genieße es, älter zu werden. Man macht sich nicht mehr so viele Sorgen über belanglose Dinge. Am meisten überrascht hat mich, dass mein Selbstvertrauen mit dem Alter kam. Ich bin mit mir selbst und meinem Leben glücklich.«

Selbstverständlich ist keine von uns Kate Winslet, aber ich finde es bedeutsam, dass eine in ihrer Jugend so berühmte und bewunderte Schauspielerin diesen Satz über sich selbst mit fast 50 Jahren sagt. Ich glaube, jede Frau darf sich ihr ganz persönliches Glück in ihren Wechseljahren erlauben und sich Gesundheit, Beschwerdefreiheit oder -linderung, psychisches Wohlbefinden, Schönheit und Unterstützung wünschen.

In diesem Buch haben Sie gesehen, wie vielfältig die Themen in den Wechseljahren sind und wie sehr die Wechseljahre eine Partnerschaft, die Sexualität, das Selbstvertrauen und auch die psychische Gesundheit beeinflussen. Zusätzlich zu den Beschwerden auf der körperlichen Ebene, ist es bedeutsam, psychische Probleme anzusprechen und sich professionelle Hilfe zu suchen, wenn man mit seinen Gefühlen nicht mehr weiterweiß und in eine Abwärtsspirale hineinzugeraten droht.

Grundsätzlich bin ich immer wieder überrascht, wie wenig Mädchen und Frauen über ihren eigenen Körper Bescheid wissen. Ich bin fest davon überzeugt, dass viele Frauen weniger unter gesundheitlichen Problemen litten, wenn sie die Zusammenhänge zwischen dem Einfluss der Hormone, aber auch die Gefahr von Stress nicht nur auf den Körper, sondern auch auf die Psyche, kennen würden. Es wäre wunderbar, wenn hier das Prinzip der Selbstwirksamkeit und in der Folge das gesunde Kümmern um sich selbst, die Selfcare, greifen würden. Es wäre wünschenswert, wenn zukünftig mehr Töchter mit ihren Müttern ins Gespräch über die Wechseljahre kämen: »Wie war das bei dir? Wie hast du diese Zeit erlebt? Was hat dir geholfen? Worüber warst du verzweifelt?«, sind nur einige der Fragen, die gestellt werden können und Mutter und Tochter einander näherbringen. Auch umgekehrt wäre es schön, wenn Mütter mit ihren Töchtern sprechen, und zwar bereits dann, wenn diese Ende 30 sind. Sie könnten ihnen sagen, dass die Wechseljahre viel früher beginnen und dass sich zwar Weiblichkeit, Sexualität und Schönheit verändern, aber dass das Leben als Frau nicht zu Ende ist, sondern im Gegenteil in mancherlei Hinsicht überhaupt erst losgeht. Schließlich kennt man seinen Körper nun besser, kennt seine Wünsche und traut sich, diese anzusprechen und hoffentlich auch auszuleben.

Wenn Frauen gute Erfahrungen machen in dieser Lebensphase, dann kann eine sehr spannende Zeit beginnen, auch wenn sich Türen schließen. Ich wünsche allen Frauen trotz der vielfältigen Herausforderungen, die die Hormonveränderungen bedeuten, viele positive Erfahrungen. Ich bin mir sogar sicher, dass mithilfe der modernen medizinischen Forschungszweige, den Erkenntnissen aus der Psychologie sowie durch Erfahrungen, die das Leben lehrt, inklusive Spiritualität, diese schönen Erfahrungen möglich sind. Dann könnten immer mehr Frauen über ihre persönliche Weiterentwicklung und über ihre positive Erfahrung in ihrer langjährigen Beziehung sprechen, selbst wenn diese in einer Trennung geendet ist. Möglicherweise gab es sogar erst in den Wechseljahren den Traumjob, einen Karrieresprung oder ein soziales Engagement. Ich werde mich weiter in der Praxis, mit Vorträgen und auch über meinen Frauengesundheitskanal intensiv dafür einsetzen, dass das Thema Wechseljahre mitten in der Gesellschaft ankommt und keine Frau sich davor fürchten oder sich dafür schämen muss.

Es gibt noch viel zu tun, vor allem auch in der Gendermedizin. Untersuchungen zeigen, dass mitunter bis heute Ergebnisse aus klinischen

Studien für Männer und Frauen gleichermaßen gelten, selbst wenn Frauen gar nicht an den entsprechenden Studien teilgenommen haben. Die medizinische Forschung wurde im letzten Jahrhundert schwerpunktmäßig an Männern durchgeführt mit der Begründung, dass bei Frauen aufgrund ihres Zyklus und der damit verbundenen monatlichen hormonellen Schwankungen keine verlässlichen Daten zu eruieren seien. Zumindest der erste Teil dieser Aussage stimmt, der zweite sicherlich nicht. Natürlich sind die Studiendesigns mit Frauen *und* Männern aufwendiger und teurer, auch weil Frauen schwanger werden können und dann eventuell die Studie abgebrochen werden müsste, um den Fötus zu schützen.

Ich finde dennoch, das sind alles keine Argumente, um 50 Prozent der Weltbevölkerung von Erkenntnissen auszuschließen, die sie betreffen – ganz gewiss nicht aus ärztlicher Sicht, moralisch sowieso nicht und auch nicht wirtschaftlich. Frauen, deren Gesundheit leidet, weil sie suboptimale Diagnosen (oder gar keine) gestellt sowie Medikamentenüber- oder -unterdosierungen oder gar zweifelhafte Medikamente verschrieben bekommen, da nur an Männern erforschte Therapien beachtet werden, kosten die Allgemeinheit viel Geld.

Glücklicherweise ändert sich seit ein paar Jahrzehnten (langsam) das Bewusstsein. Seit 1993 existiert zum Beispiel in der US-amerikanischen Food und Drug Administration (FDA) eine Richtlinie, die die Teilnahme von Frauen in klinischen Studien einfordert. Eine Studie aus dem Jahr 2020 zeigt allerdings, dass Frauen in klinischen Studien weiterhin unterrepräsentiert sind. Eine Harvard-Studie aus dem Jahr 2022 konnte ebenfalls zeigen, dass in Forschungen für Herz-Kreislauf-Erkrankungen, in der Psychiatrie und auch bei Krebstherapien Frauen unterrepräsentiert sind. Obwohl Frauen zu 49 Prozent Herz-Kreislauf-Patientinnen sind und zu 51 Prozent sogar Krebspatientinnen, sind sie nur zu 41,9 beziehungsweise 41 Prozent in diesen Studien vertreten. In psychiatrischen Studien, wo Frauen sogar 60 Prozent der Patienten stellen, nehmen sie nur zu 42 Prozent teil. In der Neurologie und in immunologischen Studien sieht es nicht besser aus. Das betrifft auch viele andere, nichtmedizinische Forschungsfelder.

Angesichts der intensiven Entwicklung der künstlichen Intelligenz (KI), die auf allen Datensätzen, die es bis heute gibt, basiert, müssen zukünftig Daten von Frauen berücksichtigt werden. Und natürlich muss Frauen genauso wie Männern der freie Zugang zu Informationen möglich sein. Die Gesellschaft ist im Wandel. Die Arbeitswelt kann auf Frauen jeglichen Alters nicht verzichten. Das erfordert ein Umdenken: Was können Arbeitgeber für Frauen in den Wechseljahren tun vergleichbar dem Mutterschutz für Schwangere? Was sollte das Gesundheitssystem für Frauen in den Wechseljahren anbieten, als Prävention und Behandlung? Aktuell kann ein ausführliches Beratungsgespräch über die Wechseljahre (bis zu 20 Minuten) in der Hausarztpraxis als problemorientiertes Gespräch deklariert werden. Ich finde, dass ein Gespräch über die Wechseljahre nicht als »Problemgespräch« gelten sollte. Wenn die Wechseljahre in der Medizin als natürliche Lebensphase der Frau hinsichtlich sinnvoller Präventionsmaßnahmen und Therapiemethoden angesehen würden, zeugte das nicht nur von Respekt gegenüber Frauen und käme ihrer Gesundheit zugute, sondern es wäre auch ein Gewinn für unsere Gesellschaft sowie eine Entlastung des Gesundheitssystems.

Natürlich liegt nicht alles im Leben in unseren Händen. Es gibt Schicksalsschläge, Glück und Unglück. Krankheit ist keine Schuld, sie kann jeden ereilen, auch diejenigen, die immer gesund gelebt und ihr Bestes getan haben. Auch wenn wir Ärzte Spezialisten für den menschlichen Körper sind, so kennen Sie als Frau Ihren Körper am besten und längsten. Sie sind die Expertin, die im Körper neu auftretende Veränderungen beobachtet und weiß, dass es ihr im Zweifel nicht gut geht. Vertrauen Sie auf Ihre Wahrnehmung. Sprechen Sie Ihren Arzt oder Ihre Ärztin auf die Perimenopause an. Wenn Sie gegen verschlossene Türen anrennen, holen Sie sich eine Zweitmeinung. Warten Sie nicht (zu) viele Jahre, bis Sie Unterstützung bekommen für die Linderung Ihrer Beschwerden und für Ihr psychisch-seelisches Wohlbefinden.

Jede Frau sollte in den Wechseljahren medizinisch, beruflich und privat Unterstützung finden, damit es ihr gut geht. Das ist meine tiefste Überzeugung!

DANK

Mein Dank gilt meiner Familie in allen Generationen, die ihr Wissen und ihre Erfahrungen an mich weitergegeben haben, ihrem uneingeschränkten Vertrauen und ihrer Liebe.

Allen Frauen, Patientinnen sowie Patienten, die sich mir mit ihren Beschwerden, Themen und persönlichen Erlebnissen anvertraut haben.

Meinen Freundinnen und Freunden für ihr offenes Ohr, ihre Unterstützung und ihre Treue während des Schreibprozesses und diesen überdauernd.

Dem Verlag C. Bertelsmann und Karen Guddas und ihrem Team für das Vertrauen, dieses Buch schreiben und veröffentlichen zu können. Meinen Lektorinnen Christiane Naumann und Silke Panten für die konstruktive Zusammenarbeit. Den Kolleginnen und Kollegen der Herstellung sowie der Presse- und Marketingabteilung für ihre großartige Arbeit.

Meiner Literaturagentin Dr. Hanna Leitgeb, rauchzeichen agentur, für ihr Engagement.

Meinen medizinischen Kolleginnen und Kollegen, Mitstreiterinnen und Mitstreitern für das wichtige Thema Frauengesundheit.

ANHANG

ADRESSEN

www.psychotherapiesuche.116117.de

Internetseite zur Psychotherapiesuche der Kassenärztlichen Bundesvereinigung. Dort findet man Ärztinnen und Ärzte der Fachrichtungen: Psychotherapie, Psychosomatische Medizin und Psychotherapie, Psychologische Psychotherapie, Psychiatrie und Psychotherapie.

Man kann in diesen Suchoptionen auch weitere gewünschte Suchkriterien wie Einzel- oder Gruppentherapie angeben.

www.dgpp-online.de

Internetseite der Deutschen Gesellschaft für Positive Psychologie. Dort gibt es Informationen zum Stand der aktuellen Forschung sowie Unterstützung bei der Vermittlung von Therapeuten und Therapeutinnen.

www.menopause-gesellschaft.de

Die Internetseite der Deutschen Menopause Gesellschaft. Sie vermittelt Informationen zu dem aktuellen Stand und Einsatz der Hormonersatztherapie für Frauen in der Menopause.

www.dggg.de

Die Internetseite der Deutschen Gesellschaft für Gynäkologie und Geburtshilfe e. V. Sie finden hier unter anderem die Leitlinien zur

Empfehlung und Sicherheit der Behandlung von Frauen in den Wechseljahren.

https://hochschulambulanz-naturheilkunde.charite.de
Die Internetseite der Hochschulambulanz für Naturheilkunde der Charité, Universitätsmedizin Berlin. Hier können sich Patienten und Patientinnen mit gesundheitlichen Themen über ganzheitliche Therapien informieren und einen Termin vereinbaren.

www.caritas.de/hilfeundberatung/onlineberatung/suchtberatung/haeufiggestelltefragen/166914
Webseite der Caritas zum Thema Sucht. Hier gelangen Sie entweder »Zur Online-Beratung« oder finden unter »Hilfe vor Ort« Adressen in Ihrer Nähe.

www.dhs.de/service/suchthilfeverzeichnis
Die Internetseite der Hauptstelle für Suchtfragen e. V. Dort geben Sie Ihren Standort und Ihr Anliegen ein und erhalten Adressen in Ihrer Nähe zu allen Suchtformen.

ZITIERTE STUDIEN UND QUELLEN

Kapitel 1

Wood, B. et al. (2023): Demographic and hormonal evidence for menopause in wild chimpanzees. Science. Vol. 382, No 6669

Takahashi et al. (2016): A Theory for the Origin of Human Menopause. Front Genet 7: 222

Stegemann, L. M. et al. (2023): Progesterone: A Neuroprotective Steroid of the Intestine. *Cells. 12*(8), 1206

Castelnovo, L., Thomas, P. (2023): Progesterone exerts a neuroprotective action in a Parkinson's disease human cell model through membrane progesterone receptor α (mPRα/PAQR7). Front Endocrinol. Mar 10:14:1125962

Pressemitteilung Freie Universität Berlin (2014): Die Persönlichkeit ändert sich im hohen Alter stärker als bisher angenommen; https://fu-berlin.de/presse/informationen/fup/2014/fup_14_327-persoenlichkeitsentwicklung-studie-jule-specht/index.html

Kapitel 2

Leitlinien der Deutschen Gesellschaft für Gynäkologie und Geburtst hilfe: S3 Leitlinie Peri- und Postmenopause – Diagnostik und Interventionen; https://register.awmf.org/de/leitlinien/detail/015-062

Ärzteblatt: Sechs Millionen Menschen in Deutschland mit Schlafstörungen; www.aerzteblatt.de/nachrichten/146874/Sechs-Millionen-Menschen-in-Deutschland-mit-Schlafstoerungen

Global BMI Mortality Collaboration, di Angelantonio, E. et al. (2016): Body-mass index and all-cause mortality: individual-participant-data meta-analysis of 239 prospective studies in four continents. Lancet. Aug 20;388(10046):776–86

Wienecke, A. et al.: Übergewicht und Krebs – wie stark ist der Einfluss auf der Bevölkerungsebene?; www.krebsdaten.de/Krebs/DE/Content/Publikationen/Poster/Downloads/2017/dgepi_wienecke_uebergewicht.pdf?__blob=publicationFile

Kolodynska, G. et al. (2019): Urinary incontinence in postmenopaun sal women – causes, symptoms, treatment. Prz Menopauzalny. Apr; 18 (19):46–50

Ebbesen, M. H. et al. (2013): Prevalence, incidence and remission of urinary incontinence in women: Longitudinal data from the Norn wegian HUNT study (EPINCONT). BMC Urol. May:1327

Hongwei, J. et al. (2021): Sex Differences in Blood Pressure Associations Woith. Cardiovascular Outcomes. Circulation. 143: 761–763

BEFRI-Studie (2015): Bessere kardiovaskuläre Beratung von Frauen etablieren; https://gendermed.info/BEFRI-Studie-Bessere-kardiovas kul-re-Beratung.1485.0.20.html

Bundeszentrale für gesundheitliche Aufklärung (BZgA): Weltosteoporosetag 2021; www.frauengesundheitsportal.de/themen/osteoporose/meldung/weltosteoporosetag-2021

Sacher, J. et al. (2016): Forschungsbericht 2016 – Max-Planck-Institut für Kognitions- und Neurowissenschaften: Wie beeinflussen Sexualhormone Gehirn und Verhalten?; www.mpg.de/11092376/mpi_cbs_jb_2016

Magliano, M. (2010): Menopausal arthralgia: Fact or fiction. Maturitas. Sep;67(1):29–33

Kapitel 3

Kahn, D. et al. (2010): Overview of current thoughts on facial volume and aging. Facial Plast Surg. Oct;26(5):350–355

Suchonwanit, P. et al. (2020): Minoxidil and its use in hair disorders: a review. Drug Des Devel Ther. 2019 Aug 9;13:2777–2786

Babadjouni, A. et al. (2023): Melatonin and the Human Hair Follicle. J Drugs Dermatol. Mar 1;22(3):260–264

Stein, J.-P. et al. (2023): Recognizing the beauty in diversity: Exposure to body-positive content on social media broadens women's concept of ideal body weight. *Journal of Experimental Psychology: General.* Advance online publication

Bora, N. et al. (2020): Regulatory effects of Lactobacillus plantarum HY7714 on skin health by improving intestinal condition. PLOS ONE. Published: April 10

Nagata, C. et al. (2010): Association of dietary fat, vegetables and antioxidant micronutrients with skin ageing in Japanese women. Published online by Cambridge University Press. January 20

Kapitel 4

Bundesministerium für Familie, Senioren, Frauen und Jugend (2024): Formen der Gewalt erkennen; www.bmfsfj.de/bmfsfj/themen/

gleichstellung/frauen-vor-gewalt-schuetzen/haeusliche-gewalt/formen-der-gewalt-erkennen-80642

Parship-Studie (2023): Orgasmus, Wohlfühlen, Bedürfnisse kennen: Was macht guten Sex aus?; https://innofact-marktforschung.de/parship-studie-orgasmus-wohlfuehlen-beduerfnisse-kennen-was-macht-guten-sex-aus

Durante, K. M. et al. (2015): Playing the Field: The Effect of Fertility on Women's Desire for Variety. *Journal of Consumer Research*, Volume 41, Issue 6, 1. April, Pages 1372–1391

Women's Health: https://health.clevelandclinic.org/living-healthy/womens-health

Rusu, P. P. et al. (2020): Stress, dyadic coping, and relationship satisfaction: A longitudinal study disentangling timely stable from yearly fluctuations. PLOS One. Published: April 9

Zhan, S. et al. (2022): Romantic relationship satisfaction and phubbing: The role of loneliness and empathy. Front. Psychol., 21. October 2022. Sec. Personality and Social Psychology. Volume 13

Brown, S. L. et al. (2022): The Graying of Divorce: A Half Century of Change, Sep 1;77(9):1710–1720

Perigg-Chiello, P. (2015): Partnerschaft in der zweiten Lebenshälfte – Herausforderungen, Verluste und Gewinne: Studiendesign und methodisches Vorgehen. Research Gate

Kapitel 5

»Psychische Gesundheit in der Krise«, www.pronovabkk.de/unternehmen/presse/studien/psychische-gesundheit-in-der-krise.html

Chesney, E. et al. (2014): Risks of all-cause and suicide mortality in mental disorders: a meta-review. World Psychiatry. 13:153–160

Laursen, T. M. et al. (2016): Mortality and life expectancy in persons with severe unipolar depression. J Affect Disord.193:203–207

Knieps, F., Pfaff, H. (Hrsg.) (2019): Psychische Gesundheit und Arbeit: Zahlen, Daten, Fakten. Berlin: Med. Wiss. Verl.-Ges. Seite 67

Storm, A. (Hrsg.) (2019): DAK-Gesundheitsreport 2019: Analyse der Arbeitsunfähigkeitsdaten Alte und neue Süchte im Betrieb. Heidelberg: medhochzwei Verl. Seite 26

Statistisches Bundesamt (Destatis): Rentenzugänge wegen verminderter Erwerbsfähigkeit in der gesetzlichen Rentenversicherung im Laufe des Berichtsjahres (Anzahl und je 100 000 aktiv Versicherte). Gliederungsmerkmale: Jahre, Region, Zugangsalter, Geschlecht. Erste Diagnose (ICD-10). Filter Jahr 2015. www.gbe-bund.de/gbe/pkg_isgbe5.prc_menu_olap?p_uid=gast&p_aid=19203424&p_sprache=D&p_help=0&p_indnr=851&p_indsp=&p_ityp=H&p_fid=

Lammer, L. et al. (2023): Impact of social isolation on grey matter structure and cognitive functions: A population-based longitudinal neuroimaging study. Elife. Jun 20:12:e83660

Niedhammer, I. et al. (2021): Psychosocial work exposures and health outcomes: a meta-review of 72 literature reviews with meta-analysis. Scand J Work Environ Health.47:489–508

Regulies, R. et al. (2021): The effect of exposure to long working hours on depression: a systematic review and meta-analyses from the WHO/ILO Joint Estimates of Work-related Burden and Disease and Injury. Environ Int.155:106629

Madsen, I. E. et al. (2017): Job strain as a risk factor for clinical depression: systematic review and meta-analysis with additional individual participant data. Psychol Med. 47:1342–1356

Seidler, A. et al. (2022): Psychosoziale, berufliche Belastungen und psychische Erkrankungen – ein systematischer Review mit Metaanalysen. Dtsch Ärztebl Int. 119:709–715

Ärzteblatt (2023).: Pandemie belastet Psyche der Deutschen weiterhin stark; www.aerzteblatt.de/nachrichten/142574/Pandemie-belastet-Psyche-der-Deutschen-weiterhin-stark

DAK Gesundheit (2023): Krankenstand: Erneuter Anstieg der Psych-Fehltage; https://www.dak.de/presse/bundesthemen/gesundheitsreport/krankenstand-erneuter-anstieg-der-psych-fehltage_48452

Morris, C. E. (2015): Quantitative Sex Differences in Response to the Dissolution of a Romantic Relationship. Evolutionary Behavioral Sciences. 9(4)

Issler, O. et al. (2020): Sex-Specific Role for the Long Non-coding RNA LINC00473 in Depression. Neuron. Jun 17;106(6):912–926.e5

Max-Planck-Gesellschaft (2014): Escitalopram verändert das Gehirn innerhalb von wenigen Stunden; www.mpg.de/escitalopram-veraendert-das-gehirn-innerhalb-von-wenigen-stunden

Guthrie, J. R. et al. (2004): The menopausal transition: a 9-year prospective population-based study. The Melbourne Women's Midlife Health Project. Climacteric. Dec;7(4):375–389

Bühring, P. (2022): Einsamkeit und soziale Isolation: Auf der Suche nach Evidenz, Dtsch Ärztebl 2022; 119(26): A-1184 / B-988

Holt-Lunstad, J. et al. (2015): Loneliness and social isolation as risk factors for mortality: a meta-analytic review. Perspect Psychol Sci. Mar;10(2):227–237

Herzog, W. et al. (2022): Focal psychodynamic therapy, cognitive behaviour therapy, and optimised treatment as usual in female outpatients with anorexia nervosa (ANTOP study): 5-year follow-up of a randomised controlled trial in Germany. Vol 9. Issue 4. P280–290

Kwon, Y. et al. (2017): Associations between high-risk alcohol consumption and sarcopenia among postmenopausal women. Menopause 24(9):p 1022–1027

Frauen und Alkohol: www.frauengesundheitsportal.de/themen/alkohol

BARMER-Analyse (2024): Rund 1,5 Millionen Menschen alkoholabhängig; www.frauengesundheitsportal.de/themen/alkohol/meldung/barmer-analyse-rund-15-millionen-menschen-alkoholabhaengig

Statista: Top 15 der meistverkauften Tranquilizer in Deutschland in den Jahren 2015 bis 2017; https://de.statista.com/statistik/daten/studie/435988/umfrage/top-15-der-meistverkauften-tranquilizer-in-deutschland

Rucker, J. et al. (2022): The effects of psilocybin on cognitive and emotional functions in healthy participants: Results from a phase 1, randomised, placebo-controlled trial involving simultaneous psilocybin administration and preparation. Journal of Psychopharmacology. Jan. Vol 36, Issue 1

Kapitel 6

Nummenmaaa, L. et al. (2013): Bodily maps of emotions; www.pnas.org/doi/pdf/10.1073/pnas.1321664111

Destatis (2022): Pressemitteilung Nr. N 012 vom 7. März 2022; www.destatis.de/DE/Presse/Pressemitteilungen/2022/03/PD22_N012_12.html#:~:text=Verglichen%20mit%20anderen%20Mitgliedstaaten%20der,es%20nur%2033%2C9%20%25

Statista (1999): Was glauben Sie, was macht einen Menschen glücklich?; https://de.statista.com/statistik/daten/studie/818/umfrage/was-gluecklich-macht

Kapitel 7

Ipsos (2022): Jeder zweite Deutsche fühlt sich gestresst und traurig; www.ipsos.com/de-de/jeder-zweite-deutsche-fuhlt-sich-gestresst-und-traurig

Sinyan, P.: Wann und warum Stress in Wut umschlägt -- und wie Führungskräfte damit richtig umgehen; http://www.gallup.com/de/509555/stress-wut-umschl%C3%A4gt-f%C3%BChrungskr%C3%A4fte-richtig-umgehen.aspx zuletzt abgerufen 20. Juni 2024

Gard, T. et al. (2012): Pain attenuation through Achtsamkeits is associated with decreased cognitive control and increased sensory processing in the brain. Cereb Cortex. Nov;22(11):2692–702

Fox, K. C. R. et al. (2016): Functional neuroanatomy of meditation: A review and meta-analysis of 78 functional neuroimaging investigations. Neurosci Biobehav Rev. Jun:65:208–228

BARMER-Analyse (2023): Schlafstörungen nehmen weiter zu; www.barmer.de/presse/presseinformationen/pressearchiv/barmer-analyse-schlafstoerungen-nehmen-weiter-zu--1243652

Kashif, R. et al. (2005): Effects of antioxidant vitamins on glutathione depletion and lipid peroxidation induced by restraint stress in the rat liver. Drugs R D.6(3):157–165

Filed, D. T. et al. (2022): High-dose Vitamin B6 supplementation reduces anxiety and strengthens visual surround suppression. Hum Psychopharmacol. Nov;37(6):e2852

Bangasser, D. A. et al. (2018): Sex differences in stress responses: a critical role for corticotropin-releasing factor. Review article. Hormones. April 16, Vol 17: 5–13

Kapitel 8

Huang, A. J. et al. (2010): An Intensive Behavioral Weight Loss Intervention and Hot Flushes in Women. Arch Intern Med.170(13):1161–1167

Adan, A. (2012): Cognitive performance. J Am Coll Nutr. Apr;31(2): 71–78

David, L. A. et al. (2013): Diet rapidly and reproducibly alters the human gut microbiome. Nature 505 (7484): 559–563

Daune, A., et al. (2011): Dietary fibre, whole grains, and risk of colorectal cancer: systematic review and dose-response meta-analysis of prospective studies. BMJ. 343:d6617

Public Health England (2018): Focus on brisk walking, not just 10,000 steps, say health experts; www.gov.uk/government/news/focus-on-brisk-walking-not-just-10000-steps-say-health-experts

Reyes-Hernández, O. D. et al. (2023): 3,3′-Diindolylmethane and indole-3-carbinol: potential therapeutic molecules for cancer chemoprevention and treatment via regulating cellular signaling pathways. Cancer Call International 23, Article number: 180

Jina, R. et al. (2022): Managing menopause Part 2: Hormone therapy and breast cancer, cardiovascular disease, and premature ovarian insufficiency. BCMJ, vol. 64, No. 8, October, Pages 350–353

Fleming, G. F. et al. (2018): POINT: LHRH Agonists vs Ovarian Ablation for Suppression of Ovarian Function in Premenopausal Breast Cancer Patients. Oncology. April. Vol 32 No 4

Kapitel 9

Horvath, S. et al. (2018): DNA methylation-based biomarkers and the epigenetic clock theory of ageing. Nat Rev Genet. Jun;19(6): 371–384

YouGov-Umfrage (2020): Jeder zweite Deutsche fühlt sich jünger als er ist; https://yougov.de/society/articles/30246-jeder-zweite-deutsche-fuhlt-sich-junger-als-er-ist

Pressemitteilung Freie Universität Berlin (2014): Die Persönlichkeit ändert sich im hohen Alter stärker als bisher angenommen; www.fu-berlin.de/presse/informationen/fup/2014/fup_14_327-persoenlichkeitsentwicklung-studie-jule-specht/index.html

Robert Bosch Stiftung (Hrsg., 2009): Altersbilder in anderen Kulturen; www.bosch-stiftung.de/de/publikation/altersbilder-anderen-kulturen

Werner, E. (1995): Resilience in Development. Sage Journals. Vol. 4, Issue 3

Ein paar Gedanken zum Schluss

Dijkstra, A: et al. (2022): Gender bias in medical textbooks: examples from coronary heart disease, depression, alcohol abuse and pharmacology. *Medical Education,* 42:10, 1021–8

Smith, K. (2023): Women's health research lacks funding – these charts show how; www.nature.com/immersive/d41586-023-01475-2/index.html

Daitch, V. et al (2022): Underrepresentation of women in randomized controlled trials: a systematic review and meta-analysis. BMC. 23, 1038

American Heart Association (2020): Women still underrepresented in clinical research, science and medicine that could save them from their No. 1 killer; https://newsroom.heart.org/news/women-still-underrepresented-in-clinical-research-science-and-medicine-that-could-save-them-from-their-no-1-killer

ABBILDUNGSNACHWEIS

S. 42: DocCheck Flexikon

S. 43: #nobodytoldme

S. 44: Esche-Belke/Kirschner-Brouns, MidlifeCare, 2020

S. 121: https://psychologische-coronahilfe.de/beitrag/angst-panik-und-sorgen/

REGISTER

Acetylcholin (Botenstoff) 128
Achtsamkeitstraining *siehe* MBSR
Adaptogene 194
Adipokine 56
Adrenalin 118f., 182
Alkohol 139ff., 192, 216
Alkoholabhängigkeit 142
Alkoholabhängigkeit, Kriterien 141
Alter, biologisches 241f.
Alter, chronologisches 241
Amphetamine 143
Amygdala 117, 130
Androgene 24, 29f., 50
Androgenüberschuss 50, 61
Androstendion 29
Angst, erlernte 118
Angst(gefühle) 70f., 116–119
Angstspirale 117, 121f.
Angststörung(en) 119, 127
Anorexie 64, 74, 134, 137f.
anovulatorische Zyklen 41
Anti-Aging-Medizin 17
Antidepressiva 148f.
Anti-Stress-Strategien 187ff., 199, 205
Anxiolytika 150
Arthrose 62, 226
Ashwagandha 194
Asthma (perimenstruelles) 45
Atemschulen 203
Augen, trockene 53
Augenübungen 53
autogenes Training 205
AV-Knoten-Reentry-Tachykardie 229

Ballaststoffe 218
Basaltemperaturmethode 28
Basis-Hormonspiegel *siehe* Basisniveau
Basisniveau 45, 49, 66
Bauchfett 56, 215
Beautyhormon(e) 28f.
Beckenboden 58, 63
Beckenbodenschwäche 59
Becken(knochen) 63
Benzodiazepine 150
Bewegung 23, 65, 85, 208f., 219f., 226, 254, 266f.
Bewegungsmedizin 17
Beziehung(en)/Partnerschaft 23, 93, 96, 99–105, 107–110, 173, 186
Beziehungen, toxische 255
Beziehungsfallen 105ff.
Bildnis des Dorian Grey, Das (O. Wilde) 239
Bindegewebe 59
Binge-Eating-Störung 134
Bin ich schön? (Film v. D. Dörrie) 76
Blasenentzündungen 58
Bluthochdruck *siehe* Hypertonie
Body Dysmorphic Disorder 18, 89
Body Positivity 91
Bodyscan 200
Bradykardie 229
Brainfog 52, 222, 224
Bulimie 74, 134ff.
Burn-out 127

Call to action 94, 99
Chill-Hormon *siehe* Progesteron
Cis-Frauen 25
Cortisol 52, 182
Cortisolspiegel 52

Darm 209ff.
Dehydroepiandrosteron (DHEA) 29, 98
Dehydrotestosteron (DHT) 83
Demenz(erkrankungen) 126, 266
Depressionen 68, 70, 115f., 127, 132, 150
Depression, Symptome 131

»Der Jungbrunnen« (Gemälde v. Lucas Cranach dem Älteren) 239f.
Diindolylmethan (DIM) 69
Distress 183
Dolce-Vita-Effekt 237, 243
Dopamin 99, 119, 147
DSM-5-Kriterien 139
Dual-Röntgen-Absorptiometrie *siehe* Knochendichtemessung

Eicosapentaensäure (EPA) 79
Einsamkeit 114, 124f., 127
Einsamkeit, Tipps 126
Einschlafrituale 192
Eizellen 31
emotionale Selektivität 243
Empty-Nest-Syndrom 70, 170f.
EPA *siehe* Eicosapentaensäure
epigenetische Uhr 242
Ernährungstagebuch 215
Ernährung(sumstellung) 69, 79, 189, 208f., 211, 215
Erotik 22
Escitalopram (Wirkstoff) 128
Esketamin (Narkosemittel) 132
Essstörungen 115, 131, 133
Eustress 183

Feldenkrais-Methode 205
Fibromyalgie 63
Follikelphase 42f.
FSH (follikelstimulierendes Hormon) 26, 42, 44

GABA-Rezeptoren 29
Gefühlsverschüttung 246
Gehirnnebel *siehe* Brainfog
Gelenke 62
Gendermedizin 270f.
Gender-Stress-Gap 181
Geschlecht, biologisches 24
Geschlechtervielfalt 25
Geschlechtschromosome 24
Geschlechtsorgane, primäre 26
Geschlechtsorgane, sekundäre 26
Geschlecht, soziales 25
Gestagene 24, 26
Gesundheit 23
Gewichtszunahme, Gründe 55
Glück, Kriterien für 179
Goldener Schnitt 73
graue Scheidung 111–114

Haarausfall 61, 81, 83
Haarausfall, androgenetischer 83
Haarausfall, diffuser 83f.
Haare 81–85
Haarphasen 82
Hashimoto-Thyreoiditis 84
Haut 60f., 78f.
Hautalterung 78, 80
Hauterneuerung 78
Haut, trockene 227
Heroin Chic 74
Herz-Kreislauf-Erkrankungen 65
Hippocampus 69, 118, 130
Hitzewallungen 34, 39, 46ff., 222
Hitzewallungen, Beschwerden 47
Hochstapler-Syndrom *siehe* Impostor-Syndrom
hormonelle Akne 50, 61, 80
Hormonentzugsblutung 32
Hormonersatztherapie (HRT) 43, 45, 207, 222, 235
Hormonersatztherapie, Risiken 233
Hormontherapie 17
Hormonwechselphasen 16
Hypertonie 65f., 265
Hypothalamus 46, 130

Ich-Kommunikation 108
Impfungen 267
Impostor-Syndrom 88
interpersonale Therapie (IPT) 136

Klimakterium 33
Knochendichte 64
Knochendichtemessung 65
Knochenstoffwechsel 63
Knochen (weibliche) 63
Kollagenbildung 59
Kommunikation, gelungene 108
Kommunikationsfallen 185
Kompetenznetz Einsamkeit (KNE) 124
körperdysmorphe Störung *siehe* Body Dysmorphic Disorder
Die Kunst des guten Lebens (R. Dobelli) 177

Lactobacillus plantarum 80
La Dolce Vita (Film v. F. Fellini) 243
Leptin 56
LGBTQIA+ 125
LH (luteinisierendes Hormon) 26, 42
Libido (männliche) 95
Libido (weibliche) 93f., 96ff.
Loslassen 168, 172
Lucinde (F. Schlegel) 110
Lutealphase 42

Maca 153
Magersucht *siehe* Anorexie
Magic Mushrooms *siehe* Psilocybin
Magnesium 54, 193, 198, 226
Magnesium-Citrat 46
Magnesium-Oxid 46
Masturbation *siehe* Call to action
MBSR, acht Säulen 200f.
MBSR (Mindfulness-Based Stress Reduction) 135, 199ff.
Medikamentenabhängigkeit 143f.
Medikamentenabhängigkeit, Kriterien 143
Meditation 201f.
Melatonin 31, 51, 84, 151, 192
Melatoninspiegel 51
Menarche 32f.
Menopause 18f., 21, 32f., 35–38
Menopause-assoziierte Arthralgie 62
Menstruationszyklus 32, 42
Midlife-Crisis 167
Migräne 46, 53
Migräne-Prophylaxe 46
Mikrobiom (Darm) 80, 209–212
Mikrobiomforschung 17
Milchsäurebakterien 80
Minoxidil 84
Monoamin-Hypothese 128f.
Muskeln 62
Muskelschmerzen 63
Mut (trainieren) 178f.

Narrative Expositionstherapie 252
Neubeginn 15, 19
Neues Vertrauen 20
Ngogos (Schimpansenart) 36
Noradrenalin 119
Nucleus suprachiasmaticus 51

Omega-3-Fettsäuren 79
Orgasmus 99
Orlando (Film v. S. Potter) 239
Osteoporose 44, 64, 220, 266
Östradiol 61
Östradiol (E1) 41, 44
Östradiol-/FSH-Werte 43
Östradiolmessungen 43
Östriol (E3) 41
Östrogendominanz 41, 45, 53, 140
Östrogene 24, 26, 41, 53, 56, 59, 62, 64f., 115, 233, 265
Östrogenmangel 46, 50, 53, 57f., 60, 64, 78
Östrogenmangel, Symptome 48
Östrogenphase 26
Östrogenspiegel 28, 41f., 115
Östrogen- und Progesteronmangel 45, 49
Östron (E2) 41
Östronspiegel 44
Oxytocin 30

Panikstörungen 120
Paradox des Alters 237, 242
Parenting 69
Perimenopause 19, 29, 33f., 41, 43f., 69, 84, 94f., 99, 116
Pflanzenstoffe, sekundäre 217
Phobien 120
Phubbing 107
Phytohormontherapie 17
Phytoöstrogene 217, 230ff.
Phytopharmaka 152
PMS 15, 34
Polyarthritis 62
positive Psychologie 261
Positronen-Emissions-Tomografie 129
Postmenopause 33, 45, 49f., 87
Prämenopause 33
prämenstruelles Syndrom *siehe* PMS
Probiotika 212
Progesteron 28f., 53, 66, 151, 190
Progesteronmangel 41, 45, 49, 152
Progesteronmangel, Beschwerden 44
Progesteronspiegel 69, 151
progressive Muskelentspannung 204f.
Psilocybin 153
Psychopharmaka 148f.
Psychotherapie (s. a. Therapieformen) 17

Quality time 109

Resilienz 253, 257
Resilienz, Stärkung von 259f.
Ribonukleinsäure (RNA) 129
RNA-Moleküle 129
Rollen(verständnis) 162ff.
Rosenwurz 195

Scham 157–161
Scham, Arten der 160
Scheidentrockenheit 57f., 97, 228
Schimpansen *siehe* Ngogos
Schlafcharakter 191
Schlaf(en) 189ff.
Schlafhygiene 191ff.
Schlafmangel 84, 189f.
Schlafmittel 151
Schlafstörungen 29, 34, 51f., 68, 130, 190f.
Schönheit 73, 75f., 86, 240
Schönheitsideale 73f., 76
Selbstbestimmung 21
Selbstbewusstsein 22, 72f., 87
Selbstbild 77
Selbstermächtigung 40, 256
Selbstfürsorge 253ff., 257, 270
Selbstliebe 88
Selbstmitgefühl 175f.
Selbstvertrauen 107, 200
Selbstwahrnehmung 89
Selbstwert 72, 87f., 102, 155, 158f., 174ff., 245, 250
Selbstwirksamkeitserwartung 258
Selbstzweifel 88
Der seltsame Fall des Benjamin Button (Film v. D. Fincher) 239
Serotonin 99, 119, 128, 147
Serotonin-Wiederaufnahmehemmer (SSRI) 128, 148
SIBO (Small Intestinal Bacterial Overgrowth) 216
Silent Inflammation 215, 265
soziale Isolation 124
soziales Kompetenztraining 126
The Split – Beziehungsstatus ungeklärt (engl. Serie) 177
SSRIs *siehe* Serotonin-Wiederaufnahmehemmer
Stimmungsschwankungen 67, 127, 130, 224
Stress 51, 68, 83, 97, 101f., 104, 117, 127, 182
Stressinkontinenz 60
Stressoren 102f., 183
Stresssymptome 184
Syndrom des gebrochenen Herzens *siehe* Takotsubo-Kardiomyopathie

Takotsubo-Kardiomyopathie 123
Telomere 241
Testosteron 19, 24, 29, 50, 53, 56, 94, 248
Testosteronmangel 98
Therapieformen, Überblick 145
TM *siehe* Transzendentale Meditation
TOFI 56
Tranquilizer *siehe* Anxiolytika
Transzendentale Meditation (TM) 202
Traurigkeit 68ff., 161, 172

Übergewicht 55
Upper Airway Resistance Syndrom (UARS) 190
urogenitales Menopausensyndrom *siehe* Scheidentrockenheit

Vagina 57, 94
vaginale Infektionen 58
Valsalva-Manöver 229
Vanille 153
vasomotorische Beschwerden 46
Verhaltenstherapie 17, 146
Verhaltenstherapie, kognitive 136, 144, 151
Verzeihen 251
Vier-Ohren-Modell (F. Schulz von Thun) 185
Vorsorgeuntersuchungen 261–264, 266
Vulva 57, 94
vulvovaginale Atrophie *siehe* Scheidentrockenheit

Wale 35
Wechseljahre 33
World Happiness Report 149
Wut 247–252

Yoga(-Stile) 204

Zervixschleim 28
zirkadianer Rhythmus 51
Zucker 216, 224
Zweigeschlechtlichkeit 25